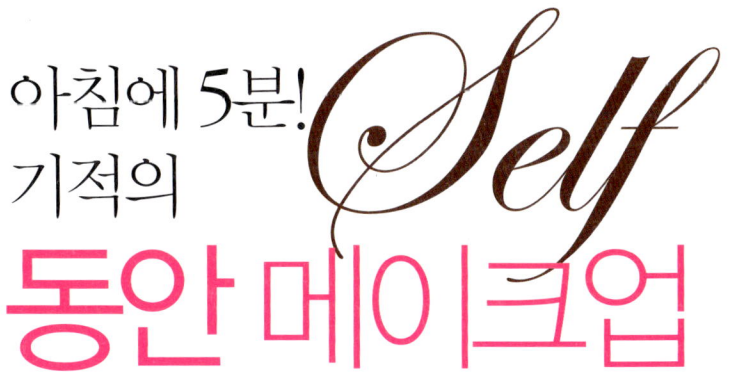

아침에 5분!
기적의 *Self*
동안 메이크업

정여은 지음

BM 성안당

아침에 5분! 기적의 *Self*

동안 메이크업

2014. 5. 16. 1판 1쇄 인쇄
2014. 5. 21. 1판 1쇄 발행

저자와의
협의하에
인지생략

지은이 | 정여은
펴낸이 | 이종춘
펴낸곳 | 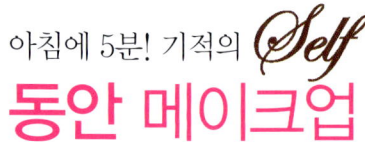 BM 성안당

주소 | 121-838 서울시 마포구 양화로 127 첨단빌딩 5층(출판기획 R&D 센터)
413-120 경기도 파주시 문발로 112(제작 및 물류)
전화 | 02) 3142-0036
031) 955-0511
팩스 | 031) 955-0510
등록 | 1973.2.1 제13-12호
출판사 홈페이지 | www.cyber.co.kr
ISBN | 978-89-315-7739-6 (13590)
정가 | 17,800원

이 책을 만든 사람들
책임 | 최동진
기획·진행 | 네모기획
교정·교열 | 안종군
본문·표지 디자인 | 디자인허브
홍보 | 전지혜
마케팅 | 구본철, 차정욱, 재새석, 강호묵
제작 | 김유석

뷰티 블로그를 시작한 지도 벌써 5년이 흘렀네요. 매번 블로그를 통해 인사를 드렸는데 이렇게 책으로 인사를 드리는 것은 처음이라 부끄럽기도 하고 쑥스럽기도 하네요.

저에게 메이크업은 하나의 취미였어요. 일본에서 유학을 처음 시작할 당시, 한국에 비해 발달되어 있는 일본의 많은 화장품들을 이웃님들께 소개시켜 드리고 싶다는 마음으로 블로그를 시작했어요. 이웃님들과 화장품이나 메이크업에 대해 이야기하고, 이웃님들이 제가 한 메이크업들을 칭찬해주시는 것을 즐기다 보니 어느새 이렇게 메이크업북까지 출판하게 되었네요. 모두 블로그에 들러주셔서 좋은 말씀을 아끼지 않는 이웃님들 덕분이라고 생각해요.

저는 저로 인해 이웃님들이 메이크업에 조금 더 쉽게 다가가기를 바래요. 그것이 제가 5년째 블로그를 운영하는 이유이고, 이렇게 메이크업북을 출판하게 된 이유니까요. 최근에 메이크업 만화를 그리기 시작한 이유도 그 때문이고요(네이버 베스트 도전에서 '대새녀의 메이크업 이야기'를 검색해보세요!). 제 책을 보면서 좀 더 많은 분들이 예뻐지고, 자신의 얼굴에 자신감을 갖게 된다면 정말 보람 있는 일이라고 생각합니다.

특히 귀엽고 어려 보이는, 싱그러운 동안 얼굴이 몇 년 째 유행하고 있는 만큼, 동안을 연출하기 위한 메이크업 테크닉들을 열심히 담아보았어요. 또한 메이크업을 시작하려는 새내기들을 위한 가장 기초적인 기본 메이크업 테크닉은 물론, 저만 알고 있는 유용한 팁들을 아낌 없이 책에 담았답니다.

이 책이 빛을 볼 수 있을 때까지 응원해준 아빠, 엄마, 동생, 그리고 잘할 수 있을 것이라며 격려해준 정민 언니, 지인 언니, 예쁘게 촬영해준 혜린이, 예쁜 얼굴 빌려준 고은 언니, 지현이, 가빈이, 현지, 재연이, 책이 출판될 때를 손꼽아 기다려 준 나의 친구들, 그리고 사랑하는 나의 이웃님들과 독자님들 모두 감사합니다.

여러분 모두 항상 예쁜 하루가 되시길 빌겠습니다.

저자 정여은

부록

1 PART

동안 메이크업에 대해

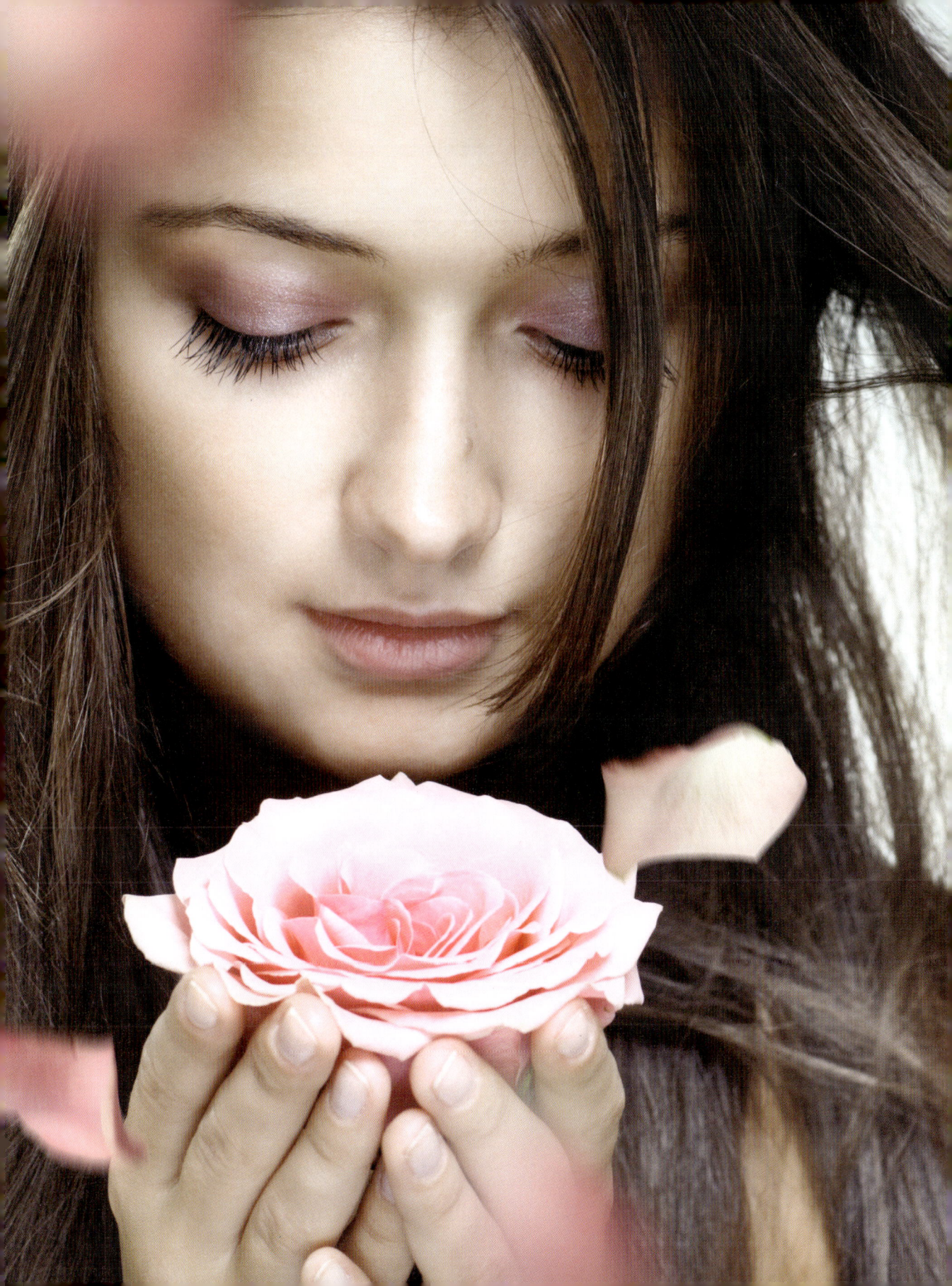

| 1 |

동안 메이크업을
시작하기 전에

탄탄한 기초는 언제 어디에서나 중요하다. 좀 더 완벽한 동안 메이크업에 성공하기 위해서는 체크해볼 것이 몇 가지 있다. 이번에는 메이크업을 할 때 가장 기초가 되는 피부 관리법, 동안의 조건, 동안 메이크업을 위한 아이템 등 메이크업을 시작하기 전에 알아두어야 할 것들을 소개한다.

동안 요소 따져보기

나이보다 어려 보이고 싶은 여성분들의 요구에 발맞춘 동안처럼 보일
수 있는 메이크업 테크닉을 알아본다.

메이크업 전, 피부 관리하기

각질 관리를 제대로 해줘야 수분 공급이 가능하고, 매끄러운 동안 피
부 메이크업이 가능한 것이다. 동안 피부로 거듭나기 위한 몇 가지 간
단한 피부 관리 방법을 소개한다.

———

화사한 안색을 위한 녹차 활용법 · 매끈한 피부결을 위한 천연 해면 세안법 · 속
부터 우러나오는 윤기를 위한 물 충분히 마셔주기 · 동안 피부를 지키기 위한 자
외선 차단제 챙겨 바르기

동안 메이크업을 위한 화장품 고르기

화장품의 종류는 너무 많기 때문에 어떤 화장품이 어떤 역할을 하는
지 제대로 알아두어야 완벽하게 메이크할 수 있다. 또한 동안 메이크
업에서 반드시 필요한, 그리고 굳이 필요하지 않은 화장품을 체크해
서 필요 없는 지출을 삼가자.

———

기초 화장품 종류 및 순서 · 베이스 · 색조

Special PAGE 아이크림, 꼭 사야 하나요?

동안 요소 따져보기

언제부터인가 단지 예쁘기만 한 얼굴이 아니라 어려 보이고 귀여워 보이는, 이른바 '동안'이 인기를 끌게 되었다. 이 책에서는 나이보다 어려 보이고 싶은 여성분들의 요구에 발맞춰 동안처럼 보일 수 있는 몇 가지 메이크업 테크닉을 알려드리고자 한다. 동안 메이크업을 시작하기에 앞서, 어떤 요소가 동안의 기준인지, 동안이 되기 위한 조건은 무엇인지부터 알아보자.

다음 사진의 왼쪽은 동안의 절대적인 기준인 어린아이의 얼굴이고, 오른쪽은 평범한 20대 중반 여성의 얼굴이다. 동안이 된다는 것은 왼쪽의 어린아이 얼굴과 최대한 비슷해져야 한다는 것을 의미한다. 이 두 사람의 얼굴을 바탕으로 동안 요소에는 어떤 것이 있는지 알아보자.

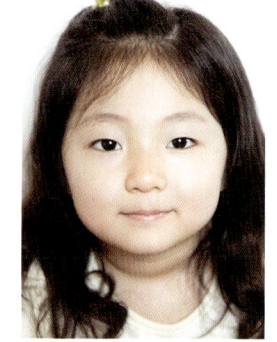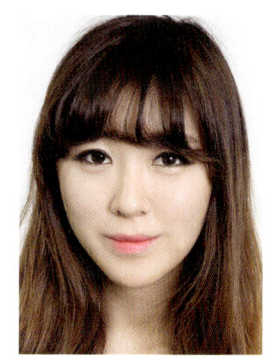

우선 얼굴의 상안, 중안, 하안의 비율이 다르다. 어린아이들은 보통 상안이 넓고 중안과 하안이 짧은데, 성장함에 따라 중안과 하안이 점점 길어져 상대적으로 상안의 비율이 짧아진다. 아이는 상안:중안:하안=1:1:0.8 정도의 비율인데 반해, 성인은 상안:중안:하안=0.7:1:1의 비율이 된다. 상안에 비해 중안과 하안이 짧아야 동안으로 보인다는 것을 알 수 있다.

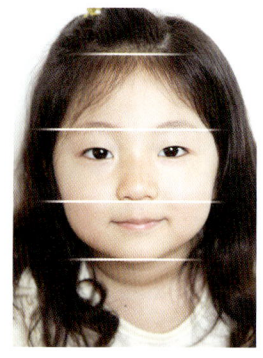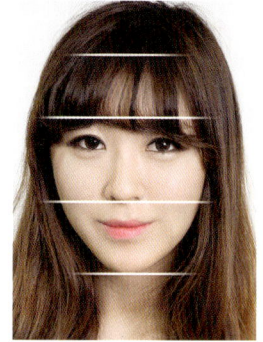

또한 나이를 먹어감에 따라 통통했던 볼살이 사라진다. 그렇기 때문에 어린아이의 얼굴선은 전체적으로 둥근 반면, 성인의 얼굴은 볼살도 상대적으로 적고, 턱이 길기 때문에 전체적으로 긴 타원형의 얼굴이 된다.

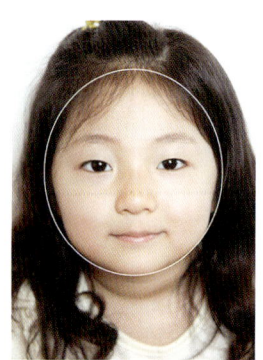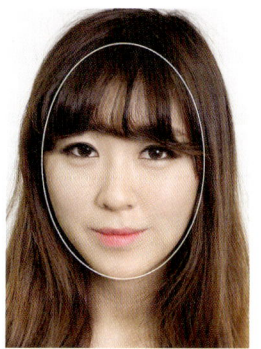

이렇게 안면의 비율과 얼굴형은 동안을 결정하는 중요한 요소이다. 하지만 '나는 동안 비율과 얼굴형을 가졌는데 왜 동안처럼 보이지 않는 걸까?'라는 의문을 가지는 사람도 있을 것이다. 사실 비율과 얼굴형이 동안을 결정하는 결정적인 요소이기는 하지만, 이목구비의 생김새나 피부결, 안색도 동안이냐, 노안이냐를 결정하는 요소라고 말할 수 있다. 최대한 동안에 가까워지기 위해서는 다음과 같은 요소가 필요하다.

① 칙칙하지 않는 화사한 안색
② 전체적으로 발그스름하게 올라온 생기
③ 잡티 없이 탱탱하고 윤기 있는 피부
④ 살짝 짙은 느낌의 도톰한 눈썹
⑤ 동그랗고 커다란 눈
⑥ 흰자에 비해 커다란 검은 눈동자
⑦ 통통한 눈 밑 애교 살
⑧ 통통하게 볼륨이 올라온 양볼
⑨ 짧은 인중과 도톰한 입술

이러한 요소들을 갖추고 있지 않다면 아무리 비율과 얼굴형이 동안에 가깝다고 하더라도 완벽한 동안은 되지 못한다. 즉, 위에서 언급한 동안 요소가 덜한 성인은 아이에 비해 늙어 보일 수밖에 없다는 것이다. 그렇다면 동안 요소를 얼굴에 결합하면 좀 더 어려 보일 수 있지 않을까? 이미 먹어 버린 나이를 돌이킬 수도 없고……. 어떻게 하면 이미 생겨 버린 이목구비를 어리게 탈바꿈할 수 있을까? 칙칙한 낯빛을 화사하게 바꾸는 방법은 박피밖에 없는 것일까?

하지만 답은 간단하다. 우리에게는 동안 메이크업이라는 테크닉이 있기 때문이다.

메이크업 전, 피부 관리하기

동안으로 유명한 연예인들을 떠올려보자. 산다라박, 최강희, 임수정 등……. 이들은 이목구비도 뚜렷하지만 피부부터 다르다는 것을 알 수 있다. 화사한 안색, 우러나오는 윤기, 탱탱한 볼륨 그리고 매끈한 피부결……. 이것이 바로 동안 피부의 조건이다. 같은 이목구비라고 하더라도 이런 동안 피부라면 적어도 3살은 어려 보일 것이다.

화사한 안색은 밝은 핑크 톤의 블러셔로, 탱탱한 볼륨은 섬세한 하이라이팅 테크닉으로, 매끄러운 윤기는 펄이 포함된 펄 베이스 제품으로 만들 수 있다고는 하지만, 매끈한 피부결은 메이크업만으로는 불가능하다. 그렇기 때문에 좀 더 완벽한 동안이 되고자 한다면 메이크업을 시작하기 전에 자신의 피부부터 점검해 보아야 한다. 바싹 마른 거칠거칠한 나뭇결 같은 피부 위에 동안 메이크업을 해봤자 소용이 없을 테니까…….

어려 보일 수 있는 동안 피부 관리의 요점은, 각질 관리와 충분한 수분 공급이다. 거칠거칠하게 각질이 듬뿍 앉아 있는 피부에는 수분 크림을 아무리 덧바른다고 한들 제대로 흡수되지 않는다. 또한 파운데이션을 발라도 매끄럽게 밀착되지 않기 때문에 동안 메이크업과는 점점 더 멀어지게 된다. 각질 관리를 제대로 해줘야 수분 공급이 가능하고, 매끄러운 동안 피부 메이크업이 가능한 것이다. 동안 피부로 거듭나기 위한 몇 가지 간단한 피부 관리 방법을 소개한다.

화사한 안색을 위한 **녹차 활용법**

요즘에는 많은 여성들이 녹차를 즐겨 마시는데, 마시다 남은 녹차는 버리지 말고 피부 관리에 활용하는 것이 좋다.

유난히 피부가 칙칙해 보이는 날에는 세안을 마친 후, 마지막 헹굼물로 녹차 우린 물을 사용해보자. 녹차의 타닌 성분은 노폐물 제거와 살균 작용이 있기 때문에 여드름 같은 피부 트러블에도 효과적이다. 또한 레몬보다 5~8배나 많이 함유되어 있는 비타민 C는 기미, 주근깨의 형성을 억제하고 피부를 하얗게 유지시켜주며, 항산화 작용을 통해 몸에 해로운 활성 산소를 제거해주어 노화 예방에 탁월하다. 트러블 없는 화사한 피부는 동안의 중요한 조건이므로, 녹차는 정말 고마운 존재임에 틀림없다.

녹차는 귤 껍질처럼 모공이 넓은 피부 때문에 슬퍼하는 여성에게도 도움이 된다. 물통에 녹차 티백을 넣어 냉장고에 보관하면서 화장솜에 묻혀 스킨처럼 얼굴을 닦아내면 모공 축소 효과까지 거둘 수 있기 때문이다.

또한 녹차는 본래 차가운 성질을 가지고 있기 때문에 더운 여름날 열기가 가시지 않은 피부에도 효과가 있고, 아침에 통통 부은 눈 위에 밤새 냉장고에 보관해둔 차가운 녹차 티백을 얹으면 부기도 쉽게 가라앉힐 수 있다. 조금 귀찮더라도 동안 피부를 위해 오늘부터 녹차를 활용해보자. 2주 후에는 오늘과 다른 피부를 가진 사람이 되어 있을 것이다.

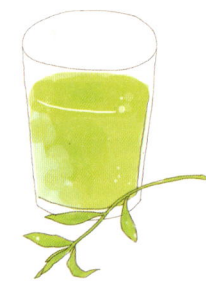

매끈한 피부결을 위한 **천연 해면 세안법**

거칠거칠한 각질만으로도 속상한데, 콧등과 앞볼에 오돌도돌한 화이트헤드까지 있다면, 매끈한 동안 피부 메이크업과는 거리가 멀어질 것이다. 화이트헤드란, 모공이 막혀 피부 표면으로 빠져나오지 못해 굳어진 하얀 알갱이 같은 피지를 말하는데, 제대로 각질 관리를 하지 않았을 때에 생기기 쉽다. 이때 간단하게 각질과 화이트헤드를 제거하는 방법이 있다. 준비물은 단 한 가지, 시중에서 파는 '천연 해면'이다. 셀룰로오스같은 합성 섬유로 만들어진 해면도 있지만, 천연 해면은 아기들에게 사용해도 될 정도로 순하기 때문에 천연 해면을 추천한다.

① 먼저 세안 시 미지근한 물로 충분히 각질을 불려준다. 각질을 충분히 불리지 않으면 피부에 자극만 되고 각질 제거가 제대로 안 될 수 있으므로 주의한다.
② 폼 클렌저로 거품을 충분히 낸 후, 손으로 얼굴에 거품을 올려 살짝 롤링한다. 너무 강하게 하지 말고, 얼굴에 거품을 골고루 묻혀준다는 느낌으로 롤링한다.
③ 얼굴에 거품이 묻어 있는 그대로 천연 해면을 물에 살짝 적신 후, 한 번 짜내고 거품 위로 얼굴을 살살 마사지한다. 오래 문지르면 자극이 되기 쉽고, 폼 클렌저 때문에 얼굴이 건조해질 수 있으므로 1분 이내로 끝내는 것이 좋다.
④ 가능한 한 얼굴에 손을 대지 않는 채로 물을 뿌려주면서 거품을 헹궈낸다.

며칠 동안만 반복하면 오돌도돌한 화이트헤드도 옅어지고, 각질 없는 매끈한 피부를 만날 수 있을 것이다.

 MakeUp **TIP**

피부의 노폐물 제거는 폼 클렌저의 '거품'이 하는 역할인데, 폼 클렌저로 거품을 만들 때 손으로 만들면 충분한 거품이 만들어지지 않는다. 시중에서 파는 버블 메이커를 사용해 거품을 만들면 적은 양의 폼 클렌저로도 풍부한 거품이 생기기 때문에 버블 메이커 사용을 추천한다.

속부터 우러나오는 윤기를 위한 **물 충분히 마셔주기**

연예인의 촉촉하고 광 나는 피부를 부러워하며 연예인이 사용한다는 유명한 스킨, 에센스, 세럼, 수분 크림을 듬뿍듬뿍 바르는데도 피부 속이 건조한 이유는 무엇일까? 촉촉한 물광 메이크업을 따라해도 금새 얼굴이 바짝바짝 말라 푸석해져 버리는 이유는 무엇일까? 그 이유는 바로 속 피부에 수분이 충분히 공급되지 않았기 때문이다. 겉 피부에만 수분 크림을 바른다고 해서 문제가 해결되는 것이 아니라 속 피부까지 촉촉하게 수분이 차올라야 건조하지 않은, 매끄럽고 촉촉한 동안 피부 메이크업이 가능하다.

이러한 수분 부족 해결 방법은 바로 '물 마시기' 이다. 물을 마시면 체내의 수분량이 증가하여 속 피부를 촉촉하게 만들어주기도 하지만, 이뇨 작용을 활발하게 하여 체내의 독소를 걸러주기 때문에 피부 트러블도 현저하게 줄일 수 있다. 너무 차가운 물보다는 미지근한 물을 마시는 것이 좋고, 한 번에 많은 양을 마시기보다는 조금씩 나눠 마시는 것이 올바른 물 마시기 방법이다. 많은 양의 물을 한 번에 마실 경우, 체내의 나트륨이 줄어들어 물 중독에 걸릴 수 있으므로 주의해야 한다. 하루 2L의 물이 권장량이지만, 사람에 따라 물이 안 맞는 체질도 있으므로 체질에 따라 양을 조절하면서 마시는 것이 좋다.

동안 피부를 지키기 위한 **자외선 차단제 챙겨 바르기**

버스 기사는 얼굴 한쪽만 유난히 먼저 늙는다고 한다. 버스 운전을 하며 주로 얼굴 한쪽에만 햇빛을 받기 때문인데, 이렇듯 자외선은 피부 노화의 가장 큰 주범이라고 할 수 있다. 자외선을 차단하지 않으면 당장은 괜찮을지 몰라도 점점 잡티나 기미, 주름이 늘어나고 피부의 수분을 빼앗겨 피부를 메마르고 건조하게 만들어 버린다. 그야말로 동안 피부와는 점점 더 멀어지게 되는 것이다. 그렇기 때문에 자외선 차단제를 챙겨 바르는 것은 동안 피부를 지키는 필수 요소라고 할 수 있다.

요즘에는 파운데이션이나 비비 크림에 자외선 차단 성분이 포함되어 있다고 하면서 하나만 발라도 된다는 식의 광고를 많이 하고 있는데, 파운데이션과 비비 크림만 바르는 것으로는 충분한 자외선 차단 효과를 기대하기 힘들다. 자외선 차단제는 사실 손가락 반 마디에서 한 마디 정도의 적지 않은 양을 발라야 충분한 차단이 되는데, 요즘에 는 파운데이션을 얇게 발라 가볍게 표현하는 베이스 메이크업이 유행이기 때문에 파운데이션을 많이 바르는 사람은 드물고, 그로 인해 자외선이 충분히 차단되지 않는 것이다. 따라서 메이크업 전, 기초 화장의 마지막 단계에 자외선 차단제를 챙겨 바르는 것은 절대 잊지 말아야 한다. 자외선 차단 성분이 함유된 파운데이션은 처음부터 단독으로 바르기보다는 수정 화장 시에 덧발라주는 것이 좋다.

수정하기 쉬운 선스프레이 제품 등을 수시로 뿌려주는 것도 도움이 된다.

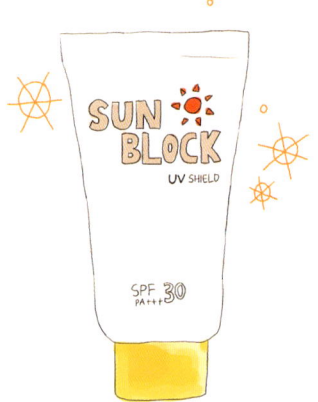

동안 메이크업을 위한 화장품 고르기

촉촉, 탱탱하게 피부 관리도 했고, 슬슬 동안 메이크업을 시작해야 하는데 화장품은 뭐가 이리 또 많은지……. 어떤 제품을 골라야 하는지, 무엇을 발라야 동안 메이크업을 할 수 있을지 어렵기만 한다면 주목하기 바란다. 화장품의 종류는 너무 많기 때문에 어떤 화장품이 어떤 역할을 하는지 제대로 알아두지 못하면 완벽한 메이크업은 불가능하다. 또한 다른 메이크업을 할 때와는 달리 동안 메이크업에서 반드시 필요한, 또는 굳이 필요하지 않은 화장품도 있기 때문에 이를 알아두면 필요 없는 화장품을 사는 데 지출하는 돈을 아낄 수도 있다.

간단하게 화장품을 바르는 순서대로 표시했다. 별의 개수는 동안 메이크업을 하는 데 있어서의 필요도를 나타낸다.(★★★ : 반드시 있어야 하는 화장품, ★★ : 있으면 좋은 화장품, ★ : 피부에 따라 굳이 사용하지 않아도 되는 화장품)

기초 화장품 **종류 및 순서**

스킨(토너)★★★ : 세안 후 얼굴에 남은 잔여물을 마지막으로 클렌징하거나 피부결을 정돈하는 용도로 사용하며, 화장솜에 묻혀 얼굴의 결을 따라 안쪽에서 바깥쪽으로 쓸어내듯이 닦는다.

에센스★ : 주로 기능성 제품으로 이루어져 있는데(피부를 하얗게 해주는 화이트닝 기능, 기미/주름 등을 관리해주는 안티에이징 기능 등), 사실 성분 차이가 미미하기 때문에 자신에게 필요하지 않다고 판단되면 굳이 사용할 필요는 없다.

에멀전(로션)★★★ : 피부를 촉촉하게 보습해주는 제품이다. 얼굴의 물기가 완전히 날아가기 전에 발라 수분을 피부에 가둬두는 역할이라고 보면 된다. 기본적으로 에멀전만 발라도 좋지만, 유분이 부족한 것 같으면 크림을 추가로 바르면 된다.

크림★ : 로션보다 점도가 있어 진득한 느낌이 나며, 좀 더 리치한 느낌의 보습이 가능하다. 건성은 유분이 많은 영양 크림, 수분이 부족한 지성은 수분감 있는 수분 크림을 사용하는 것이 좋다.

아이크림★ : 눈가의 주름과 다크서클 등을 예방하는 눈가 전용 크림이다.

선크림★★★ : 자외선을 차단해 노화를 방지해주는 고마운 제품이다. 파운데이션을 바른 후에 선크림을 바르면 메이크업이 뭉개지기 쉬우므로 기초 메이크업을 한 후에 발라주는 것이 좋다.

베이스

메이크업 베이스 : 파운데이션으로 피부 톤을 보정하기 전에 본래 자신의 피부 결점을 보완해주는 제품이다. 결점에 따라 크게 3가지로 나뉘는데, 큰 결점이 있는 피부가 아니라면 생략해도 좋다.

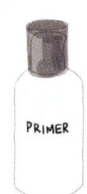

1. 컬러 컨트롤 베이스★ : 파스텔 톤의 옅은 컬러감으로 얼굴의 톤을 보정해주는 제품으로, 붉은 홍조가 있다면 그린 컬러 베이스를, 얼굴이 노랗다면 퍼플 컬러 베이스를, 화사하게 보이고 싶다면 핑크 컬러 베이스를 발라주면 도움이 된다.

2. 펄 베이스★ : 미세한 펄감이 함유된 베이스 제품으로, 얼굴에 바르면 매끄러운 윤기가 도는 것처럼 피부결이 좋아 보인다. 촉촉한 느낌의 물광 메이크업에 없어서는 안 되는 제품이지만, 모공이 넓거나 얼굴에 요철이 심한 사람은 펄감이 요철을 더 강조할 수 있으므로 가능한 한 사용하지 않는 것이 좋다.

3. 프라이머★ : 울퉁불퉁한 모공을 채워 매끈한 피부결로 만들어주는 제품이다. 모공을 막기 때문에 피지 분비를 줄여주는 효과도 있다. 모공에 채워 바르는 제품이기 때문에 클렌징에 특히 신경을 써야 한다.

파운데이션(비비 크림)★★★ : 색소 침착 등으로 얼룩덜룩한 피부 톤을 일정하게 보정해주는 제품이다. 자신의 얼굴색과 비슷한 컬러를 바르는 것이 무엇보다 중요하다. 동안 메이크업을 할 때에는 뻑뻑하고 매트한 파운데이션보다는 수분감 있고 촉촉한 느낌의 파운데이션을 사용하는 것이 좋다. 비비 크림 중에는 간혹 회색빛이 도는 제품들이 있는데, 이 제품은 얼굴빛을 탁하게 만들어주기 때문에 최대한 자연스러운 컬러를 선택하여 바르는 것이 중요하다.

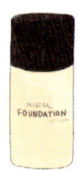

컨실러★★ : 어두침침해 보이는 다크서클을 가려 화사한 인상을 만들어주거나 지저분한 트러블이나 잡티 등을 가려 깔끔한 인상을 만드는 데 도움이 되는 제품이다. 하지만 얼굴에 딱히 가릴 만한 결점이 없다면 사용하지 않아도 된다.

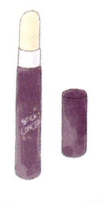

파우더★ : 고운 입자감의 가루로 된 루스 파우더는 보송보송하게 솜털이 올라온 느낌의 피부를 만들 때 도움이 된다. 하지만 동안 메이크업에 반드시 필요한 제품은 아니다. 피부를 더 건조하게 만들기 때문에 건성 피부를 가진 여성은 가능한 한 사용하지 않는 것이 좋다.

색조

아이브로★ : 못 생기거나 숱이 없는 눈썹을 보정해주는 제품이다. 자연스럽게 표현할 수 있는 아이브로 파우더와 좀 더 정밀하게 그려낼 수 있는 아이브로 펜슬이 있다. 하지만 동안 메이크업을 할 때에는 깔끔한 눈썹보다는 자연스러운 눈썹이 훨씬 어울리기 때문에 본래 눈썹결이 제대로 나 있고 눈썹 모양이 예쁘다면 굳이 사용할 필요는 없다.

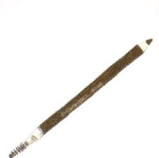

아이섀도★★ : 좀 더 초롱초롱하거나 맑은 눈매를 연출해주는 고마운 제품이다. 컬러에 따라 메이크업의 이미지가 많이 바뀌기 때문에 컬러나 펄감을 잘 골라서 사용하면 쉽게 동안 이미지로 바꿀 수 있다. 매트한 가루 타입보다는 촉촉한 크림 타입을 사용하면 윤기 있는 눈매가 완성되고, 펄감이 큰 글리터 제품들은 촉촉한 눈매를 완성시켜준다. 또한 붉은 기가 있는 컬러를 골라 사용하면 생기 있는 눈매가 완성된다.

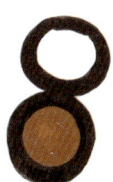

아이라이너★★ : 가장 쉽게 눈매를 교정할 수 있는 제품이다. 어떻게 라인을 그리느냐에 따라 여러 가지 느낌의 눈매를 연출할 수 있다. 동안 메이크업에는 진한 블랙 컬러보다는 옅은 브라운 컬러를 사용하는 편이 좋다. 또한 인위적인 느낌의 리퀴드나 붓펜 타입보다는 부드러운 느낌의 펜슬이나 젤 타입을 사용하는 것이 좋다.

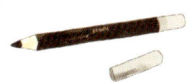

마스카라★★★ : 속눈썹을 길고 풍성하게 강조하여 눈을 좀 더 커 보이게 해주는 제품이다. 그렇기 때문에 동안 메이크업에 매우 효과적이다. 두껍게 발라지는 것보다는 가볍게 한 올 한 올 발라지는 제품이 좋고, 진한 블랙보다는 옅은 블랙이나 브라운 컬러가 좋다. 진한 속눈썹이 부담스럽다면 투명 마스카라를 사용하는 것도 좋다.

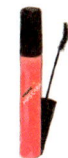

치크(블러셔)★★★ : 볼에 컬러를 입혀 손쉽게 생기를 만들어주는 제품이다. 눈이나 립을 강조하는 포인트 메이크업에서는 생략하기도 하지만, 어려 보이는 이미지를 연출하는 데에 없어서는 안 되는 제품이다. 가루 타입보다는 촉촉한 크림 타입을 사용해야 자연스럽고 윤기 있는 동안 메이크업을 연출하기가 쉽다.

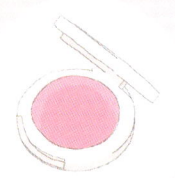

하이라이터★ : 밝은 펄감이 들어 있는 제품으로, 얼굴에 빛을 부여해 입체적으로 만들어주는 제품이다. 푹 들어가 있거나 좀 더 돋보이고 싶은 곳에 바르는 것이 효과적이다. 하지만 초보자는 양 조절이 힘들고, 세심하게 발라야 하기 때문에 본래의 얼굴형이 동안형에 가깝다면 굳이 사용하지 않아도 된다. 제품을 고를 때에는 화이트 컬러의 펄보다 입자가 매우 작은 아이보리나 베이지 펄이 들어 있는 제품을 고르도록 한다. 가루 타입보다는 리퀴드 타입이 촉촉하게 표현된다.

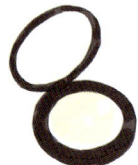

셰딩★ : 하이라이터와 반대 개념으로, 얼굴에 그늘을 만들어 볼록 튀어나온 곳을 들어가 보이게 만들어주는 제품이다. 턱을 날렵하게 깎을 수도 있고, 코 벽에 칠해 콧대를 좀 더 높일 수도 있지만, 초보자는 양 조절이 힘들고, 세심한 테크닉이 요구되기 때문에 자신이 없다면 반드시 사용할 필요는 없다. 제품을 고를 때에는 자신의 피부 톤보다 한두 톤 어두운, 자연스러운 베이지 브라운 컬러를 고르도록 한다.

립 제품(립스틱, 립글로스, 립틴트)★★★ : 나이가 들수록 입술에는 각질이 쌓여 컬러가 점점 사라지기 때문에, 생기 있는 동안 메이크업을 위해서는 반드시 필요한 제품이다. 매트한 타입의 립스틱보다는 촉촉하고 윤기 있는 타입의 립스틱이나 립글로스를 고르는 편이 좋다. 깔끔한 발색을 위해서는 입술 각질을 제대로 제거한 후에 발라야 한다.

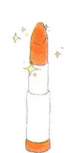

아이크림,
꼭 사야 하나요?

20살부터 노화가 시작되기 때문에 19살부터 아이크림을 미리 발라두어야 노화가 방지된다거나, 아이크림에 함유된 비타민 성분으로 눈가의 기미를 완화시킬 수 있다거나 하는 소문들로 인해 많은 여성들은 너나할 것 없이 '아이크림'을 구매하고 있다. 여러 브랜드에서는 스킨, 에센스, 에멀전 크림은 물론 아이크림까지 추가해야 좋은 피부를 가질 수 있다면서 소비자를 현혹한다. 그런데 이 아이크림이라는 것이 크기도 작은데 값이 꽤 만만치 않다. 2만 원대의 저렴한 제품도 있지만, 10만 원 가까이하는 비싼 제품도 있다. 비쌀수록 눈가 주름이나 기미가 방지되고 눈가가 환해질 것이라는 이야기는 과연 사실일까?

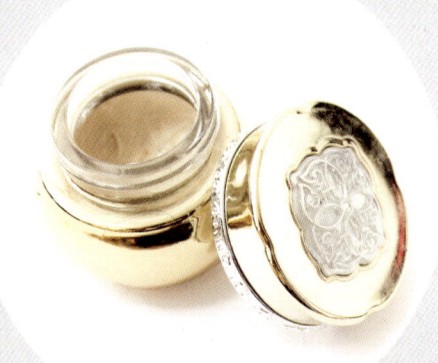

안타깝게도, 아이크림의 성분은 얼굴에 바르는 크림과 별반 다르지 않다고 말할 수 있다. 로션-크림-아이크림의 차이는 단지 '농도', 즉 수분량뿐이라고 말할 수 있을 정도로 그 성분 차이가 크지 않다. 눈가에 주름이 생기는 이유는 아이크림을 바르지 않아서가 아니라 건조해서이다. 세안 후 수분이 마르기 전에 눈가가 건조하지 않도록 눈가에 한 번 더 리치한 일반 크림을 덧발라주는 것만으로도 아이크림의 역할을 충분히 대신할 수 있다. 오히려 수분과 유분이 충분한 어린 나이에 아이크림을 과하게 덧바르다 보면 과한 유분으로 인해 눈가에 비립종이 생길 수도 있다.

비싼 아이크림의 양이 줄어드는 것이 아까워 소심하게 조금씩 바르는 것보다는 속 피부가 마르지 않도록 물을 자주 마시고, 크림을 정성스럽게 눈가에 한 번 더 덧발라주거나, 자외선 차단제를 꼼꼼히 발라주는 것이 어쩌면 더 나을지도 모른다. 충분히 만족하며 사용하고 있는 제품이 있다면 모를까 굳이 비싼 돈을 주고 아이크림을 사야 하나, 말아야 하나 고민할 필요는 없다는 이야기이다. 아이크림으로 기미를 없애고자 한다면, 시술을 받는 것이 좋다. 화장품으로 피부를 눈에 띌 만큼 극적으로 바꾸기는 힘들다.

2
PART

동안 메이크업 전,
본바탕부터 어리게!

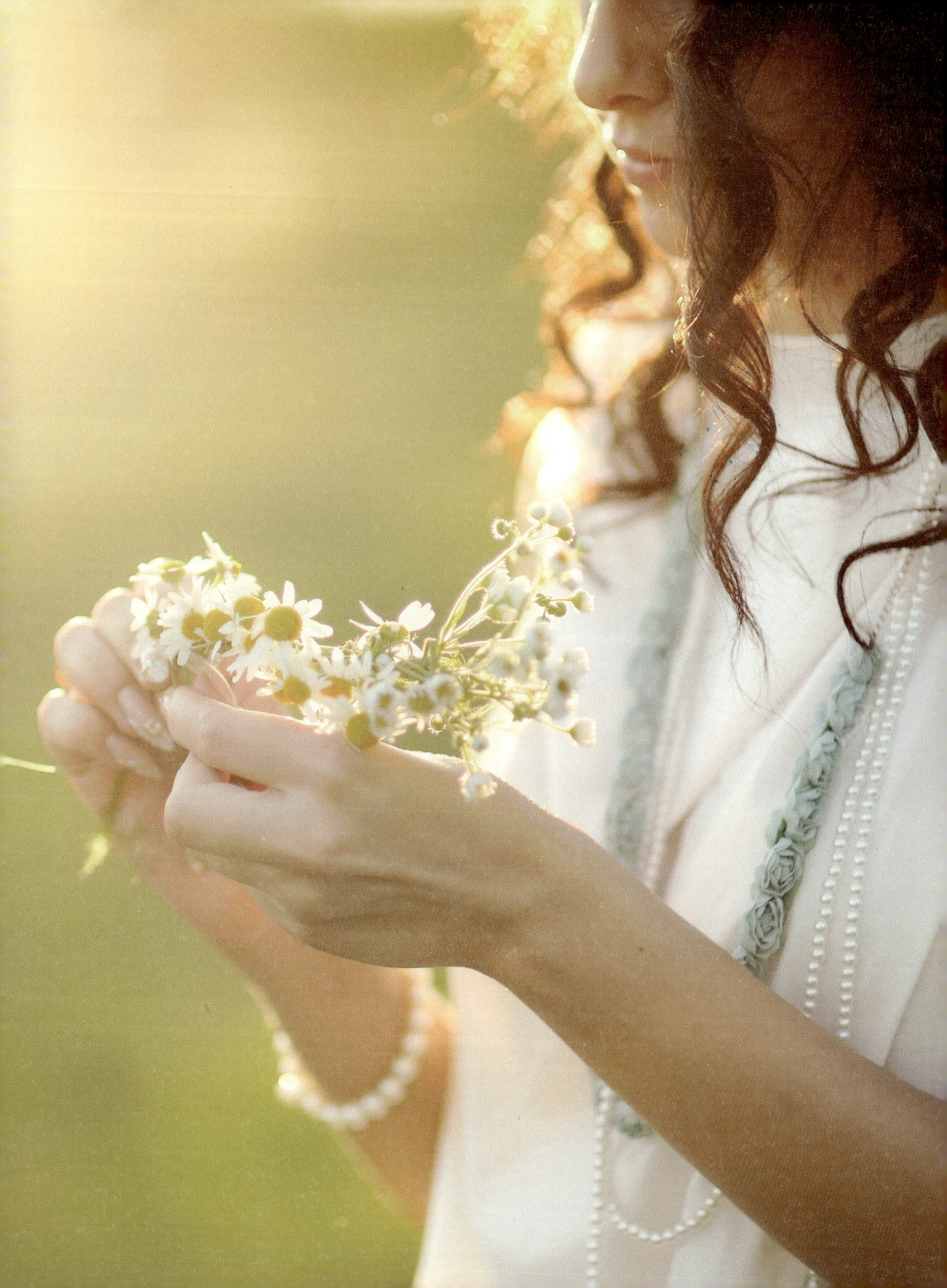

| 1 |

잡티 하나 없는 아기 피부를 위한
컨실러 커버링

어두컴컴한 다크서클, 붉게 튀어나온 트러블 하나 없는 아이들의 피부는 완벽하다. 이러한 완벽한 아이들의 피부를 따라하고 싶을 때 필요한 것은 바로 결점을 감쪽같이 가려주는 컨실러 커버링 테크닉이다. 컨실러만 있다면 더 이상 다크서클, 트러블 따위는 두려워하지 않아도 된다.

화사한 눈매를 위한 다크서클 커버링

다크서클이 있는 눈가의 피부는 얇고, 건조해지기 쉬우므로 촉촉한 타입의 봉 컨실러를 잘 활용하면 퀭한 눈에서 벗어날 수 있다.

깔끔한 피부를 위한 잡티/트러블 커버링

작은 부위를 가릴 때에는 파운데이션을 두껍게 겹쳐 바르는 것보다 커버력이 좋은 컨실러로 꼼꼼하고 세심하게 바르는 것이 좋다. 손으로 펴바르기보다는 컨실러용 브러시로 꼼꼼하게 커버해야 완벽한 동안 피부로 거듭날 수 있다.

화사한 눈매를 위한 다크서클 커버링

아이들의 눈가는 맑고 깨끗하다. 하지만 언제 그랬냐는 듯 나이를 먹어감에 따라 수면 부족과 화장품에 의한 색소 침착, 선천적인 이유 등으로 눈 밑이 점점 퀭해진다. 이렇게 눈 밑이 그늘진 듯 어두워 보이는 것을 '다크서클'이라 하는데, 다크서클이 심하면 충분히 잠을 잤음에도 불구하고 3일은 못 잔 것처럼 피곤해 보이고, 우울해 보이며 칙칙한 인상이 된다. 다크서클을 없애기 위해 다크서클에 좋다는 연어를 먹고 또 먹어도 이미 심해진 다크서클은 옅어질 기미가 보이지 않는 것이 현실이다. 동안과는 이대로 안녕을 고해야 하는 것일까?

퀭한 우리에게 필요한 것은 연어가 아니라 촉촉한 '봉 컨실러'이다. 다크서클이 있는 눈가의 피부는 얇고, 건조해지기 쉬우므로 가능한 한 촉촉한 타입의 제품을 선택하는 것이 중요하다.

Use Cosmetic 화장품 사용 순서

Ⓐ **봉 컨실러** : 캔메이크 커버 & 스트레치 컨실러 2호

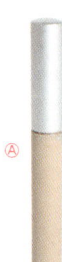

How to Make up 따라해보세요

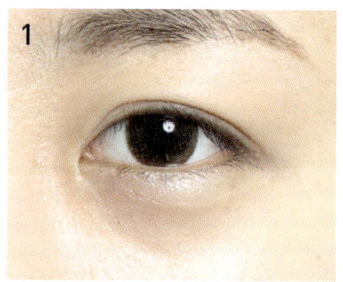

1

파운데이션을 바른 퀭한 눈 밑의 다크서클이다. 무척 피곤해 보인다.

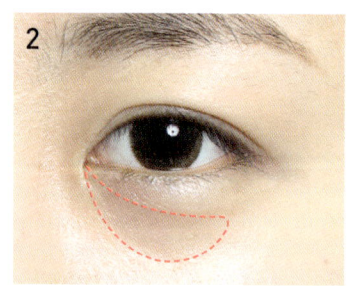

2

다크서클에서 가장 어두운 부분은 바로 신으로 표시한 부분이다. 이곳을 중점적으로 커버해야 눈 밑이 환해 보인다.

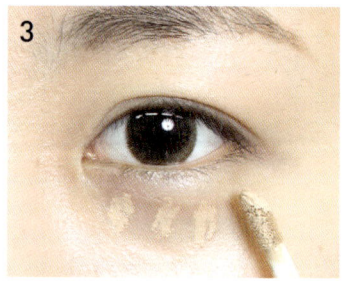

3

먼저 촉촉한 봉 컨실러를 눈 밑에 콕콕콕 3번 찍는다.

양이 처음부터 너무 많으면 밀리기 쉬우므로, 처음에는 얇게 바른 후, 나중에 또 한 번 덧바르는 식으로 커버하는 것이 좋다.

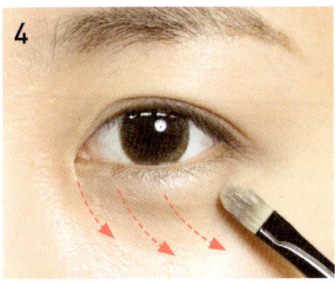

4

컨실러 브러시를 사용해 과정 3에서 발랐던 컨실러를 화살표 방향으로 쭉쭉 밀어 펴준다.

힘을 주면 눈가에 자극이 될 수 있으므로 힘을 빼는 것이 좋다. 다크서클이 심하지 않다면 이 과정 하나만으로 끝내도 좋다.

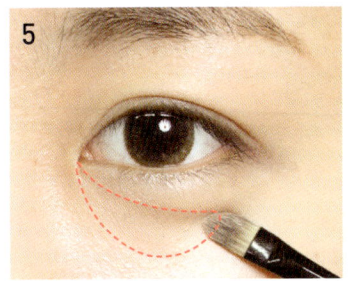

5

하지만 커버가 더 필요하다면, 표시한 (다크서클의 가장 어두운 부분) 선 모양을 따라 다시 한번 커버해준다.

보통 사람들은 애교 살의 아래쪽인 이 부근이 가장 어둡기 때문에 전체적으로 한 번 더 커버할 필요 없이 이 부분만 커버해도 충분한 효과가 있다.

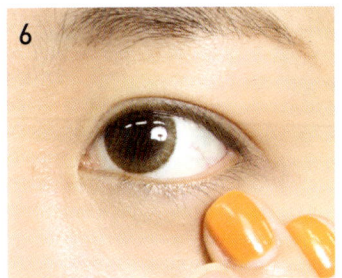

6

브러시 자국이 남았다면 손가락으로 톡톡 두드려주어 자국을 없앤다.

이렇게 두드려주면 자국도 없어질 뿐만 아니라 밀착도 잘 되는데, 힘을 주면 컨실러가 벗겨지기 쉬우므로 힘을 빼고 두드리는 것이 좋다.

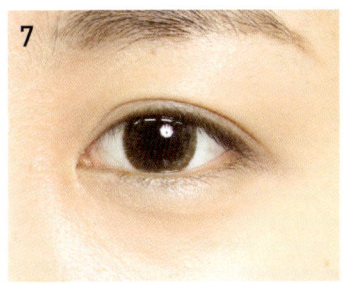

7

컨실러 하나만으로도 언제 어두웠냐는 듯 눈 밑이 환하게 밝아졌다.

깔끔한 피부를 위한 잡티/트러블 커버링

그날이 되어 안 그래도 예민해져 있는데 피부에 울긋불긋 트러블까지 났다면, 선크림 좀 덜 챙겨 발랐다고 거뭇거뭇한 주근깨까지 생겼다면 맑고 깨끗한 동안 피부와는 안녕을 고해야 한다. 깨끗하고 맑은 아이 피부를 동경하며 트러블과 주근깨를 가려보겠다고 파운데이션까지 덕지덕지 바르게 되면 그야말로 '떡 화장'이 되기 십상이다. 작은 부위를 가릴 때에는 파운데이션을 두껍게 겹쳐 바르는 것보다 커버력이 좋은 컨실러로 꼼꼼하고 세심하게 바르는 것이 현명하다.

'컨실러를 쓰는데 왜 안 가려지지?'라고 생각하는 사람이 있다면 컨실러를 손으로 펴서 바르면 지문 사이사이에 껴버려 정작 커버해야 할 곳은 커버하지 못한 채 그대로 드러나 버리게 된다는 것에 유의해야 한다. 반드시 컨실러용 브러시로 꼼꼼하게 커버해야 완벽한 동안 피부로 거듭날 수 있다.

Use Cosmetic 화장품 사용 순서

Ⓐ **컨실러** : 맥 스튜디오 피니시 컨실러

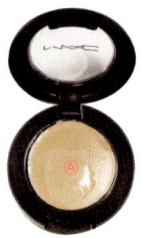

How to Make up 따라해보세요

1	2	3
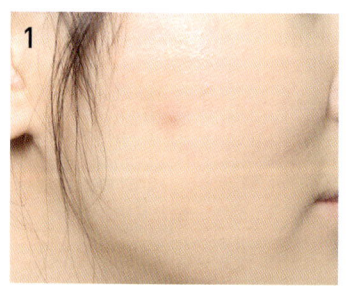	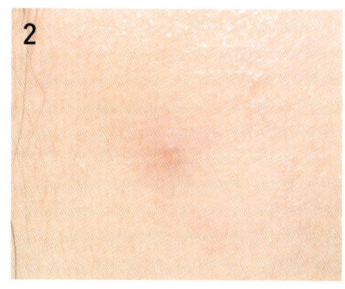	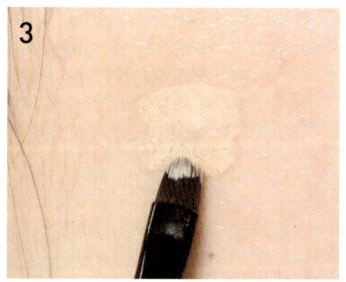

트러블은 그냥 가만히 두는 것이 제일 좋은 방법이지만, 어쩔 수 없는 상황이라면 가릴 수밖에 없다. 생긴 지 얼마 되지 않은 붉은 트러블을 준비했다.

얼굴에 파운데이션을 전체적으로 바른다.

파운데이션을 바르면 돌출되지 않은 작은 트러블 정도는 커버되지만, 큰 트러블일 경우 파운데이션의 약한 커버력으로는 트러블의 붉은 기가 제대로 가려지지 않기 때문에 컨실러 커버링이 필요하다.

완벽하게 커버하기 위해서는 자신의 피부 톤과 같은 컬러의 컨실러를 선택한다. 브러시에 컨실러를 적당히 묻혀 본래의 트러블 크기보다 넓게, 붉은 기가 있는 곳을 전체적으로 얇게 덮어준다.

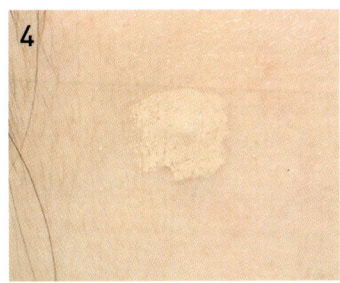

4

컨실러를 발라준 후의 트러블 모습이다. 트러블 자국이 보이지 않는 선에서 최대한 얇게 발라주는 것이 중요하다.

———
컨실러를 바른 후에는 바로 브러시를 갖다 대지 말고 살짝 말려서 고정력을 높인다.

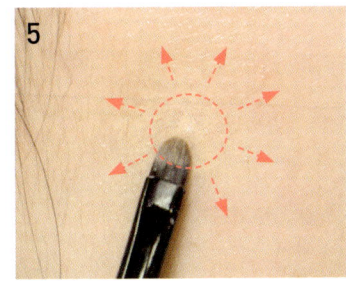

5

살짝 말린 후에 브러시로 경계를 자연스럽게 만든다.

———
동그라미로 표시한 트러블이 난 가운데 부분은 최대한 건드리지 않으면서 주위의 경계를 바깥쪽을 향해 퍼뜨려준다.

6

경계가 자연스럽게 풀어지면서 주변 피부와 융화되었다.

———
편평한 피부 위의 점이나 주근깨 등의 커버라면 이 상태에서 끝내도 좋지만, 농익은 트러블의 경우에는 볼록하게 올라와 있어 빛을 받으면 컨실러의 윤기 때문에 눈에 띌 수 있다.

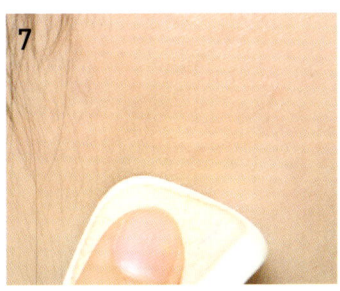

7

이때에는 스펀지에 파우더를 살짝 묻혀 커버한 곳 위를 가볍게 두드려 컨실러의 윤기를 없애준다. 컨실러를 고정시켜주는 효과도 있다.

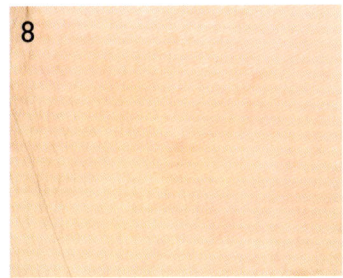

8

그러면 이렇게 커버가 끝난다.

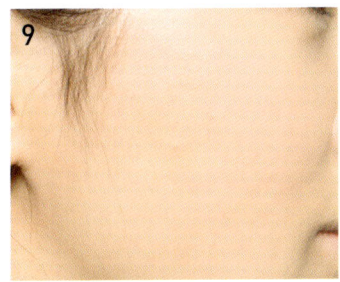

9

언제 트러블이 있었냐는 듯 감쪽같이 사라졌다. 이렇게 눈에 띄는 잡티나 트러블은 하나하나 세심하게 컨실러로 커버해주는 것이 제일 자연스럽다.

| 2 |

피부부터 챙기세요,
베이스 메이크업

눈에 아이라인을 두껍게 그려 눈의 크기를 크게 하거나, 화사한 핑크빛 립스틱을 바른다고 하더라도 베이스 메이크업이 완벽하지 않은 상태라면 모두 무용지물이다. 보송보송 솜털이 날리는 피부부터 촉촉한 광이 자르르 흐르는 피부까지 전부 메이크업으로 가능하다. 길게 그린 아이라인, 꽃 핑크빛 립스틱, 발그레한 블러셔를 살려주는 베이스 메이크업을 시작해보자.

복숭아 솜털 날리는 보송보송 베이스 메이크업

파운데이션을 바른 후 미세한 가루 입자의 루스 파우더를 솜털의 역방향으로 쓸어주면 순식간에 보송보송한 솜털이 올라온다. 은은하게 빛나는 필감이 솜털의 텁텁함을 보완해 보들보들한 복숭아 피부를 연출해보자.

반질반질 삶은 달걀 같은 물광 베이스 메이크업

삶은 달걀 같이 촉촉하고 윤기 있는 물광 베이스 메이크업은 빛을 반사하며 얼굴을 좀 더 볼륨 있게 만들어주기 때문에 어려 보이는 인상을 만드는 데에는 필수적이다.

울퉁불퉁 감귤 뺨치는 모공을 매끄럽게 채워주는 매끈 베이스 메이크업

실키한 질감의 프라이머를 이용하면 매끄러운 베이스 메이크업을 할 수 있다. 그냥 무턱대고 바르면 때처럼 밀릴 수 있으므로 바르는 방법을 잘 숙지해야 한다.

얼굴을 더욱 입체감 있게 만들어주는 3D 베이스 메이크업

자연스러운 작은 얼굴을 만들려면 파운데이션 컨투어링이 좋다. 피부톤보다 한 톤 정도 밝은 것과 한 톤 어두운 파운데이션으로 자연스런 작은 일굴을 만들자.

복숭아 솜털 날리는
보송보송 베이스 메이크업

아이들의 피부가 고운 이유 중의 하나는, 보송보송 돋아나 있는 솜털이 먼지 같은 외부 자극으로부터 피부를 지켜주기 때문이라고 한다. 간혹 얼굴에 돋아난 솜털 때문에 화장도 잘 안 먹고, 보기 싫다면서 밀거나 뽑아 버리는 사람들이 있는데, 피부의 건강을 위해서라도 그냥 두는 편이 좋다. 그 대신 솜털의 보송보송한 질감을 살려 복숭아 같은 피부를 만들어 보는 것은 어떨까? 파운데이션을 바른 후 미세한 가루 입자의 루스 파우더를 솜털의 역방향으로 쓸어주면 순식간에 보송보송한 솜털이 올라온다. 단, 텁텁해 보이지 않도록 파운데이션 전 펄 베이스를 사용해 얼굴의 윤곽을 강조해주어야 한다. 은은하게 빛나는 펄감이 솜털의 텁텁함을 보완해 보들보들한 복숭아 피부를 연출해줄 것이다.

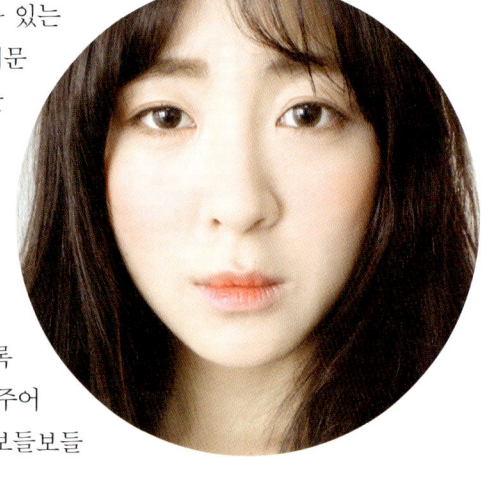

Use Cosmetic 화장품 사용 순서

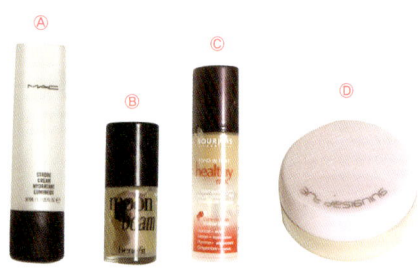

Ⓐ **펄 베이스** : 맥 스트롭 크림
Ⓑ **파운데이션** : 부르조아 헬씨 믹스 파운데이션 52호
Ⓒ **리퀴드 하이라이터** : 베네피트 하이 빔
Ⓓ **루스 파우더** : 미샤 더 스타일 아트 디자이닝 페이스 파우더 1호 라이트 베이지

1

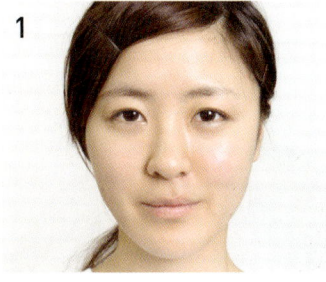

베이스 메이크업을 시작하기 전의 민낯이다. 선크림을 발라두어 은근히 윤기가 난다.

2

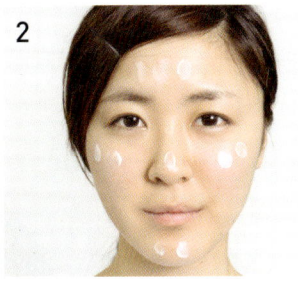

얼굴의 튀어나온 부분(이마, 볼, 코, 턱) 위주로 펄 베이스를 적당량 찍는다.

3

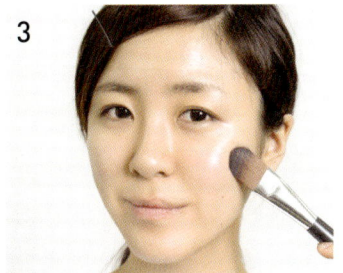

파운데이션 브러시를 사용해 찍어둔 펄 베이스를 얇게 밀착시키듯 바른다.

4

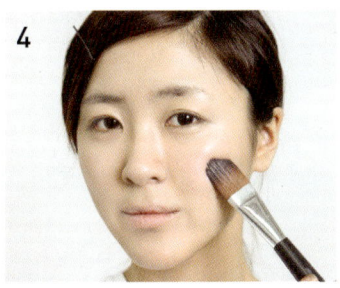

전체적으로 파운데이션을 얇게 바른다. 펄 베이스의 펄감이 비치도록 하기 위함이기도 하지만, 펄 베이스도 발랐고 파우더도 추가로 바를 것이기 때문에 최대한 얇게 발라야 베이스가 두꺼워지지 않는다.

5

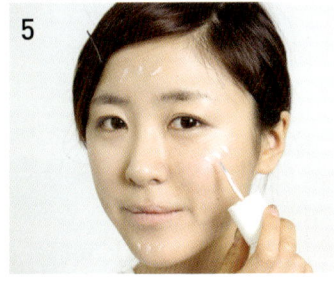

얼굴의 볼륨이 부족하다고 생각되는 곳에 리퀴드 하이라이터를 추가로 바른다. 펄이 뭉치지 않도록 좁게 잘 펴서 바르는 것이 포인트이다. 마찬가지로 파운데이션 브러시를 사용하면 고르게 잘 발라진다.

6

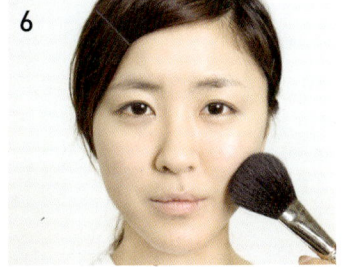

리퀴드 하이라이터를 발라 볼륨 있게 완성된 얼굴에 전체적으로 얇고 고르게 루스 파우더를 바른다. 먼저 얼굴 안쪽을 향해 바른 후, 반대로 얼굴 바깥쪽을 향해 발라야 솜털이 곱게 일어나는 베이스 메이크업이 된다. 단, 텁텁하지 않도록 최대한 얇게 발라야 리퀴드 하이라이터의 볼륨감이 파우더 너머로 은은하게 비칠 수 있다.

7

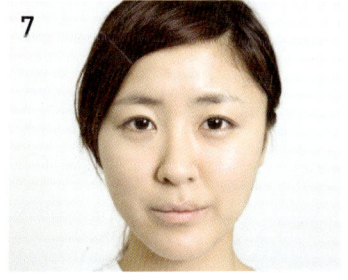

솜털 베이스 메이크업 완성! 파우더로 리퀴드 하이라이터의 광을 없애지 않고 가볍게 바르는 것이 이 메이크업의 포인트이다.

반질반질 삶은 달걀 같은 물광 베이스 메이크업

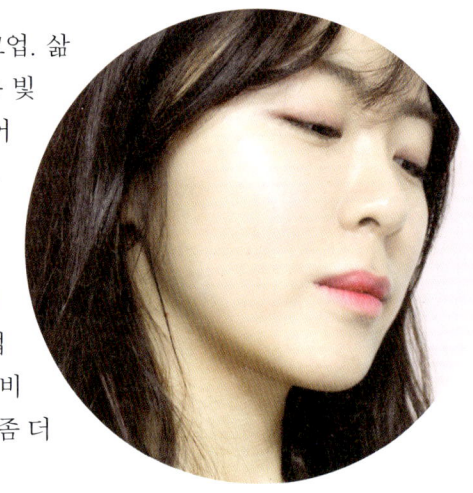

몇 년 동안 인기가 수그러들지 않는 물광 베이스 메이크업. 삶은 달걀 같이 촉촉하고 윤기 있는 물광 베이스 메이크업은 빛을 반사하며 얼굴을 좀 더 볼륨 있게 만들어주기 때문에 어려 보이는 인상을 만드는 데에는 필수라고 할 수 있다. 또한 파우더 가루가 폴폴 날리며 화장한 티가 팍팍 나는, 매트한 메이크업에 비해 "나 생얼이에요~"라고 해도 될 만큼 자연스러운 느낌도 물광 메이크업의 장점이다. 대표적인 동안 연예인인 임수정 또한 이러한 물광 피부 메이크업을 선호하는데, 확실히 진하고 텁텁한 느낌의 메이크업에 비해 촉촉하고 윤기 있는 물광 메이크업이 임수정의 동안을 좀 더 돋보이게 해준다.

예전에는 페이스 오일이나 수분 크림을 파운데이션과 섞어 바른 후, 그 위에 다시 리퀴드 하이라이터를 바르는 방식으로 물광 베이스 메이크업을 했지만, 요즘에는 파운데이션에 조금 섞어 바르면 되는 식의 간편한 물광 베이스 제품도 시중에 나와 있으므로 참고하기 바란다.

Use Cosmetic 화장품 사용 순서

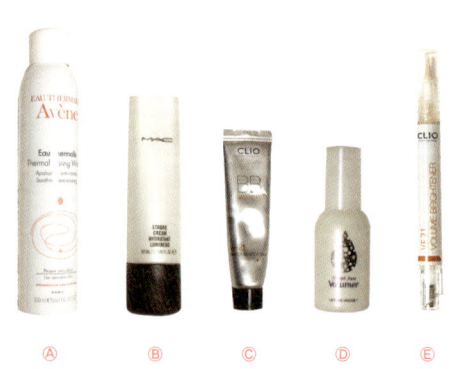

Ⓐ **미스트** : 아벤느 오 떼르말 드 미스트
Ⓑ **펄 베이스** : 맥 스트롭 크림
Ⓒ **촉촉한 파운데이션** : 클리오 vf21 워터 비비
Ⓓ **물광 베이스 제품** : 에뛰드하우스 님프 광채 볼류머 3호 순수한 꿀 광채
Ⓔ **리퀴드 하이라이터** : 클리오 vf21 볼륨 브라이트너 02 내추럴 베이지

Ⓐ   Ⓑ   Ⓒ   Ⓓ   Ⓔ

1

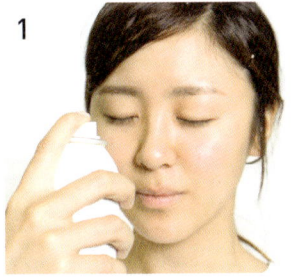

먼저 기초 메이크업을 끝낸 후, Ⓐ를 사용해 얼굴 전체에 수분감을 준다. 물기가 완전히 마르기 전에 촉촉한 상태에서 진행해야 완벽한 물광 메이크업이 완성된다.

2

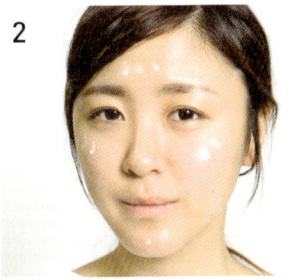

기초 메이크업을 끝낸 후, Ⓐ를 사용해 얼굴 전체에 수분감을 준다. 물기가 완전히 마르기 전에 촉촉한 상태에서 진행해야 완벽한 물광 메이크업이 완성된다.

3

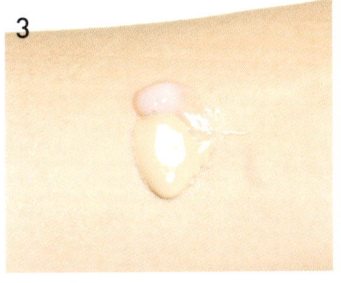

파운데이션과 물광 베이스 제품은 2:1 비율로 믹스한다. 너무 과한 물광 느낌이 싫다면 3:1 비율 정도로 믹스해도 무방하다.

4

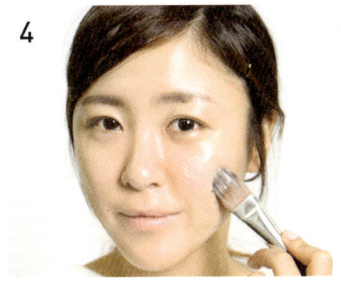

믹스한 것을 파운데이션 브러시로 얼굴에 얇게 펴서 바른다. 손으로 바르면 손의 열 때문에 윤기가 잘 살아나지 않고, 스펀지로 바르면 미세한 요철이 생겨 매끄러운 느낌이 덜 들기 때문에 브러시를 사용해 바르는 것이 가장 좋다.

5

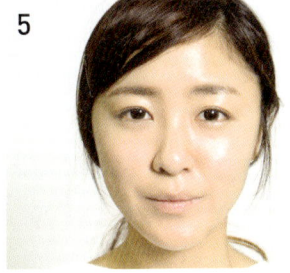

파운데이션을 바른 후의 느낌이다. 이 상태에서 끝내도 좋지만 좀 더 볼륨감 있는 느낌을 원한다면 다음 과정으로 넘어 간다.

6

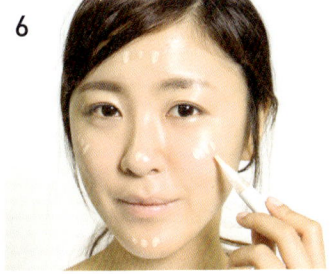

Ⓔ를 이마, 광대, 콧등, 턱에 발라 다시 한번 하이라이팅한다. 깊게 파인 팔자 주름이 신경 쓰인다면 팔자 주름 부근에도 살짝 찍어 발라준다. 팔자 주름의 살이 올라와 보여 어려 보이는 효과가 있다.

7

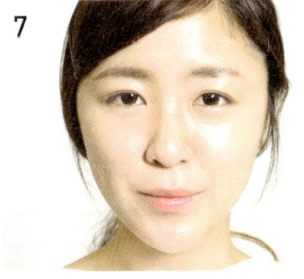

이렇게 물광 베이스 메이크업이 완성되었다. 얼굴에 전체적으로 윤기가 흐르는 것을 볼 수 있다.

울퉁불퉁 감귤 뺨치는 모공을
매끄럽게 채워주는 매끈 베이스 메이크업

아이들의 피부는 모공 하나 보이지 않을 정도로 좋다. 하지만 나이를 먹어감에 따라 피지 분비가 왕성해지면 모공이 커지고, 또한 축축 처져 아래로 길어진 모공을 발견할 수 있다. 이러한 울퉁불퉁한 귤껍질 같은 모공을 메워보고자 파운데이션을 두껍게 바르면 각질만 일어날 뿐, 부드러운 아기 피부 같은 느낌은 전혀 낼 수 없다. 심지어 달걀 같은 매끄러운 느낌을 내보고자 펄 베이스를 발라도, 입체감을 내보고자 하이라이터를 발라도 펄감은 단지 얼굴의 부끄러운 요철을 부각시킬 뿐이다.

이러한 모공녀들에게 필요한 것은 바로 '프라이머'이다. 프라이머는 모공을 막아 피지를 조절해주는 제품이기 때문에 메이크업의 지속력을 높여주기도 하지만, 실키한 질감의 프라이머를 이용해 모공을 메워준 후 파운데이션을 바르면, 언제 울퉁불퉁했느냐는 듯 매끄러운 베이스 메이크업을 완성할 수 있다. 하지만 그냥 무턱대고 발라 버리면 때처럼 밀려 나올 수 있기 때문에 방법을 잘 숙지하고 바르는 것이 중요하다.

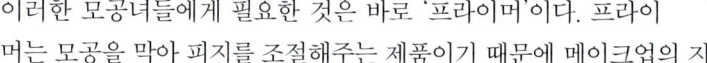

Use Cosmetic 화장품 사용 순서

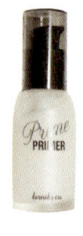 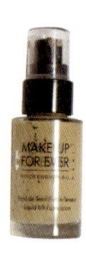

Ⓐ

Ⓑ

Ⓐ **프라이머** : 바닐라코 프라임 프라이머
Ⓑ **파운데이션** : 메이크업 포에버 리퀴드 리프트 파운데이션

1

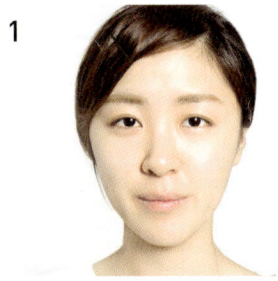

기초를 마친 후 선크림까지 바른 후에 진행한다.

2

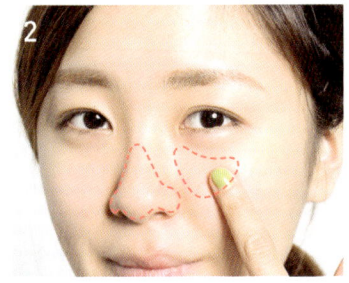

모공이 큰 콧등과 코에 가까운 쪽의 볼을 위주로 프라이머를 소량 묻힌다. 처음부터 너무 많이 찍어 바르면 나중에 때처럼 밀려 나올 수 있기 때문에 소량씩 바르는 것이 중요하다.

3

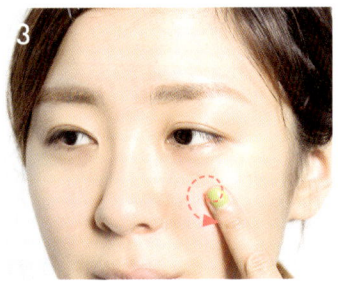

손가락을 돌리면서 프라이머를 모공에 밀어 넣듯이 바른다. 그냥 쓱쓱 펴서 바르면 모공에는 프라이머가 채워지지 않고 밀려 나오기 때문에 모공을 채워주듯이 바르는 것이 중요하다. 콧등 또한 이와 마찬가지로 손가락을 돌려 가며 프라이머를 모공에 밀어넣듯 발라준다.

4

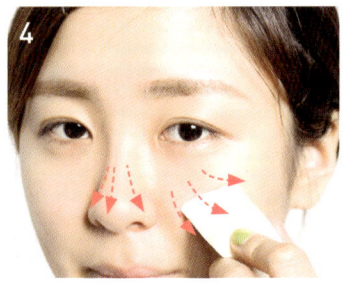

프라이머를 모공에 밀어 넣어 준 후, 피부 위에 남은 여분의 프라이머는 면이 편평한 스펀지를 이용해 얼굴 바깥으로 쓸어낸다. 이때 힘을 주어 누르면 애써 채운 프라이머가 벗겨질 수 있으므로 겉에 남은 여분의 양만 제거할 수 있도록 가볍게 쓸어준다.

5

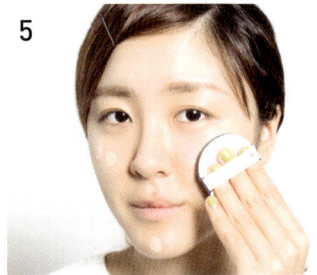

프라이머를 모두 바르고 나면, 에어 퍼프를 이용해 두드리듯 파운데이션을 바른다. 브러시나 손으로 바르면 채운 프라이머가 깎여 나갈 수 있으므로 에어 퍼프를 사용해 파운데이션을 편평하게 만들어주듯 가볍게 두드려 바르는 것이 가장 좋다.

6

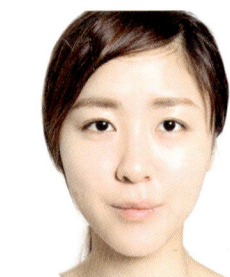

모공이 메워진 매끄러운 베이스 메이크업이 완성된 모습이다.

얼굴을 더욱 입체감 있게 만들어주는 3D 베이스 메이크업

아이들의 얼굴은 작고 오밀조밀하지만 사실 어른들의 얼굴에 비해서는 살짝 평면적이다. 광대뼈가 도드라지지도 않았고, 콧대가 높지도 않으며, 턱도 나와 있지 않고, 턱선이 날렵하지도 않다. 그렇기 때문에 작은 얼굴을 만들겠다고 지나치게 하이라이팅을 하거나 섀딩을 해 버리면 동안과는 점점 멀어져 버린다. 그렇다면 어떻게 자연스러운 작은 얼굴을 만들 수 있을까?

정답은 가루 타입 하이라이팅 · 섀딩 제품이 아닌 파운데이션으로 컨투어링을 하는 것이다. 자신의 피부 톤보다 한 톤 정도 밝은 파운데이션과 한 톤 정도 어두운 파운데이션으로 컨투어링을 하면 자연스럽게 얼굴이 작아 보이는 효과를 노릴 수 있다. 텁텁해 보이는 가루 타입 제품이 아니기 때문에 윤기를 살리면서 탱탱한 피부결 또한 연출할 수 있다.

Use Cosmetic 화장품 사용 순서

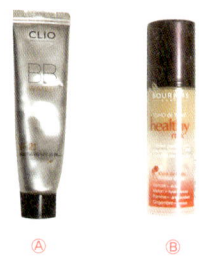

Ⓐ **본인 피부보다 한 톤 밝은 파운데이션 :** 클리오 vf21 워터 비비
Ⓑ **본인 피부보다 한 톤 어두운 파운데이션 :** 부르조아 헬씨 믹스 파운데이션 54호

Ⓐ   Ⓑ

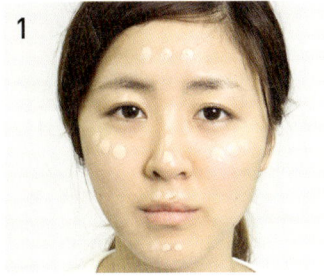

1

기초를 마친 후, 자신의 피부 톤보다 한 톤 밝은 파운데이션을 이마, 광대, 콧등, 인중, 턱에 콕콕 얹는다.

얼굴에서 높이 올라와 있는 곳을 밝게 강조해준다고 생각하면 쉽다.

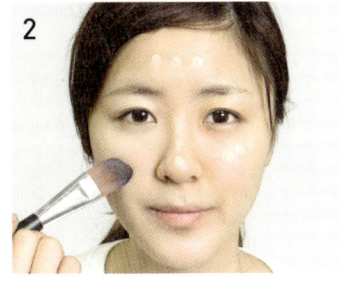

2

파운데이션 브러시로 피부결을 따라 안에서 바깥쪽으로 쓸어주듯이 펴서 바른다.

얼굴 바깥쪽까지 전체적으로 펴서 바르기보다는 광대뼈 부근만 밝혀주듯이 바른다. 턱은 가로로 쓸어주듯이 펴서 바른다.

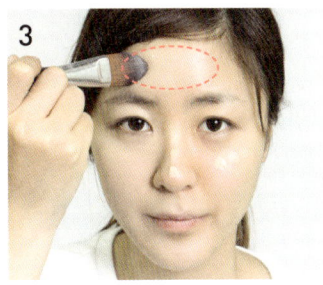

3

이마 또한 이마의 중심 부분을 밝게 해준다는 느낌으로 가로로 펴서 바른다.

이마 전체 면적을 펴서 바르는 것보다 이마가 입체적으로 보인다.

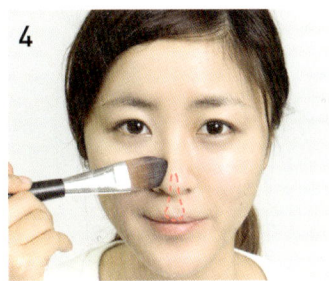

4

콧대 또한 코끝이 가장 밝을 수 있도록 코끝을 중심으로 바깥으로 펴서 바른다.

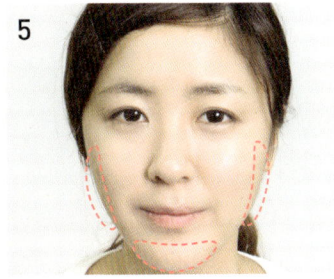

5

다음은 섀딩을 위해 한 톤 어두운 파운데이션을 골라 광대의 바깥쪽, 턱의 바깥쪽에 찍는다.

이마는 넓은 편이 좀 더 동안으로 보일 수 있기 때문에 바르지 않고, 턱이 원래 짧다면 턱의 바깥쪽은 찍지 않는다.

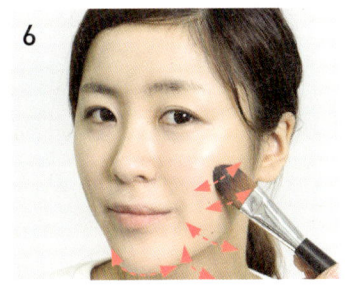

6

화살표 방향대로 피부결을 따라 파운데이션을 펴서 바른다.

이때 중요한 것은, 미리 발라두었던 밝은 파운데이션의 영역에 어두운 파운데이션이 많이 침범하지 않도록 주의하는 것이다. 밝은 파운데이션과의 경계에서는 브러시에 힘을 빼서 조금씩만 색이 섞이도록 짧게 터치하며 바른다.

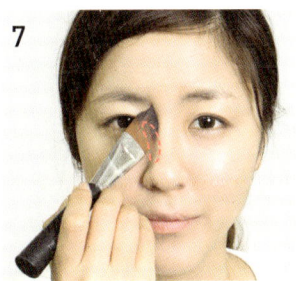

7

이목구비는 입체감이 있어야 예뻐 보인다. 어두운 파운데이션으로 눈썹 아래 콧대 부분을 한두 번만 살짝 쓸어 바른다.

너무 짙어지면 동안은커녕 남성적인 이미지가 될 수 있으므로 살짝 음영만 주는 정도로 섀딩한다.

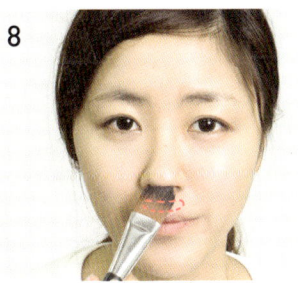

8

매부리코 또한 동안 인상에 방해가 될 수 있다.

매부리코가 고민이라면 어두운 파운데이션을 코끝 아랫부분에 살짝 한두 번 쓸어 바른다.

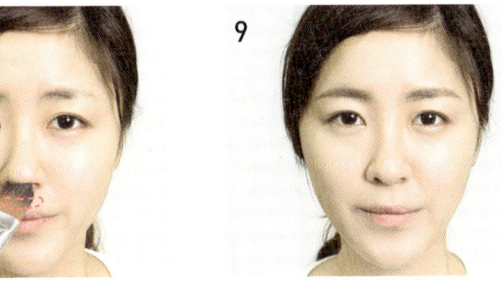

9

3D 베이스 메이크업 완성! 두 가지 색의 파운데이션만으로 입체적인 얼굴이 완성되었다.

| 3 |

아이브로
메이크업

단지 2개의 선일뿐인데 얼굴에 미치는 영향이 매우 큰 것이 바로 눈썹이다. 이와 마찬가지로 메이크업을 할 때에도 눈썹의 모양에 따라 동안인지, 노안인지가 쉽게 결정된다. 꼼꼼한 여성이라면, 동안 아이브로 메이크업으로 눈썹부터 완벽하게 어려져 보자.

눈썹 관리의 기초, 눈썹 다듬기

눈썹을 바꿔주는 것만으로도 동안으로 보이게 만들 수 있다. 어린아이의 눈썹은 다듬지 않았기 때문에 상대적으로 도톰하고 눈썹의 너비 자체가 짧으며, 털이 가늘기도 하고 눈썹의 숱도 많지 않아서 색이 여리다. 아이 눈썹의 특징을 염두에 두고, 동안 눈썹으로 어려져보자.

동안 눈썹 그리기

요즘 눈썹 모양 트렌드이기도 한 동안 눈썹은 컬러가 여리고, 눈썹 자체의 너비가 짧으며, 살짝 도톰한 듯 일자 모양에 가깝다. 하지만 자신의 원래 눈썹을 살려 자연스럽게 그려보자.

아이브로 마스카라로 브라운 컬러 눈썹 만들기

눈썹이 진하면 인상도 진해진다. 아이들은 눈썹의 숱이 비교적 적어 부드러운 이미지를 가지고 있다. 각자의 눈썹색에 맞춘 밝은 눈썹으로 동안 눈썹을 가지자.

Special PAGE 헤어 컬러에 어울리는 아이브로 컬러

눈썹 관리의 기초, 눈썹 다듬기

눈썹은 얼굴의 '인상'을 결정하는 매우 중요한 요소이다. 위로 치켜 올라간 눈썹을 순하게 내려 그리는 것만으로도 사나운 인상을 어느 정도 보완할 수 있으며, 조금 촌스러운 듯한 느낌의 인상은 눈썹의 숱을 쳐서 부드럽게 만들어주는 것만으로도 효과가 있다. 여성스러운 느낌을 위해서는 둥근 아치형의 눈썹을 만들면 되고, 자신이 없으면 눈썹 주변의 잔털을 다듬는 것만으로도 훨씬 깔끔한 인상으로 탈바꿈할 수 있다.

따라서 당연히 눈썹을 바꿔주는 것만으로도 동안으로 보이게 만들 수 있다. 어린아이의 눈썹은 다듬지 않았기 때문에 상대적으로 도톰하고 눈썹의 너비 자체가 짧으며, 털이 가늘기도 하고 눈썹의 숱도 많지 않아서 색이 여리다. 아이 눈썹의 이 2가지 특징을 염두에 두고, 동안 눈썹으로 어려져보자.

임꺽정 같은 숱 많고 정리가 안 된 지저분한 눈썹에는 아무리 예쁘게 눈썹을 그린다고 한들, 모양이 제대로 나올 리 없다. 깔끔하고 완벽한 동안 눈썹을 만들기 위해서는 먼저 지저분한 눈썹을 깔끔하게 다듬는 것부터 시작해야 한다.

Use Cosmetic 화장품 사용 순서

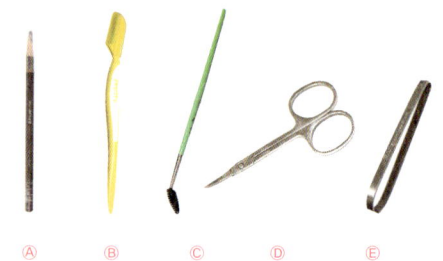

Ⓐ 아이브로 펜슬 : 슈에무라 하드 포뮬라 아콘 06
Ⓑ 눈썹 칼
Ⓒ 아이브로 브러시
Ⓓ 눈썹 가위
Ⓔ 족집게

Ⓐ   Ⓑ   Ⓒ   Ⓓ   Ⓔ

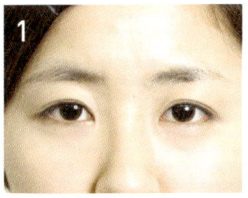

1
다듬기 전의 지저분한 눈썹 모습이다. 잔털도 지저분하게 나 있고, 양쪽 눈썹의 높이도 다르며, 숱도 고르지 않다.

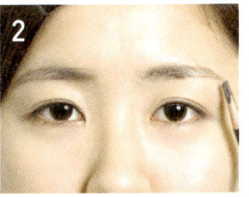

2
본격적으로 다듬기 전 모습이다. 아이브로 펜슬로 먼저 자신이 그리고 싶은 눈썹의 모양을 스케치하면 훨씬 수월하게 다듬을 수 있다. 전체적으로 도톰하게, 그리고 일자에 가깝게 스케치한다.

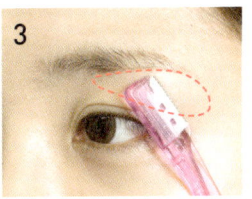

3
눈썹 아래의 잔털들은 눈썹 칼로 깔끔하게 밀어준다. 눈썹의 앞 1/3 부분을 밀면 부자연스러워질 수 있으므로 밀지 않는 것이 좋다. 결이 잘 나 있고, 모가 가늘어 지저분해 보이지 않는다면 굳이 깔끔하게 밀 필요는 없다.

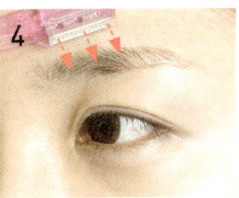

4
눈썹 위의 잔털들은 화살표 방향대로 살살 밀어준다. 눈썹 위의 털이 굵은 경우에 밀면 거뭇하게 자국이 남을 수 있으므로 족집게로 하나씩 뽑아주는 편이 낫다. 족집게로 뽑아두면 유지 기간도 길어진다는 이점이 있다.

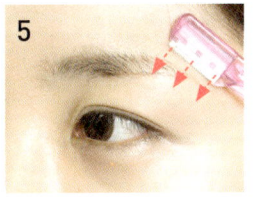

5
눈썹 꼬리 부분도 화살표 방향대로 밀어준다.

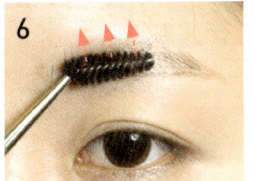

6
짙은 눈썹이 고민이라면 눈썹 숱을 살짝 쳐주는 것이 좋다. 대개 사람들은 눈썹 앞부분에 숱이 뭉쳐 있기 때문에 앞부분의 숱만 살짝 쳐주어도 눈썹이 연해 보이는 효과가 있다. 아이브로 브러시로 눈썹 결을 위로 살짝 빗어 올린다.

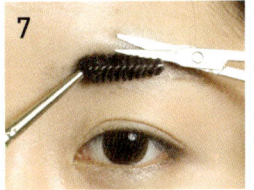

7
아이브로 브러시 위로 삐져나온 털을 눈썹 가위로 세심하게 잘라준다. 한 번에 많이 자르면 눈썹 숱이 텅 비는 불상사가 생길 수 있으므로 조금씩 잘라 나간다.

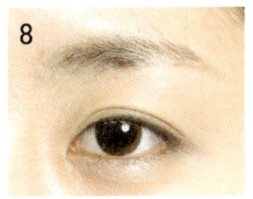

8
대강 눈썹의 모양은 잡혔지만, 주변에 짧은 잔털들이 남아 있다.

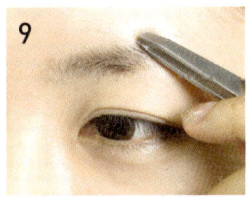

9
짧은 잔털들은 족집게로 하나씩 뽑는다. 굵은 잔털이 아닌 가느다란 솜털 정도의 굵기라면 살짝 남겨두어도 된다.

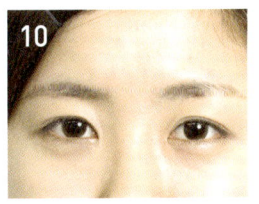

10
눈썹 정리가 끝났다. 눈썹 모양이 심하게 짝짝이라면 억지로 정리하면서 맞추려고 하지 말고 나중에 맞춰서 그리는 편이 좋다.

🔴 MakeUp TIP

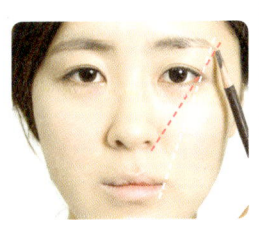

사람의 이목구비 모양에 따라 살짝 달라지기는 하지만, 눈썹의 길이를 정할 때 눈썹 끝-눈 끝-코 라인(빨간 선)에 맞추지 않고 눈썹 끝-눈 끝 입술 끝 라인(흰 선)에 맞추면 눈썹이 살짝 짧아져 좀 더 동안 느낌이 난다.

동안 눈썹 그리기

앞에서 동안 눈썹을 만들기 위한 과정으로 지저분한 눈썹을 깔끔하게 정리했다면, 이제는 메이크업으로 밋밋한 인상을 어린 인상으로 탈바꿈시켜주는 동안 눈썹을 그려볼 차례이다. 눈썹을 그릴 때 무엇보다 중요한 것은 자연스러움이다. 간혹 동안 눈썹을 만들겠다고 자신의 본래 눈썹을 모두 밀어 버리고 새로 그리는 여성이 있기도 한데, 인위적인 일자 눈썹은 동안은커녕 짱구를 연상시킬 수도 있고 무표정일 때에는 자연스러울지 몰라도, 웃으면 근육과 눈썹의 위치가 맞지 않아 굉장히 부자연스러운 느낌이 들 수 있다. 또한 지워졌을 때 마치 모나리자 같은 밋밋한 인상이 될 수 있으므로, 최대한 자신의 원래 눈썹을 살려 자연스럽게 그릴 수 있도록 연습하는 것이 중요하다.

동안 눈썹의 특징은 컬러가 여리고, 눈썹 자체의 너비가 짧으며, 살짝 도톰한 듯 일자 모양에 가깝다는 것이다. 요즘 트렌드인 눈썹 모양이기도 한데, 이러한 눈썹이 유행인 것을 보면 확실히 요즘 여성들은 어려 보이고 싶어 하는 욕망을 눈썹부터 키워가는 듯하다.

Use Cosmetic 화장품 사용 순서

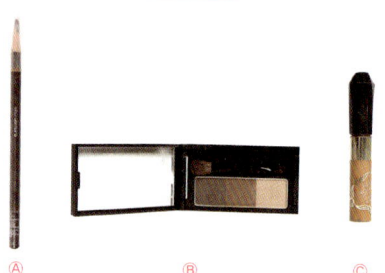

Ⓐ **자연스러운 브라운 컬러의 아이브로 펜슬** : 슈에무라 하드 포뮬라 아콘 06
Ⓑ, Ⓒ **아이브로 파우더** : 케이트 디자이닝 아이브로 N

How to Make up 따라해보세요

1	2	3
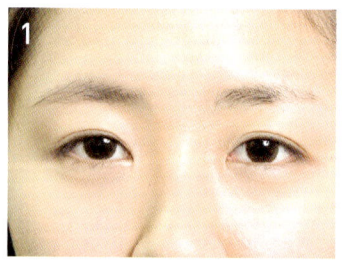	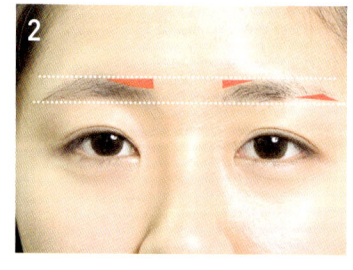	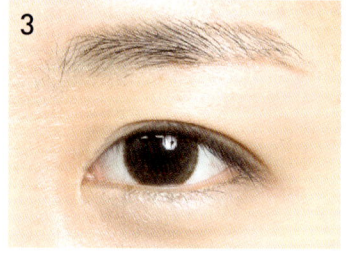

1 정리를 마친 눈썹 모습이다. 양쪽 눈썹의 모양도 다르고, 숱도 제각각이며, 컬러도 일정하지 않다. 왼쪽은 긴 삼각형 같은 모양의 눈썹이고, 오른쪽은 일자에 가깝지만 모양이 분명하지 않은 눈썹이다.

2 파운데이션 브러시로 피부결을 따라 안에서 비깥쪽으로 쓸어주듯이 펴서 바른다.

얼굴 바깥쪽까지 전체적으로 펴서 바르기보다는 광대뼈 부근만 밝혀주듯이 바른다. 턱은 가로로 쓸어주듯이 펴서 바른다.

3 자연스러운 브라운 컬러의 아이브로 펜슬로 수평에 가깝게 눈썹의 아래, 위로 직선을 2개 그려준다.

눈썹 아래의 선 끝을 살짝 구부러진 곡선으로 처리하면 자연스러운 형태가 나온다. 한 번에 선을 그리려고 하지 말고, 여리게 여러 번 겹쳐 선을 긋듯이 그려주어야 좀 더 수월하게 자신이 원하는 형태를 잡을 수 있다.

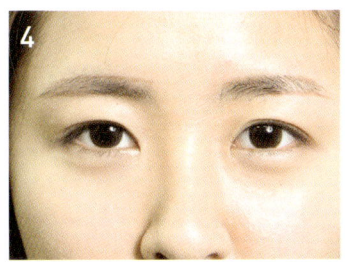

4

양쪽의 눈썹이 수평이 되었는지 체크하면서 양쪽 눈썹에 라인을 그린다. 체크하지 않고 따로따로 그리면 짝짝이 눈썹이 되기 쉽다.

본래 자신의 눈썹 산이 높아 수평으로 그리기 어렵다면, 살짝 올려 그려도 좋다. 눈썹 산이 높은데 억지로 수평으로 그리다 보면 인위적인 눈썹이 되기 때문이다.

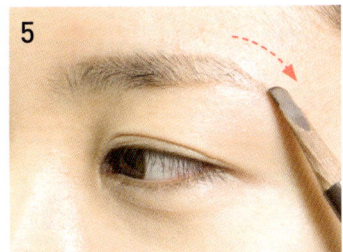

5

눈썹 꼬리 부분은 눈썹결을 따라 사선으로 위, 아래 직선의 끝을 막아주듯이 그린다.

역시 한 번에 그리려고 하지 말고 여러 번 겹쳐 그려야 수월하게 그릴 수 있다. 꼬리는 날카롭게 그려야 깔끔한 느낌이 나므로 뭉툭하게 그리지 않도록 한다.

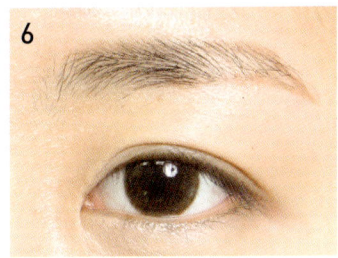

6

스케치를 하듯이 눈썹의 모양을 정한다.

초보자는 이렇게 눈썹의 모양을 먼저 정한 후, 채워 나가는 방식으로 눈썹을 정리하면 훨씬 수월하게 눈썹을 그릴 수 있다.

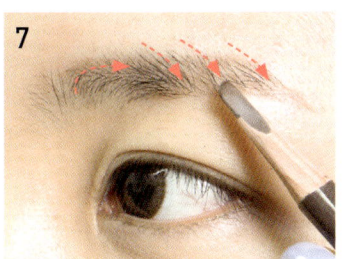

7

눈썹결의 방향, 즉 화살표 방향으로 눈썹을 하나하나 그리듯이 빈 곳을 채워 나간다.

눈썹이 비어 있지 않은 곳까지 채워 버리면 눈썹이 얼룩덜룩해지거나 지나치게 짙어 보일 수 있으므로 숱이 없는 빈 곳만 채우도록 한다.

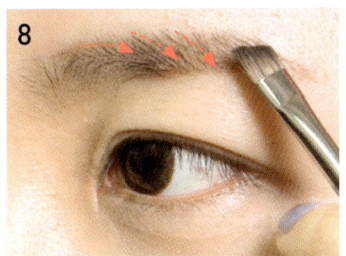

8

그리고 다시 아이브로 펜슬로 채우지 못한 듬성듬성 빈 곳을 아이브로 파우더인 ⓒ로 살살 채워준다.

아이브로 펜슬과 마찬가지로 브러시로 눈썹결을 따라 눈썹을 한 올 한 올 그리듯이 채워주는 것이 좋다.

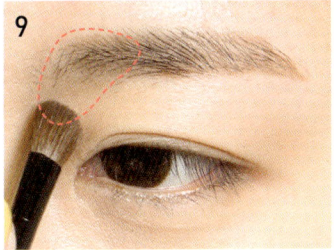

9

눈썹 앞머리 부분은 자연스러운 느낌을 위해 좀 더 옅은 컬러인 ⑧로 표시한 만큼 발라준다. 코가 살짝 높아 보이는 효과도 덤으로 얻을 수 있다.

아이브로 마스카라로 브라운 컬러 눈썹 만들기

눈썹이 진하면 인상도 진해진다. 아이들은 눈썹의 숱이 비교적 적어 부드러운 이미지를 가지고 있기 때문에 진한 눈썹보다는 밝은 눈썹이 동안 메이크업에 어울린다고 말할 수 있다. 밝은 컬러의 염색모를 가졌거나, 원래 눈썹 색이 진해 그려둔 아이브로 컬러와 따로 논다면, 아이브로 마스카라의 사용을 추천한다. 시중에는 여러 가지 컬러의 아이브로 마스카라 제품이 있기 때문에, 본인의 모발 컬러와 비슷한 컬러를 선택해 사용하는 것이 좋다. 모발이 밝은 금발이나 브라운 컬러라면 황토색에 가까운 밝은 브라운 컬러 제품을, 흑갈색이나 짙은 흑발이라면 채도와 명도가 낮은 흑갈색 컬러 제품을, 레드 컬러라면 레드 빛이 도는 레드 브라운 컬러 제품을 사용하는 것이 좋다.

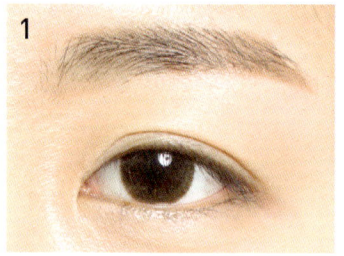

1
헤어 컬러가 블랙이나 짙은 브라운이라면, 이 정도에서 끝내도 좋다. 확실히 정리 전의 지저분한 눈썹에 비해 훨씬 깔끔한 느낌이 든다. 부드러운 느낌의 짙은 일자 눈썹이 순한 느낌을 준다.

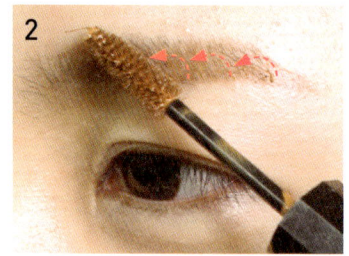

2
브라운 컬러의 아이브로 마스카라를 눈썹의 역방향으로 살살 쓸어주듯이 발라준다. 이때, 액이 살에 묻지 않도록 조심한다.

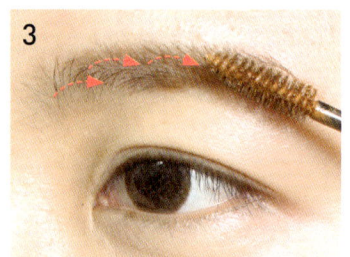

3
살짝 말린 후, 다시 한번 눈썹의 원래 결 방향대로 아이브로 마스카라를 빗어주듯 발라준다. 마스카라를 2번 발라주면 좀 더 고르게 브라운 컬러의 눈썹을 만들 수 있다.

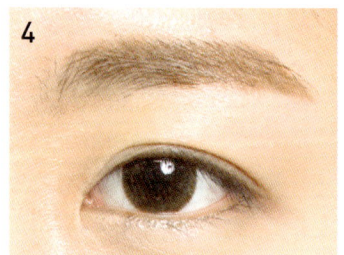

4
부드러운 느낌의 브라운 컬러 일자 눈썹 완성! 브라운 헤어의 여성에게도 잘 어울리지만, 짙은 눈썹보다 가벼운 느낌이 들기 때문에 조금 화려한 느낌의 동안 메이크업을 하고자 하는 여성에게도 잘 어울린다.

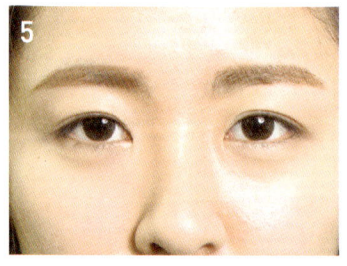

5

6
왼쪽은 동안 눈썹, 오른쪽은 일반적으로 여성들이 하는 짙고 가느다란 아치형의 눈썹이다. 옅은 브라운 컬러의 도톰한 눈썹은 가늘고 산이 높은 눈썹에 비해 좀 더 순하고, 어려 보이는 인상을 준다.

헤어 컬러에 어울리는
아이브로 컬러

머리는 화려한 금발인데 눈썹만 시커멓다면 그것만큼 촌스러운 부조화가 없다. 옛날보다 헤어 컬러가 다양해진 만큼, 예쁘게 염색했다면 눈썹 색도 헤어 컬러와 맞추는 센스를 발휘해보자. 어떤 컬러의 눈썹을 해야 할지 모르겠다면 다음 내용을 참고하자. 헤어와 '비슷한' 컬러로 눈썹 색을 맞추는 것이 기본이다.

1. 레드 컬러 헤어에는 레드 브라운 컬러 눈썹

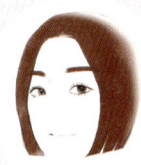

강렬한 레드 컬러 헤어에는 눈썹도 강렬한 레드 컬러로 맞추는 것이 좋다. 대신 헤어 컬러와 눈썹 컬러가 튀기 때문에 아이 메이크업 등은 너무 강렬하게 표현하지 않는 것이 밸런스를 맞추는 지름길이다.

2. 블론드(금발) 컬러 헤어에는 애시 컬러 눈썹

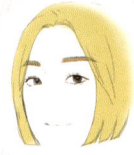

옅은 금발에 눈썹까지 금발로 해버리면 너무 튀기도 하고 컬러가 너무 밝아 마치 눈썹이 없는 것처럼 보일 수 있다. 화려한 금발에는 채도가 매우 낮은 애시 컬러로 눈썹 색을 맞추자.

3. 브라운 헤어에는 브라운 컬러 눈썹 또는 짙은 밤색 눈썹

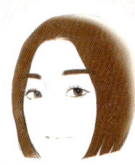

일반적으로 많이 하는 컬러인 중간 톤 브라운 헤어에는 눈썹 역시 브라운 계열로 맞추는 것이 좋다. 컬러는 브라운 계통인 선에서 명도만 밝게 어둡게 조절하는 것만으로 끝을 낸다. 조금 화려한 메이크업을 원한다면 밝은 브라운, 차분한 메이크업을 원한다면 어두운 브라운으로 조절한다.

4. 흑갈색 헤어에는 살짝 밝은 브라운 컬러 눈썹

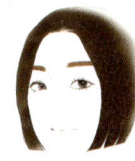

눈썹과 헤어 컬러를 동일하게 맞추는 것이 정석이지만, 조금 화려하거나 야리야리한 메이크업을 할 때에는 헤어 컬러보다 솜 너 옅은 브라운으로 눈썹을 맞추는 것도 괜찮다 주로 소녀다움을 강조하는 여자 아이돌들이 많이 사용하는 방법이다. 단, 눈썹의 두께가 조금 도톰해야 나이 들어 보이지 않는다.

5. 블랙 컬러 헤어에는 짙은 회색 또는 흑갈색 눈썹

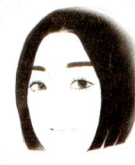

진한 블랙 컬러 헤어를 가진 사람이 눈썹마저 블랙으로 맞춰 버리면 인상이 너무 강해 보일 우려가 있다. 눈썹은 명도가 높은 회색이나 채도가 높은 흑갈색으로 맞추자.

| 4 |

아이
메이크업

반짝반짝 빛나는 펄감과 화려한 컬러감이 허용되는 부분인 메
이크업의 꽃, 아이 메이크업! 살이 없어 푹 꺼진 눈매와 애교 살
을 통통하게 살려 내고, 처진 눈매는 팽팽하게 올리고, 인형 같
은 풍성한 속눈썹을 연출해보자.

너무 어려운 아이섀도 예쁘게 바르기

아이섀도는 눈매의 분위기를 완성시켜준다. 움푹 꺼진 눈두덩을 통통하게, 흐릿한 눈매를 초롱초롱하게, 밋밋한 애교 살을 통통하게 만들자. 작은 아이섀도의 힘은 상상 외로 크다.

나이 들어 푹 꺼진 눈두덩, 통통하게 살려내기 • 소녀시대 메이크업을 위한 블링블링 글리터 아이섀도 바르기 • 동안 눈매의 결정적 요소, 애교 살 만들기

눈매를 바꿔주는 아이라인 그리기

작은 눈을 크게 만들고 서클 렌즈 낀 듯이 동그란 눈동자를 만들며 사납게 치켜 올라간 눈꼬리를 강아지처럼 순한 눈매로 탈바꿈해주는 등의 아이라인이 가진 이점을 활용해 아이라인 테크닉을 완벽히 숙지하자.

티 안 나는 생얼 메이크업을 위한 기본 점막 아이라인 • 동안의 조건은 동그란 눈, 동그라미 아이라인 • 매서운 눈매가 순한 눈매로, 강아지 아이라인 • 너무너무 사랑스러운, 눈웃음 아이라인 • 아이라인 번짐에 속상해하는 그대에게, 아이라인 번짐 방지하기 • 속눈썹 깔끔하게 컬링하기

인형 같은 속눈썹, 마스카라 바르기

속눈썹을 위, 아래로 열어줘 눈이 커 보이게 만드는 이점 때문에 동안 메이크업에서 꼭 필요한 과정인 마스카라! 제대로 알고 발라보자.

기본 마스카라 바르기 • 눈이 더 커 보이는 동안 마스카라 바르기 • 귀여운 느낌의 인형 속눈썹 연출해보기

너무 어려운 아이섀도 예쁘게 바르기

브랜드마다 다양한 컬러감과 펄감 또는 질감이 구비되어 있는 아이섀도는 눈매의 분위기를 완성시켜주는 아이템이다. 화사함을 극대화시켜주는 연핑크빛 아이섀도, 찍어 바르는 것만으로 화려함을 업(up)시켜주는 글리터 아이섀도, 촉촉한 느낌으로 메이크업할 수 있는 바셀린 광 아이섀도, 밋밋한 눈가에 분위기를 만들어주는 음영 아이섀도 등 그 종류가 셀 수 없이 많은데, 이 아이섀도를 동안 메이크업에 좀 더 똑똑하게 이용하는 몇 가지 방법들을 소개한다. 아이섀도로 움푹 꺼진 눈두덩을 통통하게 살려 내고, 흐릿한 눈매를 소녀시대같이 초롱초롱한 눈매로 탈바꿈하며, 밋밋한 애교살을 필러를 맞은 듯 통통하게 만들 수 있다면 믿겠는가? 믿지 못하겠다면 지금부터 아이섀도가 가진 힘을 느껴보자. 작은 아이섀도의 힘은 상상 외로 크다.

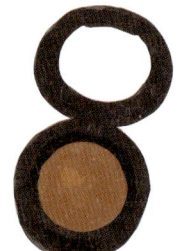

아이홀 잡기

남들은 같은 섀도를 사용하여 예쁘게 아이 메이크업을 하는데, 내가 아이섀도를 발랐다 하면 눈에 울긋불긋 멍든 것 같이 보이고, 뭘 발라도 퀭해 보이고, 아이섀도를 바른 보람이 없다면 십중팔구 아이섀도를 잘못 바르고 있는 것이 틀림없다. 아이섀도를 가장 예쁘게 바를 수 있는 적합한 위치는 바로 '아이홀의 안쪽'이다. 메이크업 강좌에 시도 때도 없이 나오는 이 아이홀이 대체 무엇이기에 나를 이렇게 괴롭히는지 궁금하다면, 주목하기 바란다. 일반적으로 자신의 아이홀 위치를 정확히 파악해 아이홀의 안쪽에 아이섀도를 발라주는 것만으로도 아이섀도 예쁘게 바르기의 70%는 성공한 셈이다.

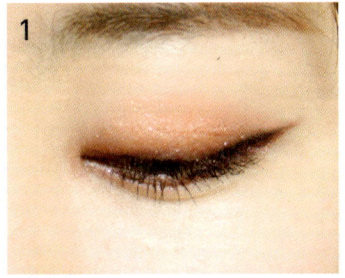

1

아이섀도를 예쁘게 바르기 위한 가장 적당한 범위인 아이홀의 위치를 간단하게 잡아보자.

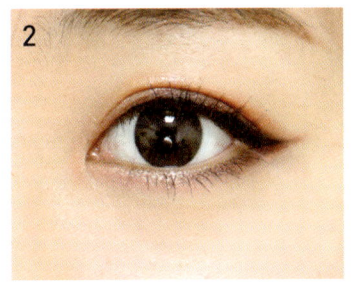

2

손가락보다는 좀 더 가느다란 펜대나 브러시 끝으로 눈두덩 앞쪽을 꾹 눌러본다. 눈썹에 가까운 딱딱한 곳은 눈썹 뼈이고, 그 눈썹 뼈 바로 밑과 안구 사이에 푹 들어간 곳이 바로 아이홀의 앞부분이다.

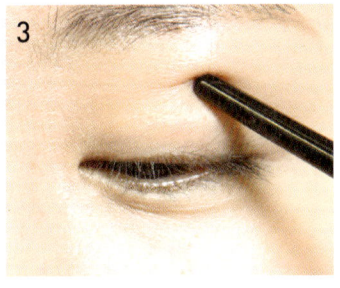

3

마찬가지로 눈 중간 부분에서도 푹 들어간 곳을 찾아본다.

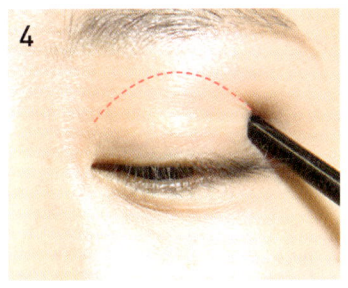

4

이어서 눈 뒤쪽에서도 푹 들어간 곳을 찾아본다. 이렇게 앞-중간-뒤쪽으로 이어서 푹 들어간 곳을 찾아보면 곡선으로 이어져 있다는 것을 알 수 있을 것이다. 이 푹 들어간 곡선이 바로 아이홀이다.

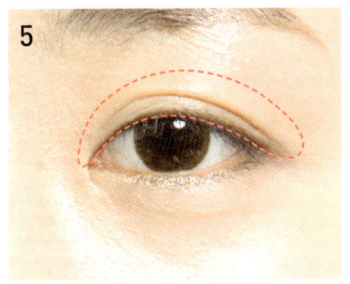

5

눈을 떠서 체크하면, 표시한 부분이 아이홀의 안쪽이 된다. 아이섀도는 이 범위 안에 발라야 예쁘다. 사람마다 아이홀의 위치와 범위가 다를 수 있으므로 자신의 아이홀 위치를 정확히 파악한 후에 메이크업을 하도록 한다.

👤 MakeUp **TIP**

조금 짙거나 튀는 컬러의 아이섀도를 바를 때에는 아이홀의 안쪽에 바르면서도 경계가 지지 않고 부드럽게 그러데이션되도록 바르는 것이 중요하다. 특히, 붉은 기가 섞인 아이섀도의 경우에는 아이홀의 바깥쪽까지 넓게 발라 버리면 눈두덩이 부어 보일 수도 있기 때문에 특히 조심해야 한다.

나이 들어 푹 꺼진 눈두덩, 통통하게 살려내기

사람은 나이가 들수록 얼굴의 지방이 감소하기 때문에 눈매 또한 볼품 없게 푹 들어가 버린다. 어릴 때에는 눈두덩 살이 두껍다고 고민하지만, 나이가 들면 간절해지는 것이 이 눈두덩 살이다. 눈두덩 살이 없으면 쾡해 보이고 피곤한 인상을 주기 때문에 동안을 원한다면 눈두덩 살은 조금 있는 편이 좋다. 이번에는 메이크업으로 살이 없어 푹 꺼진 눈매를 통통하게 만들어 보자.

How to Make up 따라해보세요

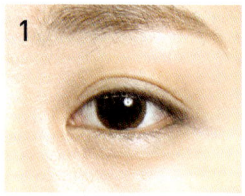

1

베이스 메이크업만 마친 눈

눈두덩 살이 아주 적지는 않지만 많은 편은 아니라서 피곤해지면 더욱 쾡한 눈매가 된다.

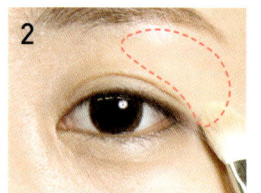

2

나이가 들수록 표시한 눈두덩 뒤쪽부터 급속히 지방이 꺼지기 시작한다. 이곳을 피부 톤보다 밝은 아이보리 컬러 아이섀도를 사용해 채워주듯이 바른다.

이때 사용하는 아이보리 컬러에 펄이 있으면 좀 더 움푹 들어가 보일 수 있기 때문에 반드시 펄이 없는 제품을 사용하도록 한다.

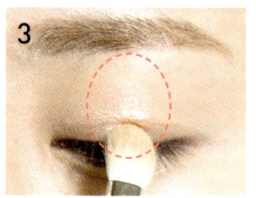

3

옅은 핑크빛의 펄 아이섀도를 사용해 눈두덩 가운데를 중심으로 바른다.

펄은 빛을 반사시켜 눈두덩이 부족한 볼륨을 보충해주는 효과가 있고, 핑크 빛의 약한 붉은 기는 눈을 살짝 부어 보이듯 만들어주는 효과가 있기 때문에 눈두덩 살이 올라와 보인다. 단, 전체적으로 바르면 눈 전체가 부어 보이기 때문에 입체감을 주듯이 눈두덩 가운데 부분에만 집중적으로 바르는 것이 좋다.

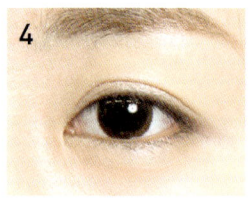

4

이렇게 2가지 아이섀도만으로 푹 꺼졌던 볼품 없는 눈두덩이 살이 차오른 듯 통통한 동안 눈매로 변했다.

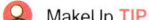 **MakeUp TIP**

과정 2에서 눈두덩 뒤쪽, 즉 아이보리 컬러 아이섀도를 바른 면적에 아이보리 컬러가 아닌 베이지 브라운 컬러 음영용 아이섀도를 바르면 사진과 같이 반대로 눈두덩의 볼륨이 죽어 버린다. 그 이유는 베이지 브라운 컬러가 눈두덩에 그림자를 만들기 때문이다. 서양인 같이 아이홀이 움푹 들어간 눈매가 연출되기 때문에 자주 쓰이는 테크닉이다. 하지만 눈두덩이 들어가 보여 자칫 잘못하면 피곤한 인상이 될 수 있기 때문에 동안 메이크업에는 잘 어울리지 않는다.

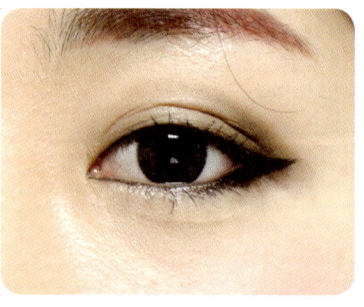

소녀시대 메이크업을 위한 블링블링 글리터 아이섀도 바르기

아이들의 초롱초롱한 눈망울을 벤치마킹하듯, 무조건 어려 보여야 하는 소녀시대를 비롯한 여자 아이돌들은 무대에 설 때마다 반짝이는 글리터 아이섀도를 사용해 아이 메이크업을 한다. 글리터 아이섀도는 가루로 이루어져 있기 때문에 압축된 일반 아이섀도보다 영롱한 펄감을 자랑해 초롱초롱한 눈매를 만드는 데에 없어서는 안 될

제품이지만, 사실 이 글리터 아이섀도라는 것이 바르기 여간 까다로운 것이 아니다. 가루로 되어 있기 때문에 눈에 들어가면 따갑고, 조금만 시간이 지나면 볼까지 가루가 떨어져 얼굴 전체가 반짝이기 십상이다. 지금부터 이 글리터 아이섀도를 똑똑하게 바르는 방법에 대해 알아보자.

How to Make up 따라해보세요

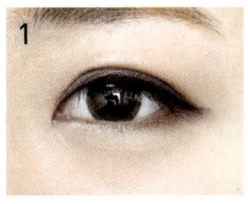

1

글리터 아이섀도를 바르기 전의 아이 메이크업 모습이다. 초롱초롱한 느낌이 없어 동안 메이크업에 어울린다고 말할 수 없다.

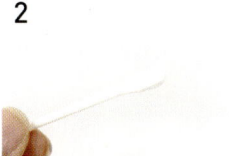

2

글리터 아이섀도를 바를 때에는 팁 브러시를 사용해 꾹꾹 눌러주듯이 바르는 것이 좋지만, 팁 브러시보다 좋은 것이 바로 '면봉'이다.

면봉은 브러시에 비해 작기 때문에 글리터 아이섀도를 세심하게 바를 때 매우 좋다.

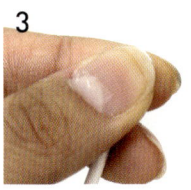

3

면봉을 그냥 사용하지 말고, 손으로 꾹 눌러 납작하게 만든다.

비싼 면봉은 납작하게 잘 안 눌릴 수 있으므로 가격이 싼 면봉을 사용하는 것이 좋을 수도 있다.

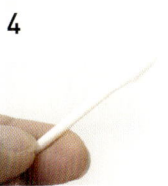

4

이렇게 납작해진 면봉을 스킨에 적셔 촉촉하게 만든다.

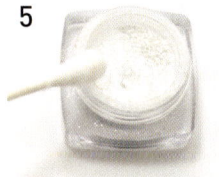

5

촉촉해진 면봉에 글리터 아이섀도를 조심조심 묻힌다.

처음부터 너무 많이 묻히려고 하지 말고, 조금만 묻혀 메이크업하는 것이 좋다.

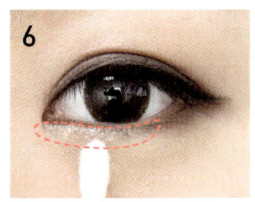

6

글리터 아이섀도 애교 살 앞쪽에 면봉을 톡톡 두드리듯이 바른다.

좀 더 화려한 것을 원한다면 반복해서 덧바르면 된다.

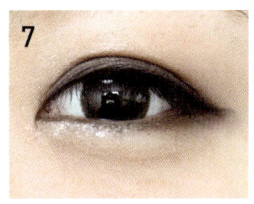

7

소녀시대 같은 초롱초롱 반짝이는 눈매가 된다.

면봉에 묻혔던 스킨으로 인해 펄이 떨어지지 않고 눈에 밀착되어 있기 때문에 지속력 있는 메이크업이 가능하다.

동안 눈매의 결정적 요소, 애교 살 만들기

애교 살의 위력은 착시 효과에 기인한다. 2개의 동그라미 중에서 아래에 굵은 선이 있는 오른쪽 동그라미가 더 크게 보이는 이유는 오른쪽 동그라미의 면적이 아래의 굵은 선에 이어진 듯이 보이기 때문이다. 그럼 이제 동그라미를 눈으로, 굵은 선을 애교 살의 그림자로 대입해보면 애교 살이 없는 눈보다 애교 살이 있는 눈이 더 크게 보이는 이유를 알게 될 것이다. 눈이 커야 동안에 가까워지는 것은 자명한 사실이다. 그렇기 때문에 발빠른 여성들이 애교 살 필러 수술을 많이 하고 있는데 성형이 무섭다면 메이크업으로 애교 살을 만들어 작은 눈을 크게 만들어보자.

How to Make up 따라해보세요

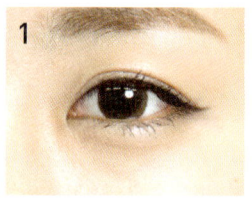

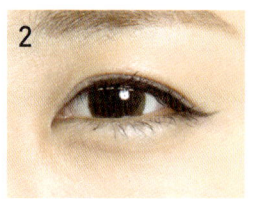

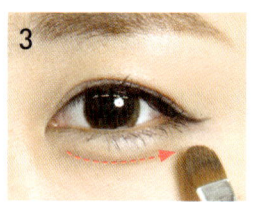

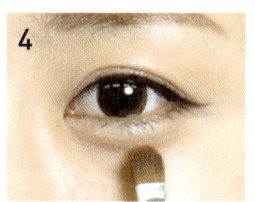

애교 살 메이크업을 하기 전의 눈매 모습이다. 애교 살이 아예 없는 편은 아니지만, 도톰한 편도 아니다.

애교 살 메이크업을 하기 전, 활짝 눈웃음을 지어 애교 살 메이크업을 할 위치를 파악한다.

도톰하게 올라오는 애교 살 밑에(애교 살이 너무 없다면 눈 아래의 주름을 따라 그린다) 베이지 브라운 컬러의 아이섀도로 길게 선을 그어주듯이 바른다.

— 너무 진하면 부자연스러우므로 연하게 시작하는 것이 좋다.

브러시에 묻은 여분의 아이섀도를 휴지에 닦아낸 후, 깨끗해진 브러시로 경계를 살짝 블렌딩한다. 컬러가 옅어지면서 더욱 자연스럽게 애교 살 아래의 그림자 같이 연출된다.

— 너무 퍼뜨리면 오히려 다크서클처럼 보일 수 있으므로 적당히 퍼뜨리도록 한다.

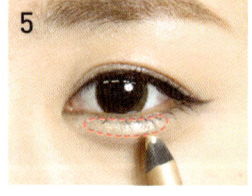

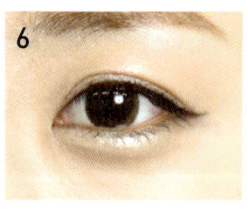

베이지 컬러의 펄 아이라이너로 애교 살 가운데에 도톰하게 칠해 볼륨을 강조한다.

— 화이트 컬러보다는 베이지 컬러나 연핑크 컬러를 선택하는 것이 자연스럽다.

밋밋하던 눈매에서 애교 살이 볼록 튀어나온 눈매로 변한다. 통통한 애교 살, 성형이 아닌 메이크업으로 만들어 보자.

눈매를 바꿔주는 아이라인 그리기

요즘에는 초등학생들도 컴퓨터 사인펜을 사다가 얼짱들의 사진을 보고 아이라인을 그린다고 하지만, 아이라인은 사실 0.1mm에 따라 이미지가 확연히 달라지기 때문에 메이크업을 몇 년 했다고 하는 사람도 어려워하는 과정이다. 하지만 작은 눈을 크게 할 수 있거나 작은 눈동자를 서클 렌즈 낀 듯이 동그란 눈동자를 만들 수 있고, 사납게 치켜 올라간 눈꼬리를 강아지처럼 순한 눈매로 탈바꿈해주는 등의 아이라인이 가진 이점은 매우 크다. 그렇기 때문에 앞에서 언급한 완벽한 동안 눈매를 원한다면, 연습을 통해 아이라인 테크닉을 완벽히 숙지해두는 것이 중요하다.

이번에는 자연스러움을 강조하는 기본 아이라인, 서클 라인을 낀 듯 눈을 동그랗게 만들어주는 동그라미 아이라인, 사납게 치켜 올라간 눈매를 순한 강아지처럼 바꿔주는 강아지 아이라인, 가만히 있어도 눈웃음을 치는 듯한 사랑스러운 느낌의 눈웃음 아이라인을 익혀보자.

티 안 나는 생얼 메이크업을 위한 기본 점막 아이라인

'클래식은 영원하다'라는 말이 있다. 앙큼한 느낌을 주는 눈꼬리가 올라간 캣 아이라인, 순한 강아지 같은 느낌을 주는 눈꼬리가 처진 아이라인 등 여러 가지 모양의 아이라인들이 유행을 타지만, 가장 중요한 것은 바로 '기본 아이라인'이다. 기본 아이라인만 제대로 그릴 줄 안다면 눈꼬리를 추가하고, 늘리는 것만으로도 여러 가지 분위기를 나타낼 수 있으므로, 아이라인을 예쁘게 그리고 싶다면 가장 먼저 기본 아이라인부터 마스터하자.

How to Make up 따라해보세요

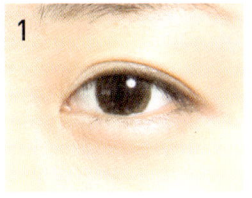

1 베이스 메이크업만 마친 상태의 눈이다. 아이라인을 그리지 않아서 흐릿한 이미지로 보인다.

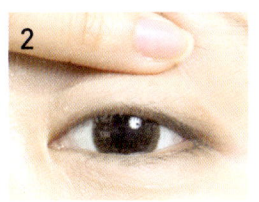

2 아이라인을 그릴 때에는 눈꺼풀이 덮힌 채로 그리면 예쁘게 그려지지 않는다. 먼저 새끼손가락으로 눈꺼풀을 살짝 들어 속눈썹 모근 쪽이 드러나도록 한다.

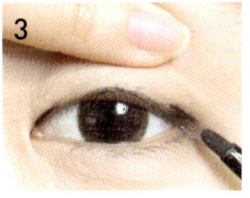

3 아이라인을 한 번에 그리려고 하면 선이 삐뚤어지기 쉽다. 좀 더 손쉽게 예쁜 아이라인을 그리기 위해서는 먼저 아이라이너로 눈의 앞쪽, 가운데, 뒤쪽에 짧게 그린다. 이때 속눈썹의 양이 적어 속살이 드러난 눈을 가지고 있다면, 속눈썹 사이사이의 빈 곳을 채우는 느낌으로 그리도록 한다.

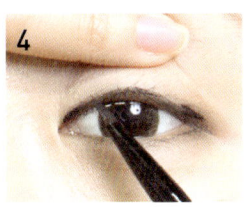

4 과정 3에서 그린 짧은 아이라인 3개를 잇는 느낌으로 이이라인을 덧그린다. 아이라이너로 점을 콕콕 찍듯이 속눈썹 사이사이의 빈 곳을 채워 나가는 느낌으로 그려 나간다.

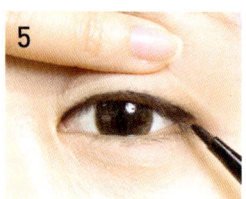

5

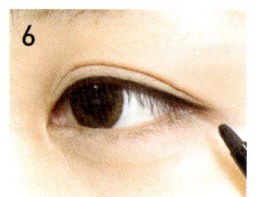

6

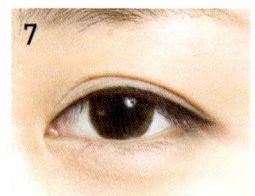

7

뒤쪽도 마찬가지로 점을 찍어 나가듯 속눈썹 사이사이의 빈 곳을 채워 나가면서 아이라인을 그린다.

기본 아이라인에서 눈꼬리는 과하게 빼지 않는 것이 좋다. 눈 끝에서 2~3mm 정도 길게 그리는 것이 이상적이다. 눈꼬리를 그릴 때에는 갑자기 뚝 끊긴 듯 처리하지 말고, 브러시에 살살 힘을 빼 가며, 갈수록 날카로워지면서 사라지도록 처리하는 것이 예쁘다.

기본 아이라인이 완성되었다. 아이라인을 그리지 않은 눈에 비해 또렷해 보이고, 검은 눈동자가 확장된 듯 보여 눈이 커 보인다.

 MakeUp TIP

아이라이너 고르는 방법

많은 종류의 아이라이너들 중에 나에게 맞는 아이라이너를 고르고 싶다면 다음을 참고하자. 가장 많이 쓰이는 3가지 종류의 아이라이너로 나누어보았다.

펜슬 아이라이너 : 초보자들이 다루기 쉽고 부드러운 스머징이 가능하여 자연스러운 아이라인을 연출할 수 있다는 장점이 있지만, 번짐이 심하기 때문에 유분이 많은 지성 피부를 가진 사람이나 눈물이 많은 사람은 피하는 것이 좋다.

젤 아이라이너 : 번짐이 덜하고, 지속력도 좋으며, 스머징도 가능하고, 여러 느낌의 아이라인을 그릴 수 있다는 장점이 있지만, 브러시로 섬세하게 그려야 하기 때문에 초보자는 어려울 수 있다는 단점이 있다. 제품에 따라, 사용하는 사람에 따라 번짐이 심하다고 느낄 수도 있다.

리퀴드 아이라이너 : 세심한 라인을 표현할 수 있고, 지속력이 좋다는 장점이 있지만, 예쁜 라인을 그리기 위해서는 많은 연습이 필요하다. 또한 부드러운 느낌보다는 인위적인 느낌의 아이라인이 그려진다.

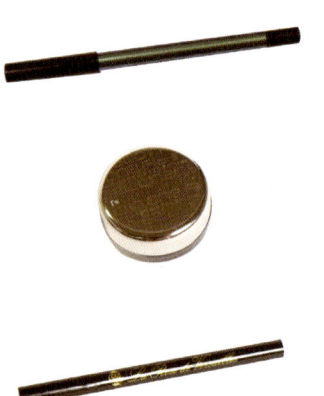

동안의 조건은 동그란 눈, 동그라미 아이라인

왼쪽 눈은 아이라인을 그리기 전의 눈, 오른쪽 눈은 동그라미 아이라인을 그린 상태의 눈이다. 왼쪽 눈에 비해 오른쪽 눈이 좀 더 크고 동그랗게 보이는 것을 확인할 수 있다.

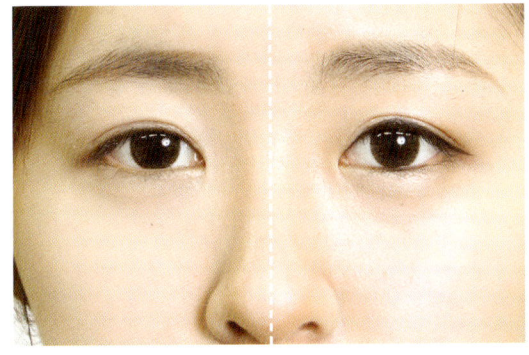

Before   After

How to Make up 따라해보세요

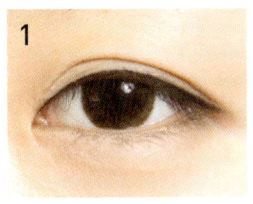

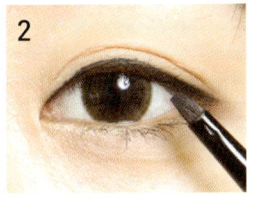

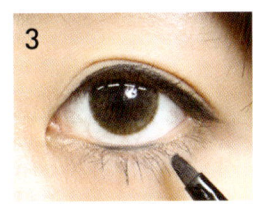

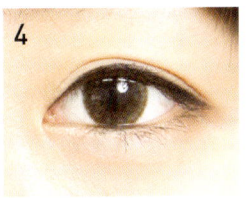

가늘게 기본 아이라인만 그린 눈에서 시작한다.

정면을 응시하고 눈의 가로를 3등분한다고 가정했을 때, 눈동자가 위치한 가운데 부분만 아이라인을 좀 더 도톰하게 덧그린다.

언더 점막 또한 눈의 가로를 3등분한 후 가운데 부분만 꼼꼼하게 채운다.

이렇게 기본 아이라인을 그린 후 위, 아래로 눈동자가 위치한 가운데 부분에만 아이라인을 덧그려주는 것만으로도 눈동자가 세로로 연장된 듯 보이기 때문에 마치 서클 렌즈를 낀 듯한 눈매가 만들어진다. 특히 눈의 세로 길이가 짧고, 가로 길이가 큰 사람에게 효과가 좋다.

매서운 눈매가 순한 눈매로, 강아지 아이라인

왼쪽은 아이라인을 그리기 전의 눈, 오른쪽은 강아지 아이라인으로 눈매를 순하게 연출한 상태의 눈이다. 왼쪽에 비해 오른쪽의 눈이 좀 더 크고, 눈꼬리가 내려가 순해 보이는 것을 확인할 수 있다.

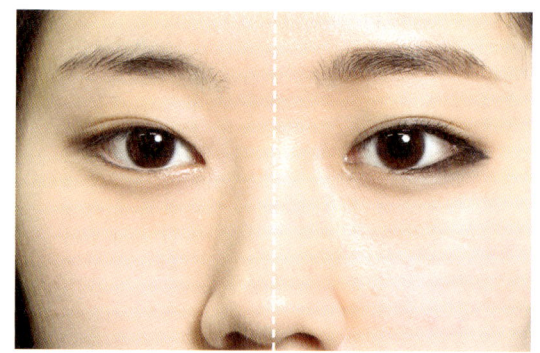

Before   After

How to Make up 따라해보세요

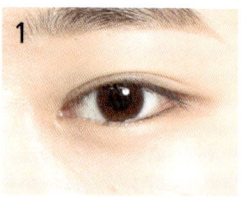

아이라인을 그리기 전, 베이스 메이크업만 마친 상태의 눈매이다. 눈매 자체도 그렇고 눈꼬리 또한 위를 향해 올라가 있어 사나운 느낌이 난다.

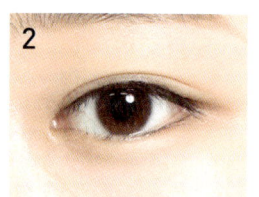

속눈썹 사이사이의 빈 곳을 채워 기본 아이라인을 그린다. 가운데 부분을 살짝 도톰하게 그렸지만, 아직 사나운 느낌이 없어지지 않았다.

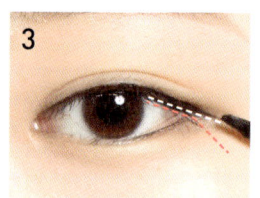

눈꼬리를 내려 순한 눈매를 만들기 위해, 눈꼬리를 7mm 정도 빼서 아래를 향해 내려 그린다. 하얀 선대로 눈의 동선을 따라 내려 그려야 자연스럽지만, 눈꼬리가 너무 올라갔다면 빨간 선대로 살짝 꺾듯이 내려 그려도 좋다.

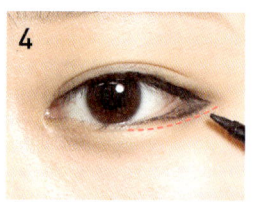

과정 3에서 내려 그린 눈꼬리의 끝을 자연스럽게 언더 라인의 중간 부분과 맞물리도록 이어 그린다. 이때 직선보다는 자연스러운 곡선이 되어야 예쁘다.

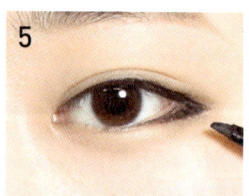

과정 4에서 생긴 눈꼬리의 빈 공간을 아이라이너로 꼼꼼히 채운다.

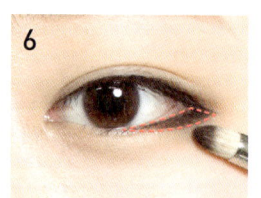

과정 5와 같이 아이라인으로 빈 공간을 채우고 끝내도 좋지만, 좀 더 부드럽고 자연스럽게 표현하고 싶다면 아이라인으로 채운 부분을 브라운 컬러 아이섀도로 덮어주듯이 바른다.

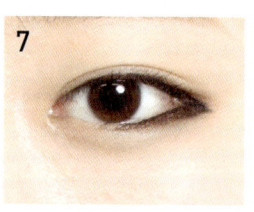

매섭게 올라갔던 눈꼬리가 아래를 향해 처져 순한 강아지 같은 눈매로 바뀐다. 너무 강한 눈매를 갖고 있다면 아이라인 컬러를 블랙이 아닌 브라운 컬러로 바꿔 그리는 것도 도움이 된다.

너무너무 사랑스러운, 눈웃음 아이라인

살짝 눈웃음을 지었을 뿐인데 기본 아이라인만 그린 왼쪽 눈에 비해 눈웃음 아이라인을 그린 오른쪽 눈이 훨씬 반달눈 모양으로 휘어져 보이는 것을 확인할 수 있다. 반달로 휘어진 눈매를 원한 다면 당장 시도해보자.

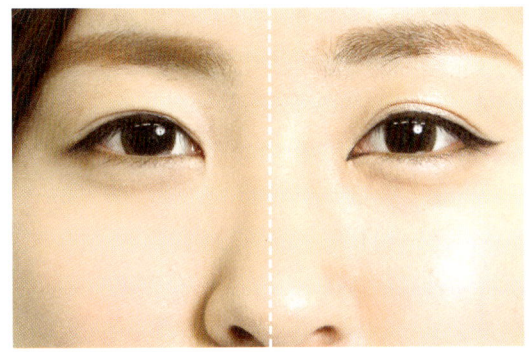

Before   After

How to Make up 따라해보세요

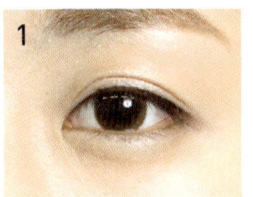

살짝 눈웃음 쳐도 웃은 것 같지 않고 무뚝뚝한 느낌의 눈매를 사랑스럽게 바꿔보자. 기본 아이라인만 그려둔 상태의 눈매에서 시작한다.

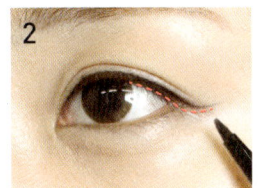

눈꼬리를 그릴 때, 눈의 동선을 따라 아래로 내려가는 듯하다가 위를 향해 뻗치는 듯이 1cm 정도로 길게 그린다. 눈꼬리는 날카롭게 빼듯이 그리는 것이 좋다.

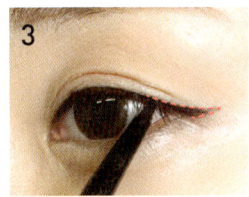

과정 2에서 그린 눈꼬리의 끝에서 시작하여 눈 안쪽으로 향하도록, 도톰하게 아이라인을 덧그린다.

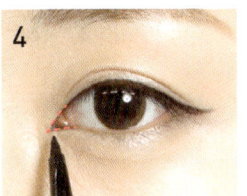

눈 앞머리부터 눈웃음치는 느낌을 위해 살짝 눈 앞을 새 부리 모양으로 터주듯이 아이라인을 덧그린다. 몽고주름 없이 이미 많이 트여 있는 눈이라면 생략해도 좋다.

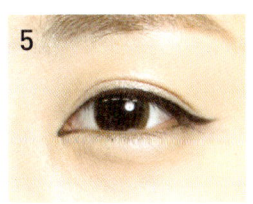

살짝만 웃어도 사랑스럽게 눈웃음치는 듯한 눈매가 된다. 평소 무뚝뚝해 보이는 인상이라는 소리를 자주 듣는 사람에게 효과가 좋다.

아이라인 번짐에 속상해하는 그대에게, 아이라인 번짐 방지하기

얼굴에 기름이 줄줄 흐르는 지성 피부인 사람, 눈을 자주 깜박이거나 눈을 비비는 사람, 뻑뻑한 렌즈 때문에 인공 눈물을 항상 갖고 다니는 사람, 눈두덩이 무거운 홑꺼풀인 사람의 공통점은 바로 '아이라인이 유난히 잘 번진다는 것'이다. 금세 팬더가 되어 버리는 사람들을 위한 아이라인 번짐 방지 테크닉에 대해 알아보자.

How to Make up 따라해보세요

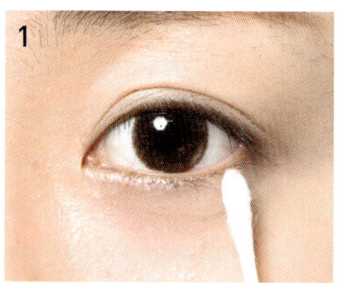

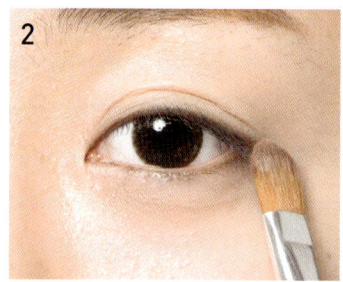

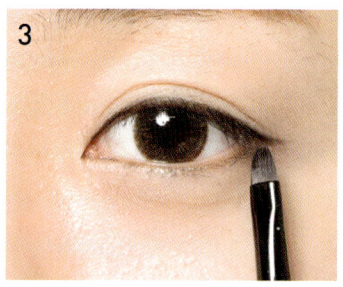

먼저 눈의 위, 아래 점막을 면봉으로 살짝 닦아내 눈물을 제거한다. 눈물이 많지 않거나 안구 건조증이 심하다면 적당히 톡톡 두드리듯 훑기만 해도 된다.

속눈썹 사이사이를 꼼꼼히 쓸듯이 브러시로 세심하게 투명 파우더를 바른다. 속눈썹에도 발라주면 아이라인뿐만 아니라 마스카라도 덜 번지는 효과가 있다. 투명 파우더가 없다면 일반 루스 파우더를 소량 발라주는 것으로 대신해도 좋다.

물에 잘 번지지 않는 워터 프루프 아이라이너로 기본 아이라인을 그린다. 이때 속눈썹 안쪽의 점막이 드러나지 않는 눈이라면 굳이 점막까지 꼼꼼히 채울 필요는 없다. 눈을 깜박이면서 점막에 그린 아이라인이 밑까지 쉽게 번질 수 있기 때문이다.

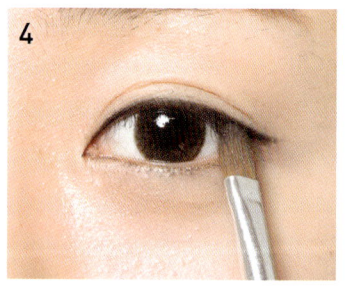

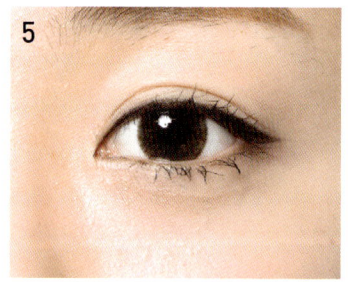

아이라인과 같은 톤의 블랙 컬러 아이섀도를 작은 브러시에 묻혀 아이라인을 꼼꼼하게 덮듯이 바른다. 브러시를 옆으로 문질러 바르는 것보다는 톡톡 두드리듯이 바르는 것이 좋다. 이렇게 아이섀도를 위에 덮으면 아이라인이 아이섀도로 인해 매트해져 지속력이 높아진다.

마스카라를 발라 완성한다. 마스카라 또한 워터 프루프 제품을 사용해야 훨씬 덜 번진다.

속눈썹 깔끔하게 컬링하기

하늘을 향해 치켜 올라간 인형 같은 속눈썹은 여성이라면 누구든지 가지고 싶어할 것이다. 아래쪽을 향해 쭉 뻗어 있는 속눈썹에는(특히 동양인의 굵은 직모 속눈썹에는) 아무리 마스카라를 발라봐야 뭉치기만 할 뿐 하늘을 향해 올라갈 기미는 전혀 보이지 않는다. 이럴 때 필요한 것이 바로 속눈썹을 컬링해 주는 '뷰러'이다.

'뷰러로 속눈썹을 집고, 뿌리-중간-끝으로 갈수록 점점 힘을 빼 가면서 뷰러를 꺾어 컬링한다'가 일반적인 속눈썹 컬링법이지만, 메이크업 초보자의 경우 컬링을 하다가 공들인 아이 메이크업이 무너진다며 불편을 호소하기도 한다. 아이 메이크업이 무너지는 이유는 뷰러로 눈두덩을 눌러 가며 컬링하기 때문인데, 이러한 초보자를 위해 아이 메이크업을 뭉개뜨리지 않는 컬링법을 소개한다.

How to Make up 따라해보세요

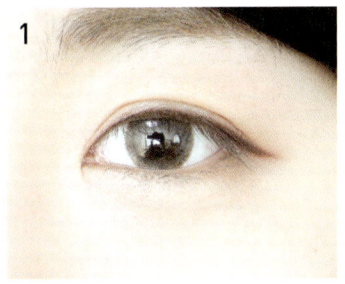

1

뷰러로 속눈썹을 컬링하기 전의 아이 메이크업 단계이다. 직모인 속눈썹이 아래를 향해 처져 있다.

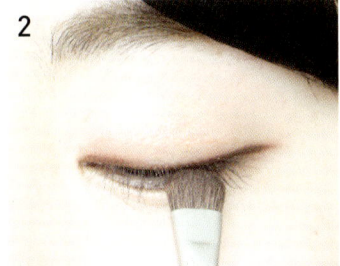

2

수분감이 있으면 컬링이 잘되지 않는다. 마른 머리에서 고데기가 잘 먹는 것과 같은 이치이다. 속눈썹 주위의 수분감와 유분기를 제거하기 위해 브러시에 루스 파우더를 묻혀 속눈썹에 적당히 발라 매트하게 만든다.

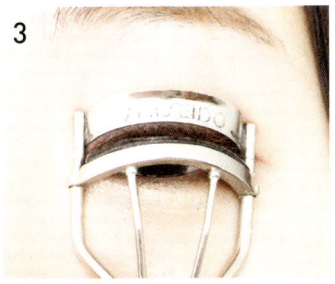

3

뷰러 사이에 속눈썹이 전부 들어갔는지를 꼼꼼하게 확인한다. 아이라인을 그릴 때처럼 거울을 시선 아래에 놓고 확인하는 것이 좋다.

4

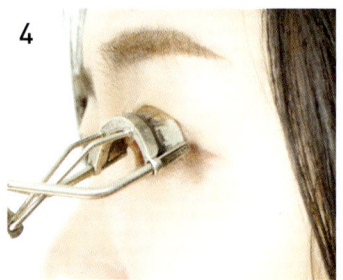

보통 초보자들은 사진과 같이 뷰러로 눈두덩을 짓누르면서 컬링하는데, 이렇게 하면 아이 메이크업이 무너지는 것은 물론 속눈썹이 직각으로 꺾이기도 쉽다.

5

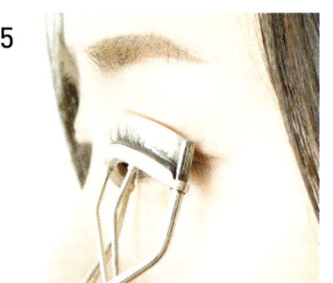

그럼 제대로 컬링해보자. 먼저 속눈썹 뿌리를 강하게 집어주는데, 이때 뷰러는 눈두덩에 닿지 않는 선에서 속눈썹의 가장 깊은 뿌리 부근에 위치하고 있어야 한다. 마찬가지로 시선을 아래에 두고 컬링하면 살에 닿지 않게 컬링할 수 있다. 이 과정에서 제대로 컬링해야 다음 과정이 수월하다.

6

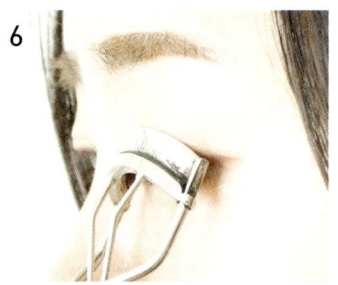

그런 다음, 속눈썹의 중간 부분을 컬링해보자. 이때 뷰러를 하늘을 향해 90도로 꺾지 말고, 아래쪽으로 속눈썹을 살짝 당기듯이 중간 부분을 컬링한다. 이렇게 하면 뷰러가 눈두덩에 닿지 않기 때문에 아이 메이크업이 뭉개지지 않는다. 또한 미리 뿌리를 강하게 컬링해두었기 때문에, 뷰러를 꺾지 않고 아래를 향해 컬링해도 속눈썹이 처지지 않는다.

7

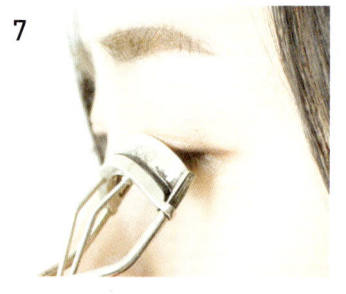

마지막으로, 속눈썹의 끝부분에 뷰러를 위치시킨 후, 아래로 살짝 당기면서 약하게 자근자근 컬링한다. 이때에도 뷰러는 역시 눈두덩에 닿지 않아야 한다.

8

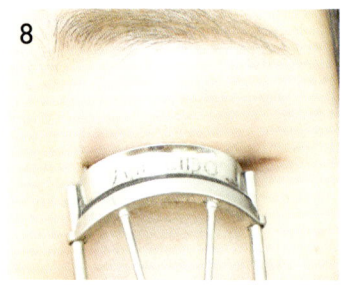

앞에서 본 모습이다. 뷰러가 눈두덩에 위치한 것이 아닌, 눈보다 살짝 아래쪽에 위치해 있는 상태이다. 속눈썹을 아래로 당겨주듯이 컬링한다고 생각하면 쉽다.

9

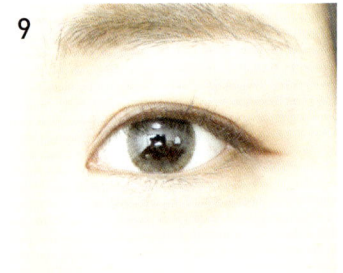

속눈썹 컬링이 끝난 모습이다. 아래로 당기면서 컬링을 했기 때문에 속눈썹이 아래로 처지지 않을까 싶겠지만, 속눈썹을 제대로 매트하게 만든 후에 컬링하면 절대로 처지지 않는다.

인형 같은 속눈썹, 마스카라 바르기

마스카라를 처음 만든 회사가 '메이블린 뉴욕'이라는 사실을 알고 있는가? 메이블린 뉴욕의 화학자 윌리엄스는 자신의 여동생인 메이블이 작은 눈 때문에 남자 친구와 헤어졌다는 것을 알고, 어떤 방법이 있을까 고민하다가 석탄 가루와 바셀린을 섞어 초기의 마스카라를 만들어 냈다. 마스카라를 메이블의 속눈썹에 바르자 메이블의 속눈썹이 순식간에 길어졌고, 속눈썹이 길어지자 메이블의 눈도 커 보였다. 결국 메이블은 마스카라 덕분에 헤어진 남자 친구와 다시 만날 수 있었다. 이렇듯 옛날부터 여성들은 눈을 돋보이기 위해 마스카라를 발랐고, 속눈썹을 위, 아래로 열어줘 눈이 커 보이는 듯한 이점 때문에 동안 메이크업에서 빠져서는 안 되는 제품이다. 하지만 잘못 바르면 속눈썹끼리 엉겨 두껍게 뭉치고, 살에 얼룩덜룩 묻어 메이크업을 망치기 일쑤이다. 그 이유는 마스카라를 제대로 바르지 않고 있기 때문이다. 이번에는 깔끔하고 가볍게, 제대로 마스카라를 바르는 법을 소개한다. 덤으로 눈을 좀 더 동그랗게 강조해주는 '동안 마스카라 바르기' 방법 또한 소개할 것이므로 주목하기 바란다.

기본 마스카라 바르기

How to Make up 따라해보세요

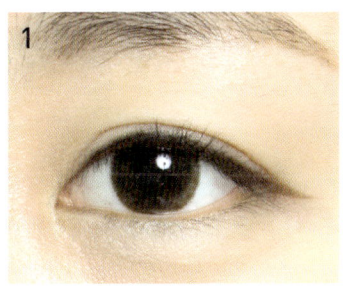

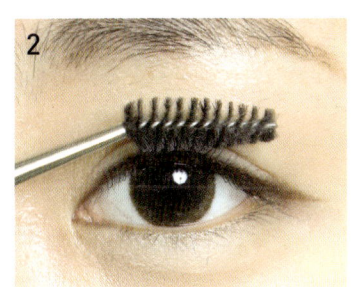

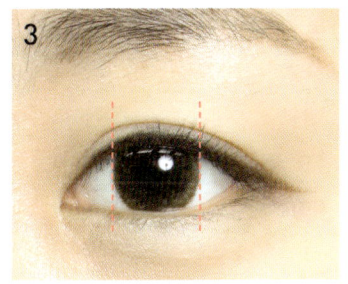

마스카라 전, 뷰러로 속눈썹을 컬링해둔다. 마스카라를 바르면 액의 무게 때문에 속눈썹이 살짝 처지기도 하므로 제대로 컬링해두는 것이 좋다.

속눈썹끼리 엉켰거나 아이라이너가 묻어 속눈썹이 뭉쳤을 때 그대로 마스카라를 바르면 붕지기 쉽다. 아이브로 브러시로 속눈썹을 살살 빗는다.

마스카라를 바를 때에는 눈을 3등분해 바른다고 생각하면 된다. 한 번에 전체를 바르려고 하면 액이 고루 묻지 않아 뭉치기 쉽다.

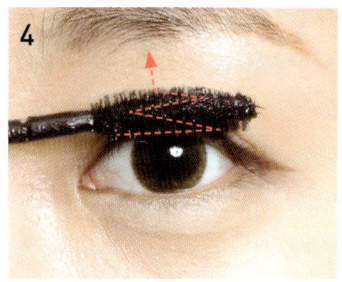

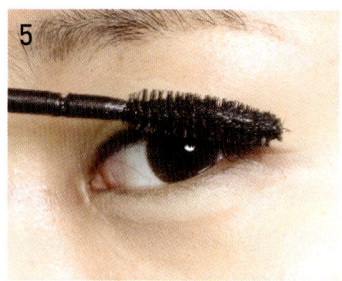

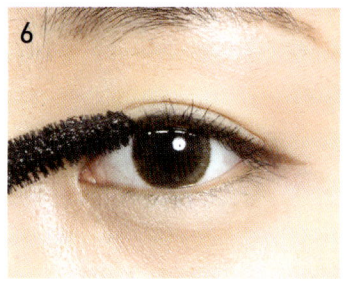

먼저 가운데 부분을 바른다. 속눈썹 뿌리 부근에서는 브러시를 지그재그로 움직여 액을 충분히 묻혀준 후, 속눈썹 끝으로 갈수록 직선으로 쭉 뺀다. 끝부분도 지그 재그로 바르면 끝부분이 뭉친다.

그런 다음, 눈꼬리 부분을 바른다. 마찬가 지로 지그재그로 먼저 액을 묻힌 후 직선 으로 브러시를 빼면서 발라준다.

마지막으로 눈 앞머리 부분도 마저 발라 준다.

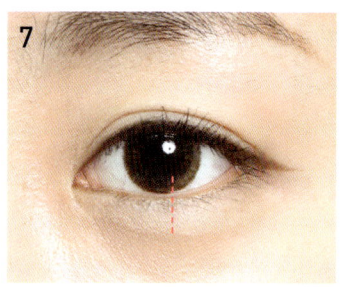

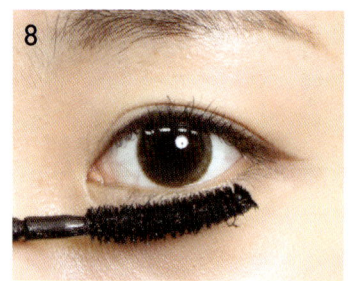

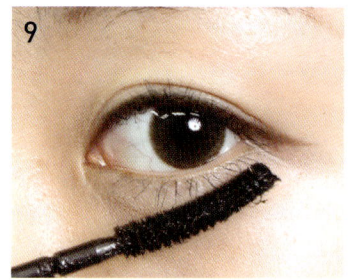

아래 속눈썹은 반으로 나눠 바르면 쉽다.

먼저 앞부분을 바른다. 윗 속눈썹과 바르 는 방법은 동일한데, 아래 속눈썹 숱이 유난히 적은 사람이 지그재그로 바르다 보면 애교 살에 액이 묻기 쉬우므로 직선 으로 쭉 내리듯이 발라준다.

아래 속눈썹 뒤쪽도 애교 살에 묻지 않도 록 세심하게 발라준다.

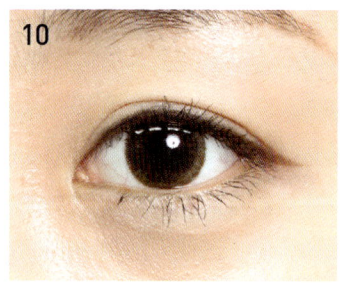

기본 마스카라 바르는 방법 완성! 눈이 작 다면 속눈썹에 마스카라를 발라 눈을 '열 어' 크게 보여주는 것이 중요하다.

이대로 끝내도 충분히 눈이 돋보이지만, 좀 더 풍 성한 느낌이 나는 동안 마스카라 방법을 알고 싶 다면 다음으로 넘어간다.

눈이 더 커 보이는 동안 마스카라 바르기

How to Make up 따라해보세요

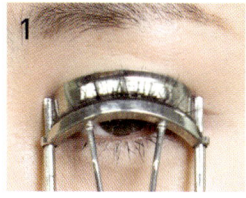

발라둔 마스카라를 충분히 말린 후, 뷰러로 살을 집지 않도록 조심하면서 속눈썹의 가장 안쪽 뿌리 부근을 약하게 잘근잘근 집어준다.

속눈썹의 중간 부분까지 집어 버리면 발라둔 마스카라 액이 뭉치기 쉬우므로 속눈썹 가장 안쪽만 집어주도록 한다.

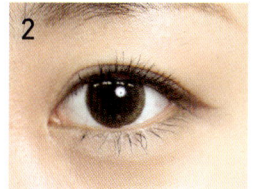

그럼 이렇게 속눈썹이 좀 더 드러나게 된다.

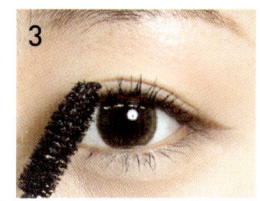

마스카라에 액을 적게 묻힌 후, 솔을 세로로 세워 눈 가운데 부분의 속눈썹 한 가닥 한 가닥을 쓸면서 액을 덧입힌다.

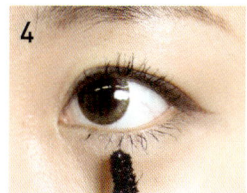

아래 속눈썹도 마찬가지로 솔을 세워서 한 가닥 한 가닥을 쓸면서 액을 덧입힌다.

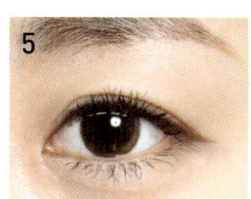

마스카라를 가운데 부분에 덧입혀줌으로써 자연스럽게 눈동자가 강조되어 보이고, 속눈썹이 좀 더 크게 열려 눈이 더 커 보인다.

귀여운 느낌의 인형 속눈썹 연출해보기

How to Make up 따라해보세요

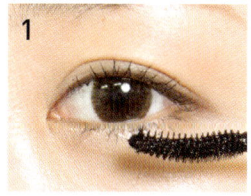

먼저 평소 바르던 대로 마스카라를 발라준다. 시간이 조금 걸릴 수 있기 때문에 위 속눈썹, 아래 속눈썹을 따로따로 진행하기 위해 먼저 위 속눈썹만 먼저 발라둔다.

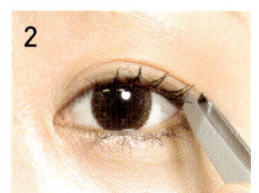

족집게를 사용해 마스카라가 마르기 전에 속눈썹을 살짝 가닥가닥 집어 뭉쳐준다. 너무 세게 하면 속눈썹이 뽑힐 위험이 있으므로 살짝만 집어준다.

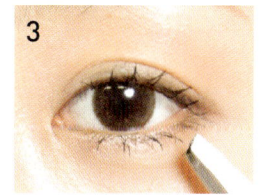

마찬가지로 아래 속눈썹에도 미스카리를 비른 후 족집게로 가닥가닥 집어 뭉쳐준다.

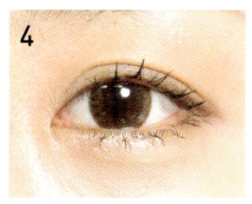

간단하게 인형 속눈썹 완성! 조금 인위적이기는 히지만 독특한 느낌 때문에 청순한 메이크업보다는 귀여운 메이크업에 잘 어울린다.

| 5 |

치크
메이크업

어른들의 실핏줄 터진 불그죽죽한 홍조와는 달리 아이들의 홍조는 맑고 선명한 선홍빛이다. 얼굴에 발그스름한 생기를 가져다 줄 뿐만 아니라 얼굴의 편평한 여백까지 메워줄 수 있는 치크 메이크업을 터득해보자.

바르는 위치에 따라 이미지가 달라지는 치크 메이크업

치크 메이크업은 기본적으로 밋밋한 메이크업에 생기와 사랑스러움을 부여해주지만, 어떤 컬러를 바르느냐에 따라, 어떤 위치에 어떻게 바르느냐에 따라서도 느낌이 많이 달라진다. 블러셔 컬러를 선택하기 전에, 어떤 위치에 발라야 동안스러운 느낌을 낼 수 있는지 알아보자.
——
치크 메이크업을 하지 않은 상태의 얼굴 • 가장 기본적인 치크 메이크업 • 애플 존이 아닌, 애플 존의 살짝 아래쪽 볼(광대뼈 밑)에 영역을 잡아 바른 치크 메이크업 • 광대뼈 위쪽에서 사선으로 떨어지는 치크 메이크업 • 말괄량이 같은 발랄한 느낌을 내는, 가로로 길게 바르는 치크 메이크업 • 일본 하라주쿠풍 뷰티 잡지에서 유행하고 있는 치크 메이크업

사과 같이 발그레한 애플 치크

동안의 가장 중요한 이미지는 바로 귀여움! 사과 같이 붉은 컬러를 동글동글하게 바르는 치크 메이크업은 귀여움을 가장 어필할 수 있는 메이크업이다. 치크 메이크업으로 맘껏 어려지자.

노랗고 칙칙한 뺨을 화사하게, 핑키 라벤더 치크

한국 여성의 피부 톤인 노란 빛의 보석, 라벤더 컬러와 사랑스러움의 대표 컬러인 핑크 컬러를 같이 매치해 화사한 뺨을 만들어 보자.

발랄하고 건강한 이미지의 오렌지 치크

발랄함의 대표 컬러인 오렌지 컬러로 건강하면서도 톡톡 튀는 독특한 느낌의 동안 메이크업을 알아보자.

누구보다 사랑스럽게, 글로시 치크

촉촉한 물광 피부에는 윤기 있는 글로시 치크가 훨씬 잘 어울린다. 이 글로시 치크 메이크업은 윤기 때문에 피부결이 좋아 보이면서도, 빛을 받으면 볼살이 올라와 보이는 예쁜 치크가 된다.

바르는 위치에 따라
이미지가 달라지는 치크 메이크업

아이의 볼은 언제나 발그레한 홍조를 띠고 있다. 치크 메이크업은 이 홍조를 표현해 혈색 있는 얼굴을 완성시켜주는 화장법이다. 사실 블러셔가 없이도 일반적인 메이크업은 가능하다. 아이 메이크업이나 립 메이크업을 강조하면 시크하고 세련된 메이크업이 되지만, 이것은 어디까지나 일반적인 메이크업을 할 때의 경우일 뿐이다. 동안 메이크업에 없어서는 안 되는 것이 바로 이 '블러셔'이다. 블러셔를 바름으로서 얼굴의 넓은 면적을 채워 지루하지 않은 메이크업이 가능하고, 또한 나이를 먹을수록 칙칙해지는 얼굴에 생기를 부여함으로써 혈색 있고 사랑스러운 메이크업을 연출할 수 있다.

사실 우리나라에서는 시크하고 매니시한 스타일이 유행하다 보니 치크 메이크업보다는 아이 메이크업이나 립 메이크업을 더 강조하는 경향이 있지만, 좀 더 사랑스러운 느낌의 동안이 되고 싶다면 무서운 아이라인이나 새빨간 입술보다는 발그레한 볼을 연출하는 데에 더 신경 쓰는 것이 좋을 듯하다.

치크 메이크업은 기본적으로 밋밋한 메이크업에 생기와 사랑스러움을 부여해주지만, 어떤 컬러를 바르느냐에 따라, 어떤 위치에 어떻게 바르느냐에 따라서도 느낌이 많이 달라진다. 블러셔 컬러를 선택하기 전에, 어떤 위치에 발라야 동안스러운 느낌을 낼 수 있는지 알아보자.

치크 메이크업을 하지 않은 상태의 얼굴

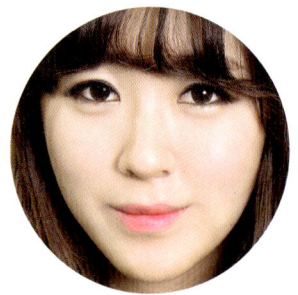

아이 메이크업과 립 메이크업이 적당히 진하기 때문에 부족하지는 않지만 어딘가 심심한 느낌이 들고, 얼굴 면적이 비교적 넓어 보인다.

가장 기본적인 치크 메이크업

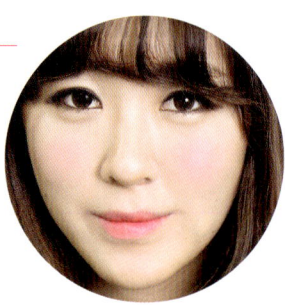

웃을 때 가장 높이 올라오는 광대뼈 쪽의 둥근 부분을 '애플 존'이라고 하는데, 이 애플 존을 위주로 둥그렇게 바르는 것이 치크 메이크업의 가장 기본적인 방법이다.

애플 존이 아닌, 애플 존의 살짝 아래쪽 볼(광대뼈 밑)에 영역을 잡아 바른 치크 메이크업

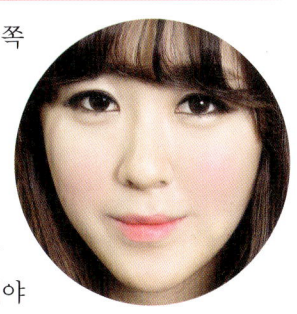

앳되 보이는 느낌이 나지만, 애플 존에 바른 사진과 비교해보면 시선이 아래쪽으로 유도되기 때문에 얼굴 중앙부가 긴 여성에게는 더 길어 보이는 역효과가 날 수 있다. 또한 핑크 컬러가 아닌 피부 톤과 비슷한 베이지 컬러를 사용하는 경우, 볼 아래쪽에 그림자가 지는 섀딩 효과가 나타나서 반대로 광대뼈가 부각될 수 있기 때문에 광대뼈가 발달된 여성에게는 더욱 어울리지 않는 조합이라고 할 수 있다. 이 부근에 블러셔를 바를 때에는 밝고 선명한 핑크나 코랄 컬러 등, 어느 정도 화사함이 있는 컬러의 제품을 고르도록 해야 한다.

광대뼈 위쪽에서 사선으로 떨어지는 치크 메이크업

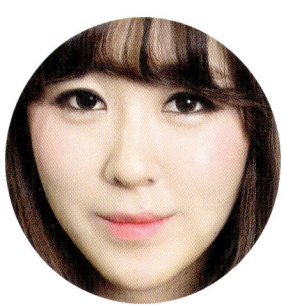

애플 존을 둥그렇게 강조하는 방법 다음으로 많이 사용되고 있는 치크 메이크업이다. 툭 튀어나온 옆 광대뼈를 깎아줘 얼굴이 갸름해 보이는 효과도 있지만, 성숙함이 느껴지는 효과도 있다. 그렇기 때문에 상대적으로 동안 메이크업보다는 차분하고 여성스러운 느낌의 메이크업에 잘 어울린다.

말괄량이 같은 발랄한 느낌을 내는, 가로로 길게 바르는 치크 메이크업

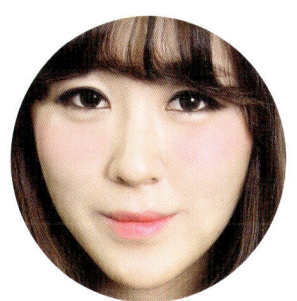

핑크 컬러보다는 발랄한 오렌지 계열의 컬러와 잘 어울리는 방법이다. 얼굴의 가로 면적을 강조해주기 때문에 얼굴이 가로로 넓거나 사각 턱이라면 피해야 하지만, 반대로 얼굴이 길어 노안을 고민한다면 추천한다. 콧잔등까지 살짝 이어 바르면 햇빛에 탄 건강한 느낌을 연출할 수 있다.

일본 하라주쿠풍 뷰티 잡지에서 유행하고 있는 치크 메이크업

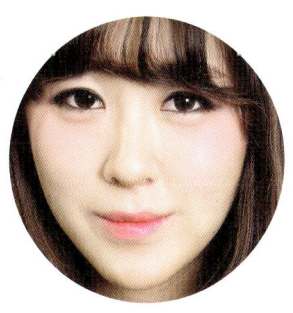

바로 눈가를 붉게 칠하는 치크 메이크업이다. 독특한 느낌이 나지만, 상대적으로 얼굴 아래쪽이 휑해 보이기 때문에 하관이 발달한 타입의 여성은 피하는 것이 좋다.

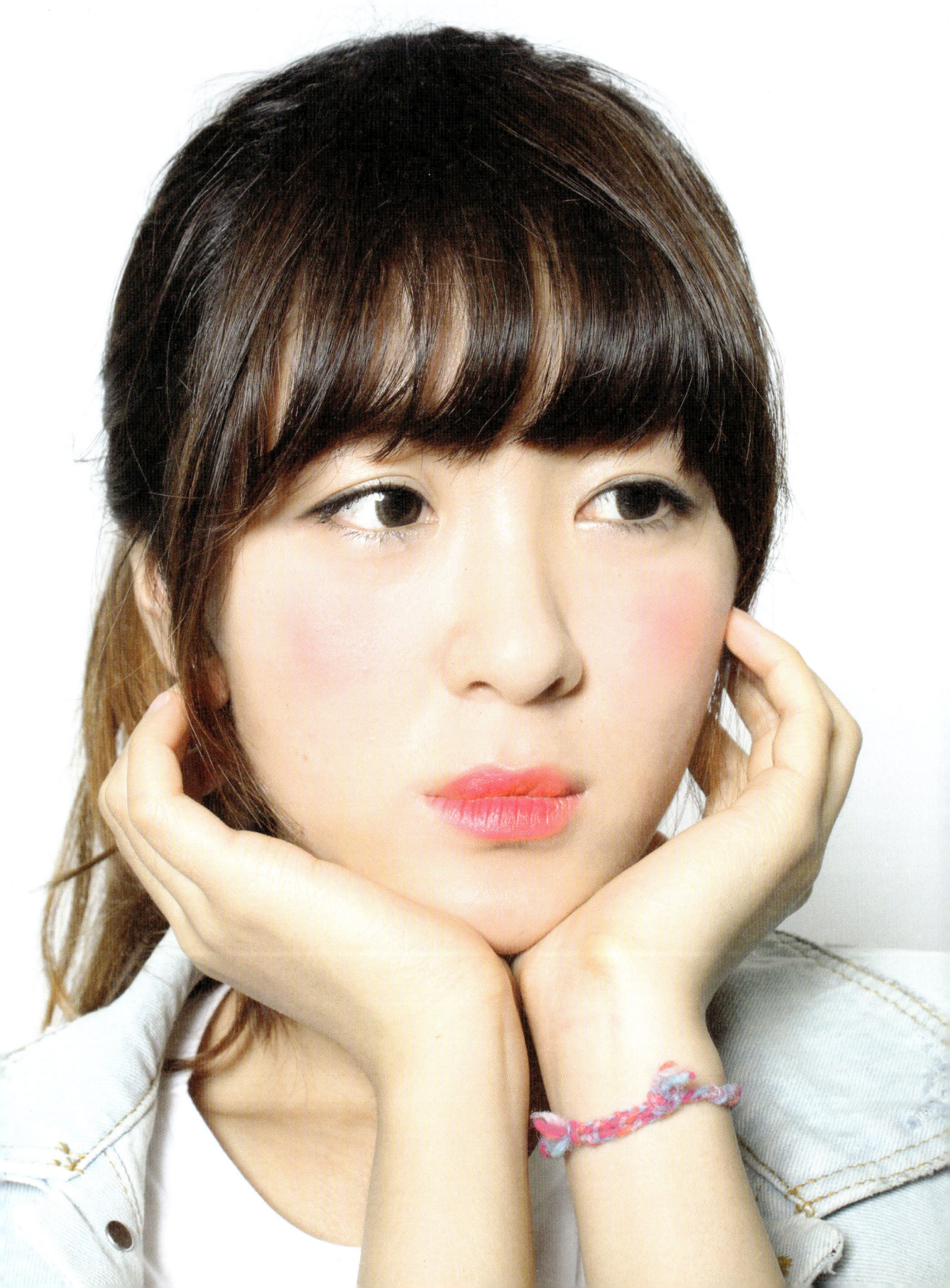

사과 같이 발그레한 애플 치크

동안의 가장 중요한 이미지는 바로 귀여움! 사과 같이 붉은 컬러를 동글동글하게 바르는 애플 치크는 귀여움을 가장 어필할 수 있는 치크 메이크업이다. 자연스럽게 바르겠다고 너무 그러데이션하면 오히려 촌스러운 홍조처럼 보일 수 있으므로, 적당히 경계를 만들어주면서 바르는 것도 귀여워 보일 수 있는 방법이다.

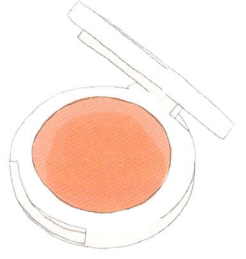

Use Cosmetic 화장품 사용 순서

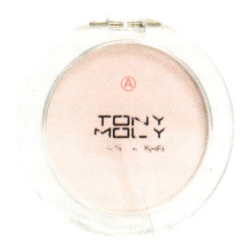
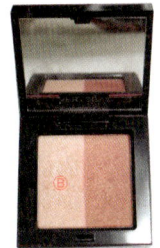

Ⓐ **옅은 핑크 컬러 블러셔** : 토니모리 크리스털 블러셔 01 밀키 핑크
Ⓑ **붉은 코랄 레드 컬러 블러셔** : 빅토리아 시크릿 블러시 하이라이터 듀오 백스테이지

How to Make up 따라해보세요

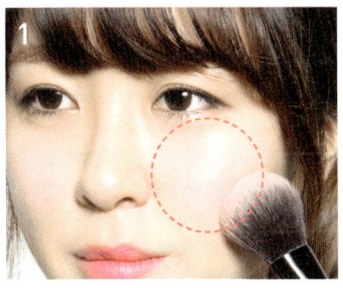
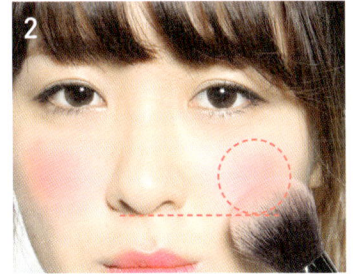

볼에 넓은 범위로 둥그렇게 Ⓐ를 바른다. 옅은 핑크 컬러이기 때문에 넓게 발라도 과한 느낌이 없고, 오히려 자연스럽게 발그레한 아기 볼 같은 느낌이 난다.

코 끝을 수평으로 연장한 점선을 넘어 바르면 얼굴이 길어 보이는 역효과가 닐 수 있으므로, 표시한 점선을 넘지 않도록 주의하면서 좁고 둥그렇게 Ⓑ를 바른다. 3~4번 덧칠해 발색이 올라오도록 해야 귀여운 느낌이 든다. 살짝 경계가 있는 느낌으로 발라도 귀엽기 때문에 너무 그러데이션할 필요는 없다.

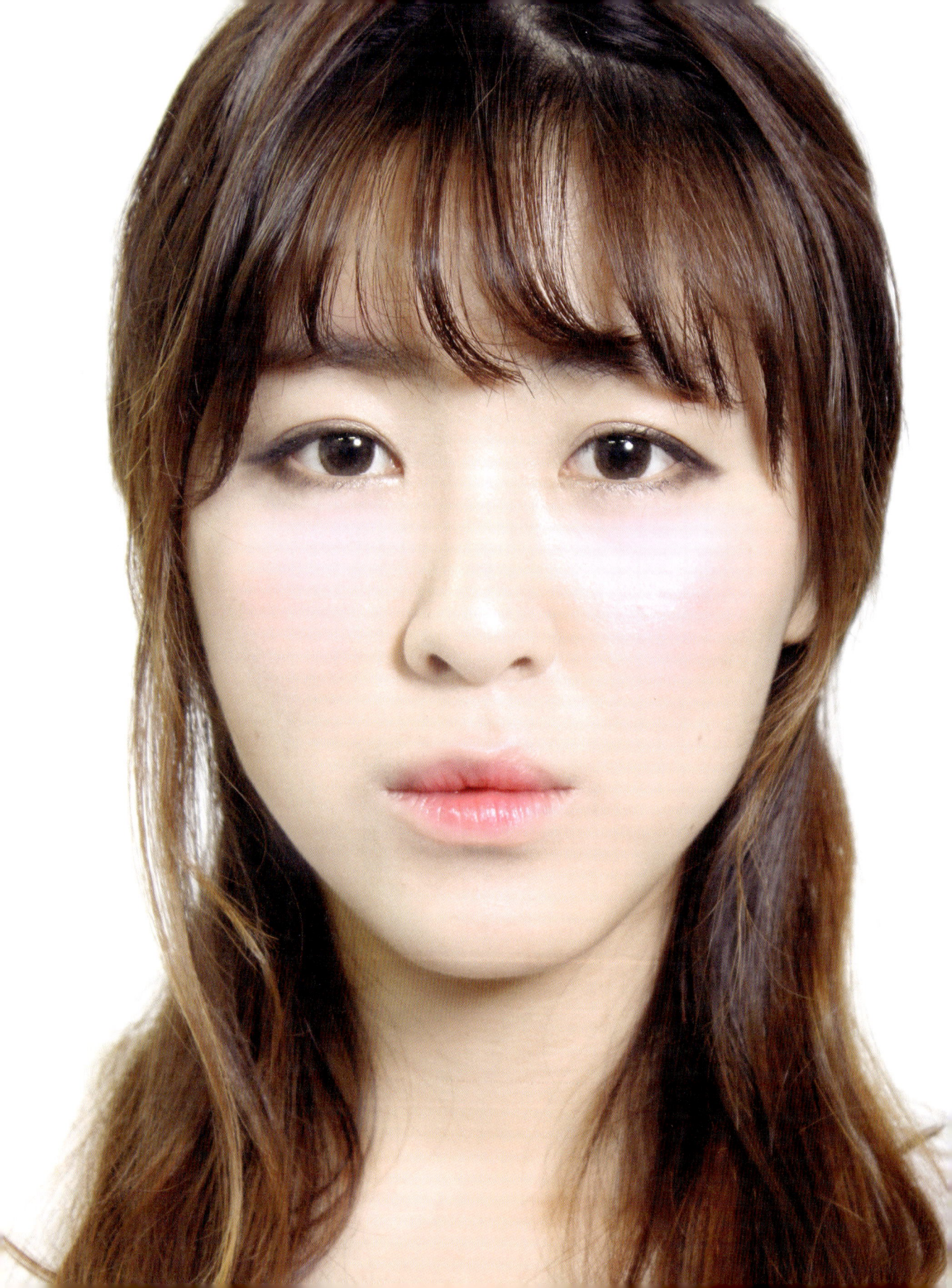

노랗고 칙칙한 뺨을 화사하게, 핑키 라벤더 치크

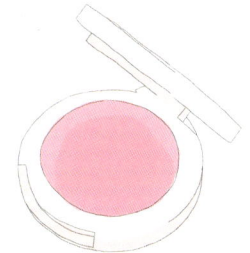

한국인 여성 대부분이 고민하는 노랗고 칙칙한 피부 톤! 귤을 50개 쯤 까먹은 듯한 노란 피부 톤을 화사하게 만들고 싶다면, 노란 빛의 보색인 라벤더 컬러의 블러셔를 사용해 피부 톤을 중화시키는 것이 좋다. 하지만 라벤더 컬러는 화사하기는 해도 생기 있는 느낌이 부족하므로, 사랑스러움의 대표 컬러인 핑크 컬러를 같이 매치해주는 것이 좋다. 남자 친구에게 누구보다 사랑스러워 보여야 하는 데이트용 메이크업에도 안성맞춤이다.

Use Cosmetic 화장품 사용 순서

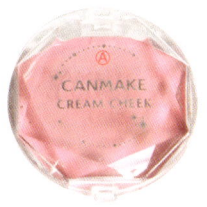
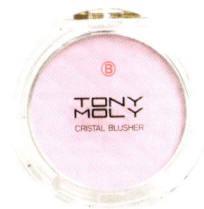

Ⓐ **핑크 컬러 블러셔** : 캔메이크 크림 치크 03 스트로베리 휩
Ⓑ **연보라 컬러 블러셔** : 토니모리 크리스털 블러셔 04 밀키 바이올렛

How to Make up 따라해보세요

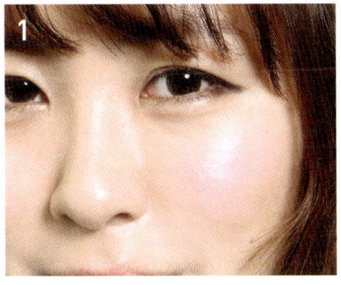

코 끝의 영역을 넘지 않도록 Ⓐ를 애플존의 아랫부분에 둥글게 바른다.

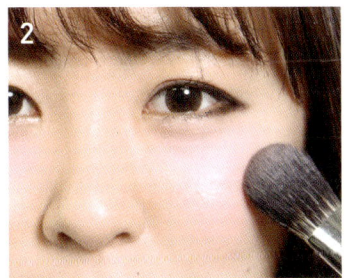

칙칙한 다크서클을 보완하면서 화사함을 부여하는 방법이다. Ⓑ를 다크서클을 중심으로 눈 밑에 가로로 넓게 바른 후, 아래를 향해 지그재그로 발라 먼저 발랐던 Ⓐ와 자연스럽게 어우러지도록 경계를 없앤다.

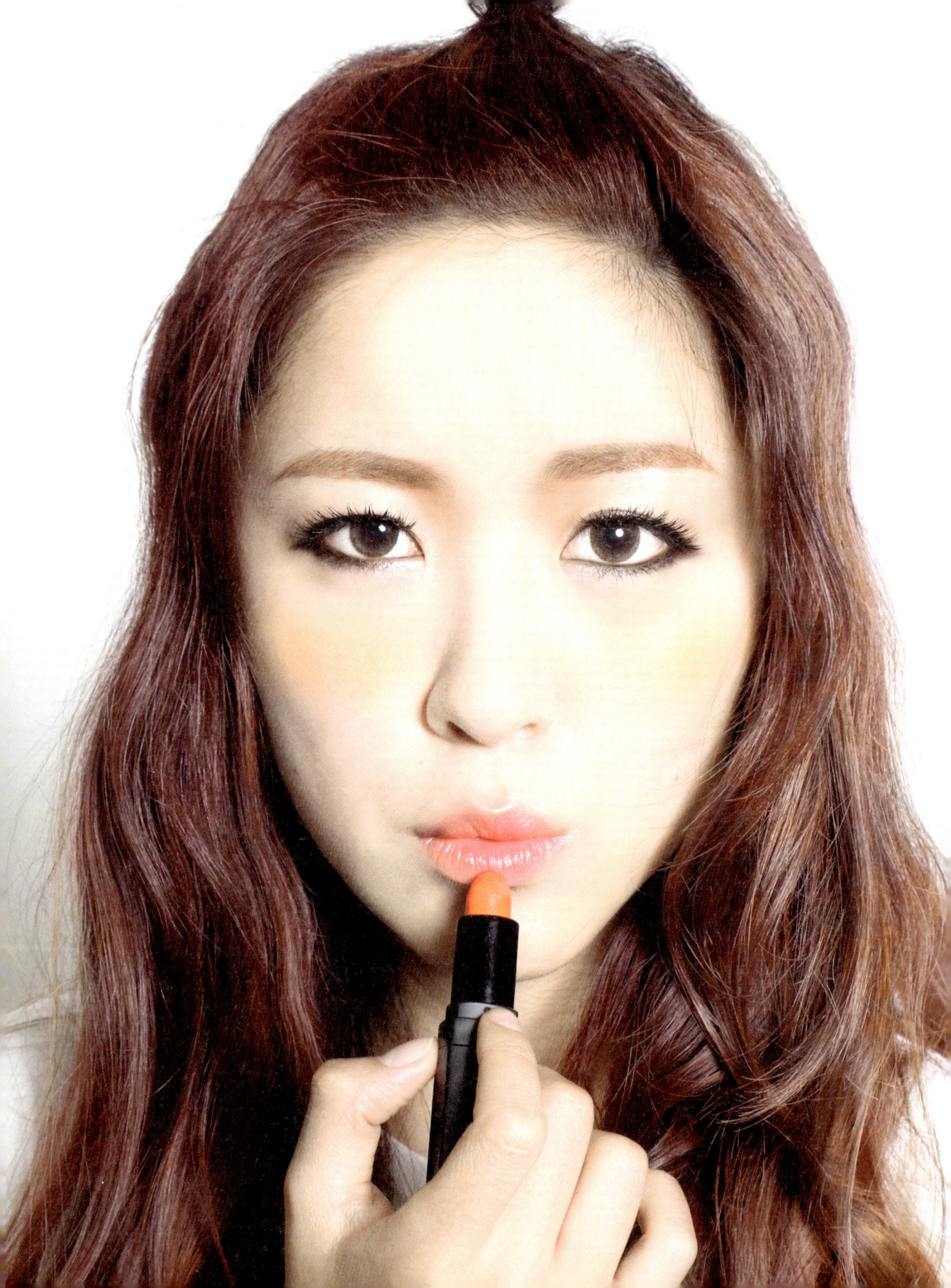

발랄하고 건강한 이미지의 오렌지 치크

여성스러운 컬러의 대표 주자가 '핑크'라면, 발랄한 컬러의 대표 주자는 바로 '오렌지'이다. 건강하면서도 톡톡 튀는 느낌의 오렌지 컬러 블러셔는 평범하게 바르기보다 '가로로' 발라주는 것이 오렌지 컬러 특유의 매력을 살릴 수 있는 방법이다. 마치 태양에 그을린 듯한 말괄량이 같은 느낌을 주기 때문에 까무잡잡한 피부 톤의 여성들에게도 잘 어울린다. 붉은 기가 도는 오렌지보다는 귤색에 가까운 노란 오렌지 컬러를 고르면 독특한 느낌이 난다.

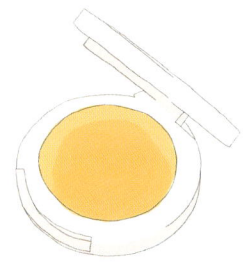

Use Cosmetic 화장품 사용 순서

Ⓐ **오렌지 컬러 블러셔** : 캔디돌 치크 컬러 캐롯 오렌지

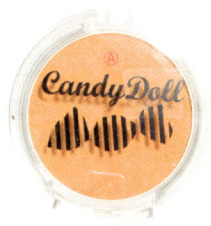

How to Make up 따라해보세요

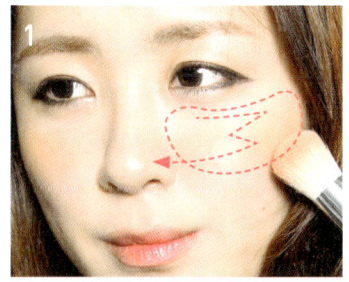

Ⓐ를 가로로 길게 지그재그로 바른다. 끝이 콧잔등으로 향하듯이 길게 쓸어주면 콧잔등까지 그을린 말괄량이 같은 느낌이 난다.

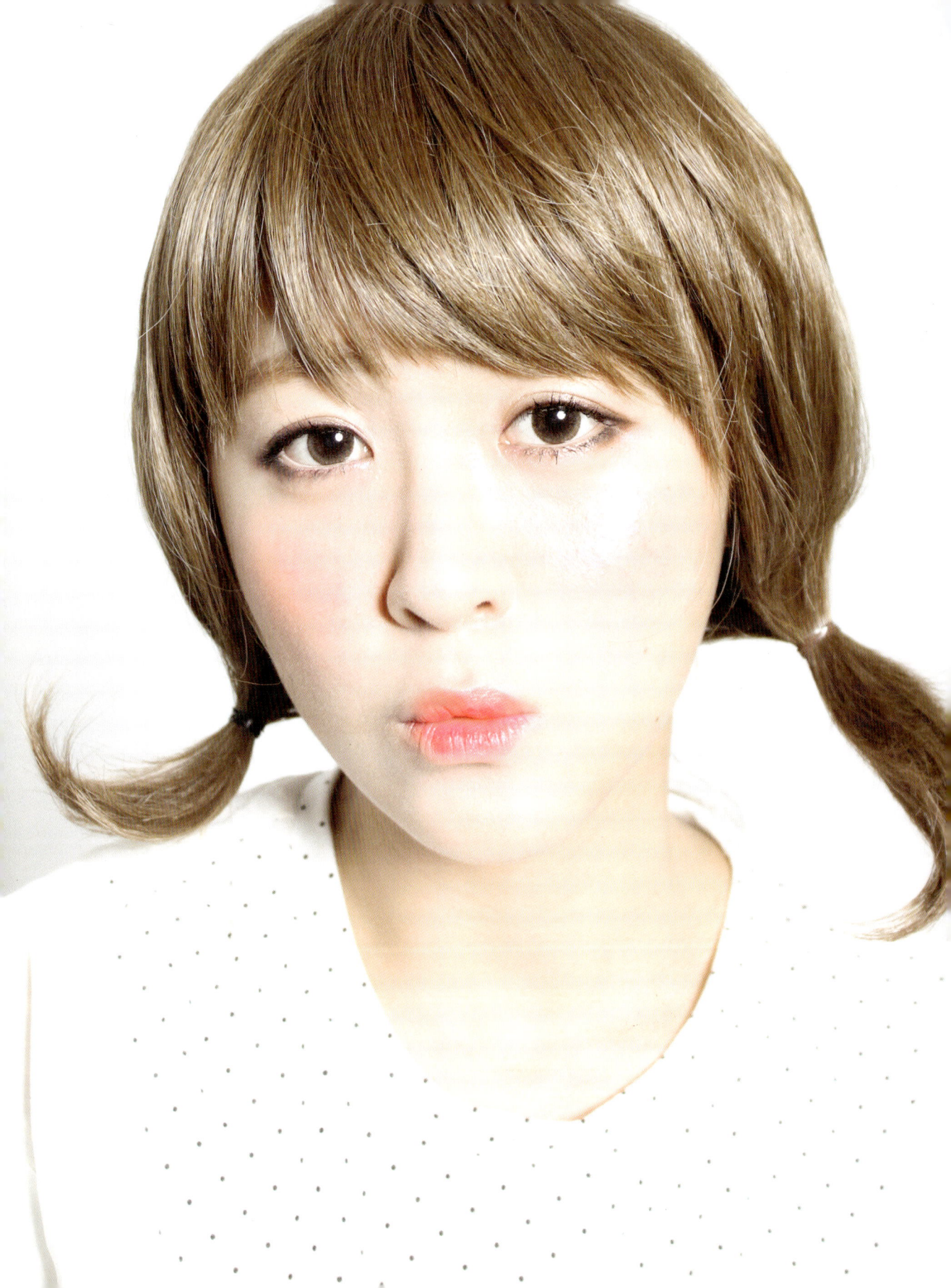

누구보다 사랑스럽게, 글로시 치크

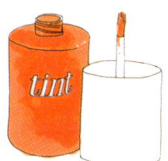

파우더리한 가루 타입 블러셔를 사용한 치크 메이크업도 귀엽지만, 요즘 대세인 촉촉한 물광 피부에는 윤기 있는 글로시 치크가 훨씬 잘 어울린다. 틴트와 리퀴드 하이라이터를 믹스해 사용하는 이 글로시 치크 메이크업은 윤기 때문에 피부결이 좋아 보이면서도, 빛을 받으면 볼살이 올라와 보이는 예쁜 치크가 된다. 이때 주의할 것은 틴트가 볼에 착색되기 전에 빨리빨리 진행해야 한다는 점이다.

Use Cosmetic 화장품 사용 순서

Ⓐ **코랄 컬러 틴트** : 베네피트 차차 틴트
Ⓑ **리퀴드 하이라이터** : 베네피트 하이 빔

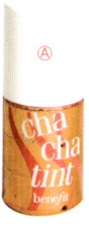

Ⓐ

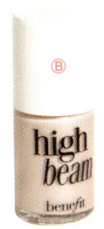

Ⓑ

How to Make up 따라해보세요

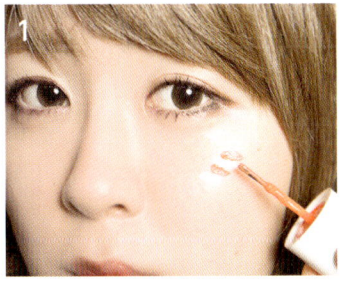

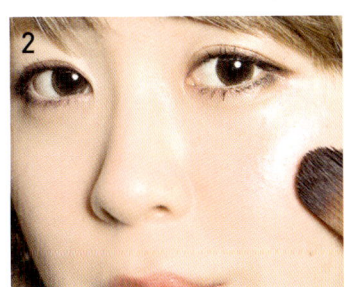

Ⓐ와 Ⓑ를 번갈아 가면서 2번씩 볼에 찍어준다. 틴트는 착색되는 경향이 있기 때문에 먼저 하이라이터를 2번 씩은 후에 틴트를 찍는 방식으로 진행해야 치크 메이크업이 수월해진다.

틴트가 착색되기 전에 진행한다. 파운데이션 브러시로 과정 1에서 바른 Ⓐ, Ⓑ를 믹스하며 볼에 퍼뜨린다. 손이나 스펀지를 사용해도 좋지만, 윤기를 살리는 데에는 파운데이션 브러시가 제격이다.

|**6**|

립 메이크업

각질이 두텁게 쌓이고 세로 주름이 갈라져 버린 허연 입술은 전혀 생기 있어 보이지 않는다. 이번 장에서는 여러 가지 립 메이크업으로 얇은 입술을 주름 없이 통통하게, 보기 싫게 두툼한 입술에 자연스러운 그러데이션을, 아래로 처져 버린 입꼬리를 상큼하게 올려주는 립 메이크업을 시도해보자.

메이크업으로 발그레하고 촉촉한 동안 입술을 연출할 때 무엇보다 중요한 것은 '각질 제거'와 '보습'이다. 립 메이크업 전에는 항상 립 밤을 충분히 발라 입술을 촉촉하게 만들어두는 것이 좋다.

나이 들어 보이는 얇은 입술을 필러 맞은 것처럼 통통하게 연출하기

아이들의 입술은 주름이 없고 통통하며, 각질이 두껍지 않기 때문에 생기를 띠고, 항상 웃고 있기 때문에 입꼬리까지 위를 향해 올라가 있다. 이제는 이러한 아이들의 입매를 부러워만 하지 말고, 동안 립 메이크업으로 간단하게 10년은 어려지자. 좀 더 통통하게, 좀 더 생기 있게, 좀 더 상큼하게!

자연스럽게 붉은 입술 만들기, 립 그러데이션

가지고 있는 립스틱으로 내추럴하고 부담 없는 립 메이크업을 하자. 립 그러데이션은 간단할 뿐만 아니라 크고 두꺼운 입술을 작고 앙증맞아 보이게 연출할 수 있다.

축 처진 입꼬리, 상큼하게 올려주기

입을 다물고 미소를 지으며 찍는 증명사진용으로는 안성맞춤인 입꼬리 메이크업! 밝고 해맑은 아이들의 미소로 보는 사람까지 행복하게 할 수 있다.

나이 들어 보이는 얇은 입술을
필러 맞은 것처럼 통통하게 연출하기

상큼하고 시원한 이미지를 위한 가장 중요한 요소는 '입매'이다. 입술이 얇으면 상대적으로 인중과 하관이 길어 보이기 때문에 나이가 들어 보이거나 사나워 보인다는 소리를 들을 수도 있다. 또한 입꼬리가 위로 올라가 있지 않고 아래로 축 처져 있으면 뚱해 보이고 왠지 심술 난 듯이 보일 수도 있다. 이런 못난 입매를 어떻게 동안으로 만들 수 있을까?
아이들의 입술은 주름이 없고 통통하며, 각질이 두껍지 않기 때문에 생기를 띠고 있고, 항상 웃고 있기 때문에 입꼬리까지 위를 향해 올라가 있다. 이제는 이러한 아이들의 입매를 부러워하지만 말고, 립 메이크업으로 간단하게 10년은 어려진 듯한 입매를 만들어보자. 좀 더 통통하게, 좀 더 생기있게, 좀 더 상큼하게!

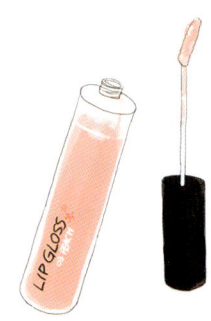

얇은 입술은 상대적으로 인중이 길어 보여 나이 들어 보일 뿐만 아니라 인상이 사나워 보이기까지 한다. 얇은 입술에 존재감을 주어 보겠다는 마음으로 짙은 컬러를 바르면 오히려 입술이 더 축소되어 보여 마치 101마리 달마시안에 나오는 악녀 크루엘라처럼 보일지도 모른다.
입술을 도톰하게 보이게 만들기 위해서는 옅은 컬러를 바르는 것이 중요하다. 하얀 옷을 입으면 검은 옷을 입었을 때보다 통통해 보이는 것처럼 밝은 컬러는 확장되어 보이는 느낌을 주기 때문에 짙은 컬러에 비해 입술이 통통해 보이는 효과를 얻을 수 있다. 이와 아울러 인중이 짧아 보이게 하기 위해 본래의 입술 라인보다 살짝 위에 하이라이팅 효과를 주고, 전체적으로 주름을 감춰주고 볼륨을 넣어주는 립글로스를 덧바르면 완성된다. 플럼핑 효과가 있는 립글로스를 바르면 더 좋다.

Use Cosmetic 화장품 사용 순서

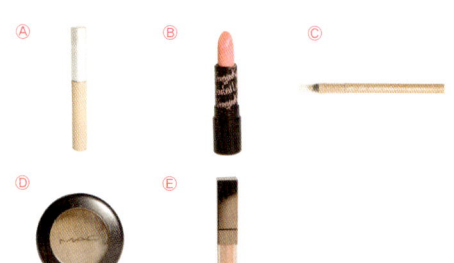

Ⓐ **컨실러** : 캔메이크 커버 앤 스트레치 2호 내추럴 베이지
Ⓑ **옅은 컬러의 핑크빛 립스틱** : 클리오 버진 키스 틴티 드립 1호 데빌 핑크
Ⓒ **베이지 펄 펜슬** : 바닐라코 딥 더 아이즈 스파클 아이라이너 펜슬 스파클 베이지
Ⓓ **베이지 브라운 빛 아이섀도** : 맥 소바
Ⓔ **옅은 컬러의 펄 립글로스** : 루나솔 풀 글래머 글로스 N 17 소프트 코랄

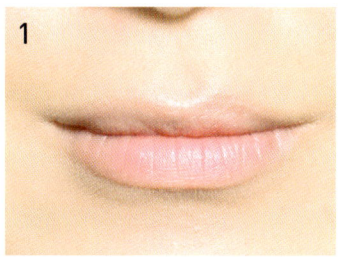

1

메이크업하기 전의 입술 모습이다. 길이도 짧고, 입술 자체의 두께도 얇다.

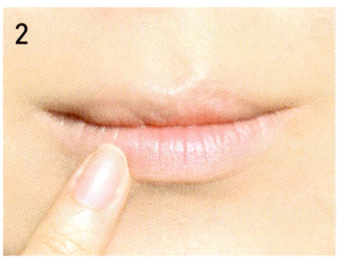

2

입술 라인을 위주로 컨실러를 톡톡 두드려 발라 입술 컬러를 낮춘다. 옅은 컬러를 바를 때에는 이렇게 입술 컬러를 낮춰주어야 깔끔한 립 메이크업이 가능하다.

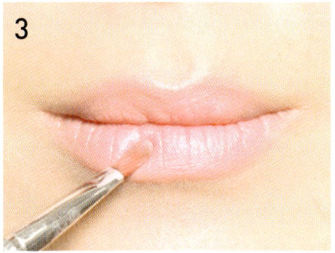

3

본인의 입술 라인보다 1mm 정도 더 넓게 ⑧를 발라준다. 입술 두께를 더 넓히기 위해 1mm 이상 바르면 오히려 어색할 수 있으므로 주의한다.

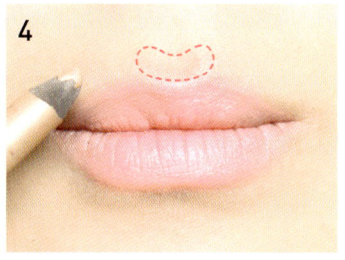

4

과정 3에서 립스틱으로 그린 입술 라인의 1mm 정도 위쪽에 ⓒ로 하이라이팅을 넣는다. 인중을 줄여줌과 동시에 윗입술 선이 위로 올라가 입술이 도톰해 보이는 착시를 일으켜 동안을 만드는 데 효과가 있다.

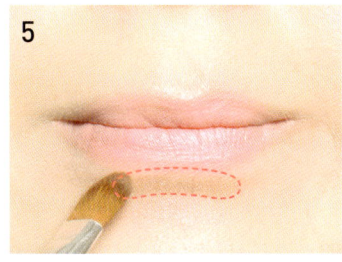

5

아랫입술 아래쪽에 ⓓ를 사용해 음영을 살짝 넣어준다. 아랫입술 아래에 그림자를 넣음으로써 상대적으로 아랫입술이 더 도톰하게 튀어나와 보이는 효과를 준다.

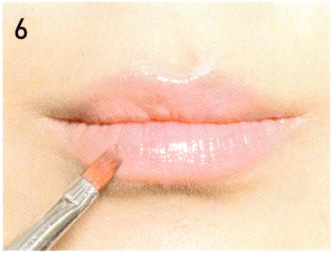

6

입술 전체에 ⓔ를 발라 윤기를 내준다.

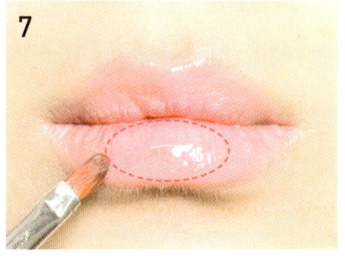

7

다시 한번 아랫입술 가운데 부분에만 ⓔ를 얹듯이 발라 입술이 좀 더 통통해 보이도록 연출한다. 입술이 많이 얇다면 윗입술에도 발라도 괜찮지만, 중력 때문에 립글로스가 어차피 흘러내리기 때문에 아랫입술에만 덧발라도 충분하다.

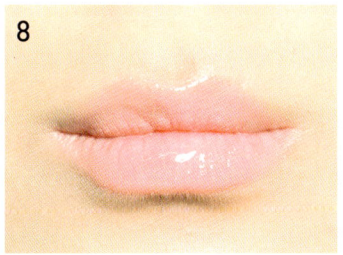

8

본래 입술보다 통통한 입술이 연출되었다.

자연스럽게 붉은 입술 만들기, 립 그러데이션

앞과 반대로 오히려 입술이 너무 크거나 두툼해서 고민이라면? 동안 메이크업에 맞는 내추럴하고 부담 없는 립 메이크업을 하고 싶은데 가지고 있는 립스틱의 컬러가 너무 진하다면? 립 그러데이션은 간단할 뿐만 아니라 크고 두꺼운 입술을 작고 앙증맞아 보이게 연출할 수 있고, 컬러가 너무 짙어서 서랍장 깊숙이 모셔두고 있는 립스틱으로 부담 없이 연출할 수 있는 고마운 스킬이다.

Use Cosmetic 화장품 사용 순서

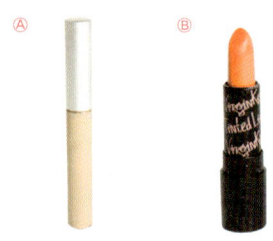

Ⓐ **컨실러** : 캔메이크 커버 앤 스트레치 2호 내추럴 베이지
Ⓑ **짙은 컬러의 립스틱** : 클리오 버진 키스 틴티드 립 4호 패션 오렌지

How to Make up 따라해보세요

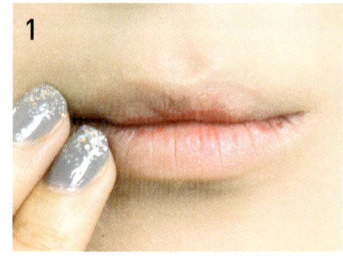

입술의 컬러를 없애는 것은 그러데이션의 기본이다. 입술 라인에 컨실러를 두드려 발라 입술 라인을 옅게 만들어준다.

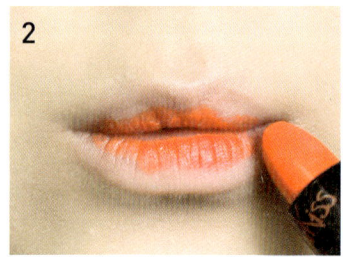

입술의 가운데 부분을 중심으로 립스틱을 발라준다. 예쁘게 바르려고 애쓰지 않아도 된다.

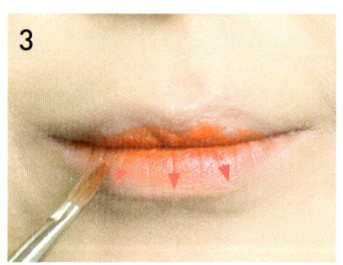

아무것도 묻지 않은 립 브러시로 과정 2에서 바른 립스틱을 바깥으로 펴서 발라준다.

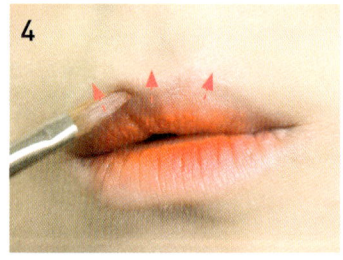

윗입술도 마찬가지로 위쪽으로 펴서 발라준다. 이때 너무 좁게 그러데이션하면 입술이 얇아 보여 오히려 동안 이미지를 망친다. 입술 라인 부근까지 확실하게 넓게 펴서 발라야 입술이 얇아 보이는 것을 방지할 수 있다.

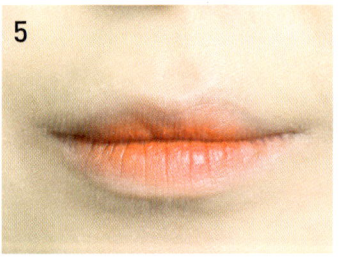

간단하게 그러데이션 립 완성! 너무 짙어서 바르기 힘든 립스틱은 이렇게 옅게 그러데이션해서 바르면 청순해 보이고 덜 부담스럽게, 생기 있게 연출할 수 있다.

축 처진 입꼬리, 상큼하게 올려주기

밝고 해맑은 아이들의 미소는 보는 사람의 기분마저 행복하게 만든다. 하지만 활짝 웃어 보아도 "기분이 안 좋아?"라는 말을 많이 듣는 이유는 바로 아래를 향해 축 처져 있는 입꼬리 때문이다. 축 처진 입꼬리는 불만 있어 보이는 인상을 만드는 일등공신이다. 취업용 이력서를 낼 때에도 이를 드러내고 환히 웃는 사람의 증명사진이 더 눈길을 끈다는데 처진 입꼬리는 올라갈 생각을 하지 않고, 요즘에는 입꼬리를 올려주는 성형 수술 또한 인기인 듯하지만 수술은 좀 무섭고, "개구리 뒷다리"를 외쳐 입매를 교정하기에는 내일 당장 면접용 증명사진을 찍어야 한다면? 당신에게 필요한 것은 이 입꼬리 메이크업이다. 실제로 하고 다니기에는 입을 열지 못하는 리스크가 있지만, 입을 다물고 미소를 지으며 찍는 증명사진용으로는 안성맞춤이라고 할 수 있다.

Use Cosmetic 화장품 사용 순서

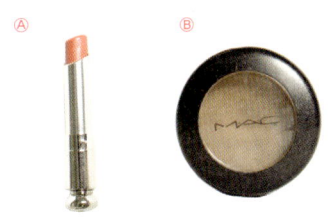

Ⓐ **자연스러운 핑크 컬러 립스틱** : 디올 어딕트 립스틱 530 bobo
Ⓑ **베이지 브라운 컬러 아이섀도** : 맥 소바

How to Make up 따라해보세요

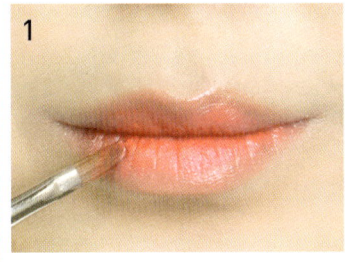

1

전체적으로 자연스러운 컬러의 립스틱을 발라준다.

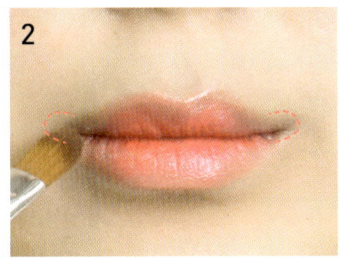

2

입꼬리 부분에 Ⓑ를 사용해 음영을 넣어준다.

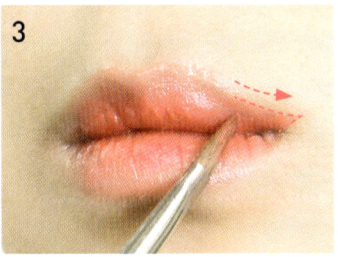

3

Ⓐ를 윗입술의 끝에 발라준다. 립 브러시를 이용해 세심하게 발라주는 것이 좋다.

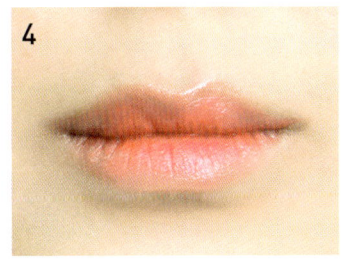

4

그럼 이렇게 입꼬리가 상큼하게 올라간다. 입을 벌리면 좀 어색할 수 있으므로 데일리 메이크업보다는 증명사진 등을 찍을 때 유용한 메이크업이다.

| **7** |

컨투어링

뼈가 아직 발달하지 않아 좁고 갸름한 턱, 통통한 볼살, 튀어나
온 이마, 전체적으로 작은 얼굴은 최근 여성들이 선호하는 얼굴
형이기도 한 동시에 동안의 조건이기도 하다. 이러한 얼굴형을
얻기 위해 안면 윤곽이나 양악 수술 등 뼈를 깎는 성형 수술의
리스크마저 안고 가려는 여성들을 위해 컨투어링 메이크업을
소개한다. 하이라이터와 섀이딩만 있으면 작은 얼굴, 더 이상 남
의 것이 아니다.

셰딩과 하이라이팅

얼굴의 그림자를 강조해 불필요하게 튀어나온 부분을 깎고, 자잘한 펄감이 든 하이라이팅 제품으로 부족한 볼륨을 채워 넣는다면 동안형 얼굴에 보다 가까워질 수 있다.

안면 윤곽 수술 없이 만드는 동안 페이스 셰딩 테크닉

섀딩과 하이라이팅

동안의 얼굴형을 갖추는 요소를 말하자면, 넓고 튀어나온 이마, 통통한 볼살, 짧은 턱, 짧은 코, 부각되지 않는 광대뼈라고 말할 수 있다. 반대로 튀어나온 광대뼈, 푹 꺼진 팔자 주름과 볼살, 돌출된 아래턱, 울퉁불퉁한 헤어 라인, 뭉툭한 코끝은 동안을 방해하는 요소이다. 하지만 누구나 완벽한 동안의 얼굴형을 갖고 태어나는 것은 아니다. 그런 우리에게 필요한 것은 바로 '컨투어링'이다.

베이지 브라운 컬러인 섀딩 제품을 사용해 얼굴의 그림자를 강조해 불필요하게 튀어나온 부분을 깎고, 자잘한 펄감이 든 하이라이팅 제품으로 부족한 볼륨을 채워 넣듯이 발라 손쉽게 동안형으로 바꿔보자. 컨투어링을 할 때 중요한 것은 한 듯, 안 한 듯 자연스럽게 연출하는 것이다. 섀딩이 너무 진하면 턱에 수염이 나거나 얼굴이 까맣게 보일 수 있고, 하이라이팅이 너무 과하면 마치 보톡스를 맞은 것처럼 얼굴이 부자연스러워 보일 수 있다. 섀딩 제품은 자연스러움을 위해 자신의 피부 톤보다 한두 톤 정도 어두운 브라운 컬러로 준비하고, 하이라이팅 제품 또한 사이버틱한 화이트 펄감이 아닌, 피부 톤에 자연스럽게 어우러지는 아이보리 빛 펄감의 제품을 준비해 티날듯 말듯하게 표현하도록 한다.

Use Cosmetic 화장품 사용 순서

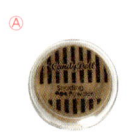
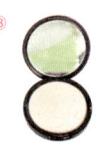
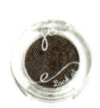

Ⓐ 섀딩 : 캔디돌 섀딩 파우더
Ⓑ 하이라이터 : 에뛰드하우스 얼굴선 브라이트너
Ⓒ 어두운 무펄 브라운 컬러 아이섀도 : 에뛰드하우스 룩 앳 마이 아이즈 카페모카

안면 윤곽 수술 없이 만드는 동안 페이스 섀딩 테크닉

How to Make up 따라해보세요

1

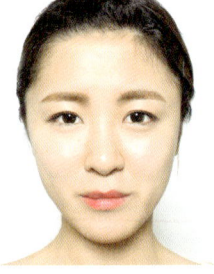

컨투어링을 하기 전의 파운데이션만 바른 밋밋한 얼굴이다. 먼저 섀딩으로 얼굴형을 깎아 나간 후, 하이라이터로 부족한 볼륨을 채워주도록 한다.

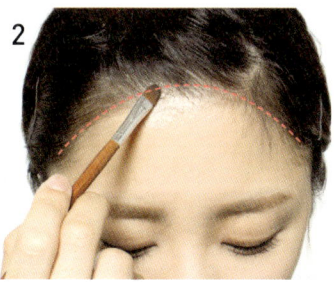

2

동안의 둥글둥글한 이마를 위해 먼저 ©를 사용하여 울퉁불퉁한 헤어라인을 둥글게 다듬는다.

머리카락에서 이마로 가장 튀어나온 부분을 기준으로 삼아, 임의로 이마 라인을 둥글게 만든다고 가정하고, 흰 선대로 빈 곳을 ©로 채워 나간다. 바를 때에는 쓸 듯이 바르지 말고, 콕콕 찍듯이 발라야 아이섀도가 두피에 잘 묻어 효과적으로 바를 수 있다.

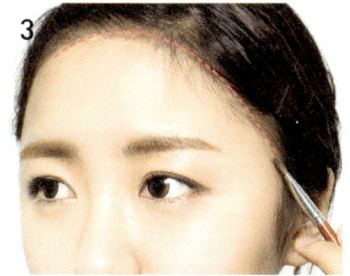

3

마찬가지로 이마 옆 라인도 둥글게 흰 선을 따라 채워준다.

옆 라인을 채울 때에는 머리카락의 흐름을 따라 아래로 선을 긋듯이 채워 나가는 것이 좋다. 너무 짙어지면 어색하므로 적당히 어두워지는 정도로만 표현한다.

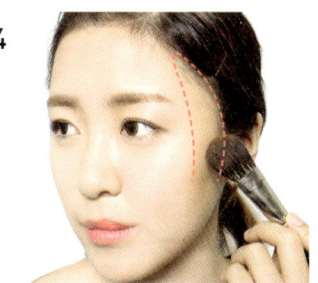

4

앞으로 튀어나온 앞 광대는 입체적인 느낌을 줄 수 있지만, 옆으로 튀어나온 옆 광대는 입체감은커녕 아줌마 같은 인상을 줄 수 있다. 옆으로 나온 옆 광대는 표시한 대로 ⑧를 사용해 이마 옆쪽에서 시작해 턱 라인으로 떨어지듯이 길게 섀딩을 넣으면 된다.

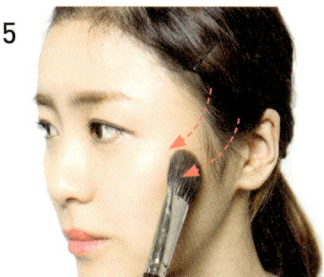

5

한 번 바른 후에는 브러시를 공중에 털어 여분의 가루를 날리고, 브러시가 깨끗한 상태에서 얼굴 가운데로 올수록 사라지도록 화살표 방향대로 쓸어 그러데이션한다.

털지 않고 그대로 그러데이션하려고 하면 얼룩질 위험이 있다.

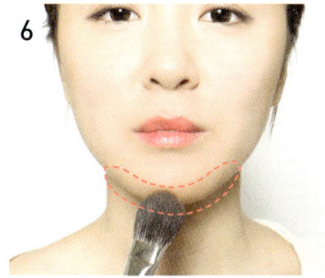

6

동그란 페이스 라인에 방해가 되는 긴 턱은 브러시에 ⓐ를 묻혀 턱의 아랫부분만 가로로 쓸어주듯이 바른다. 너무 짙으면 턱수염처럼 보일 수 있으므로 옅게 바르는 것이 중요하다.

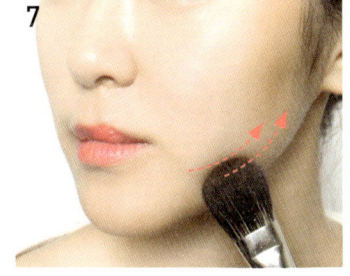

7

마무리는 옆 턱으로 끌어올리듯 그러데이션해 자연스럽게 섀딩이 사라지도록 표현한다.

이때, 옆 턱까지 이어서 진하게 섀딩을 넣으면 턱이 갸름해 보이기는 하지만 원래 얼굴이 갸름한 여성의 경우 볼살이 지나치게 없어 보일 수 있으므로 동안의 동그란 얼굴형을 만들기 위해서는 옆 턱에 지나치게 섀딩을 넣지 않도록 한다.

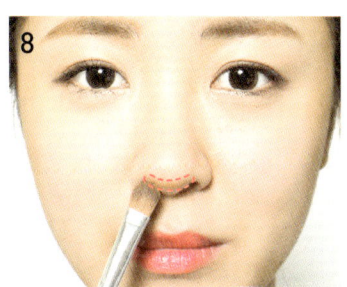

8

화살코를 짧게 줄여주기 위해서는 작은 브러시에 ⓐ를 묻혀 가로로 바른다.

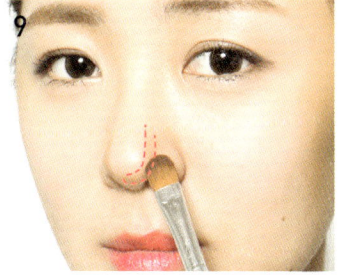

9

콧대를 향해 위쪽으로 이어서 ⓐ를 사라지듯이 바른다.

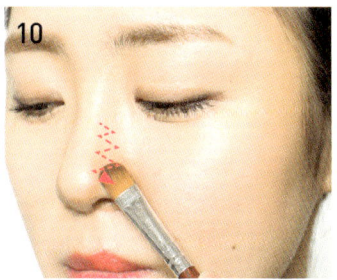

10

자연스러운 섀딩 표현을 위해 화살표 방향대로 가로로 터치하듯 섀딩을 퍼뜨린다.

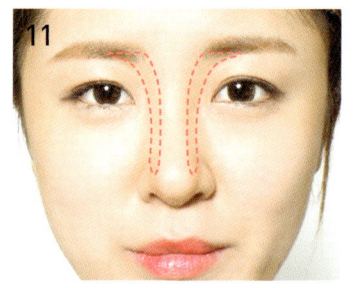

11

보통 콧대를 높이기 위해 표시한 미간 옆
쪽부터 시작해 섀딩을 넣는데, 여기부터
섀딩을 넣어 버리면 콧대가 처음부터 끝
까지 높아 보여 '잘 생긴' 이미지가 된다.

—

귀여워 보여야 하는 동안 메이크업에는 어울리지
않기 때문에 이 과정은 생략하고, 콧대만 높여주
는 것이 좋다.

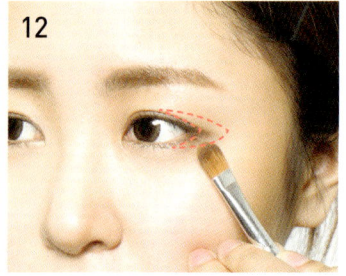

12

큰 눈매를 만들기 위해 아이 메이크업 후
눈 뒤쪽에 > 모양으로 섀딩을 넣는다.

—

눈에 그림자를 넣어줌으로써 눈이 길어 보이는 효
과가 있다.

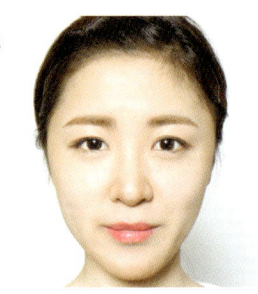

13

이렇게 섀딩을 넣어주면 울퉁불퉁했던
얼굴 윤곽이 둥그스름하게 변한다.

—

광대뼈는 없는데 턱이 길다면 턱을 중심으로 섀딩
을 넣고, 유난히 광대뼈가 튀어나와 있다면 광대
뼈를 중심으로 섀딩을 넣는 등 자신의 얼굴형에
맞게 섀딩하는 것이 중요하다.

보톡스 없이 얼굴에 빵빵한 입체감 넣어주는 하이라이팅 테크닉

How to Make up 따라해보세요

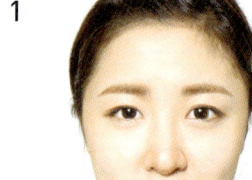

1

전체적으로 베이스 메이크업을 한 후, 섀
딩만 넣어 울퉁불퉁한 윤곽만 정리해둔
얼굴이다. 얼굴 안쪽의 꺼진 볼륨을 하이
라이팅으로 채워 넣을 차례이다.

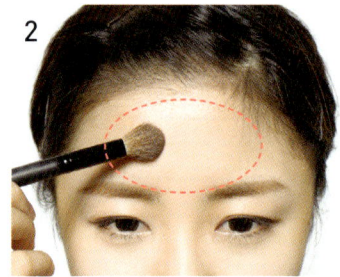

2

애교스럽게 튀어나온 이마를 만들기 위
해 표시한 타원 모양대로 이마의 가운데
부분을 중심으로 ⑧를 사용해 옅게 바른
다. 경계가 생기지 않도록 하기 위해서는
타원의 가운데 부분이 가장 밝고 바깥으
로 갈수록 점점 사라지도록 그러데이션
하면서 바르는 것이 중요하다.

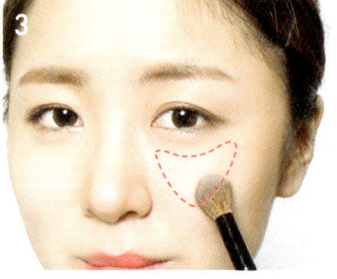

3

옆 광대는 기가 센 느낌을 주지만, 적당히
튀어나온 앞 광대는 얼굴에 입체감을 준
다. 표시한 삼각형 모양대로 ⑧를 옅게 발
라 앞 광대에 하이라이팅한다. 표시한 삼
각형 존의 모공이 유난히 큰 사람이라면
하이라이터의 펄감이 피부의 요철을 부
각시킬 수 있기 때문에 펄감이 든 하이라
이터 대신 본인의 피부 톤보다 살짝 밝은
톤의 파우더를 바르는 것이 좋다.

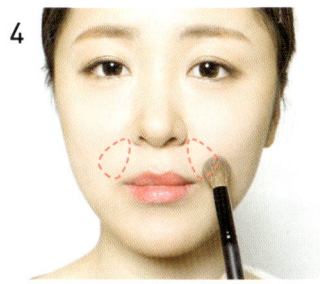

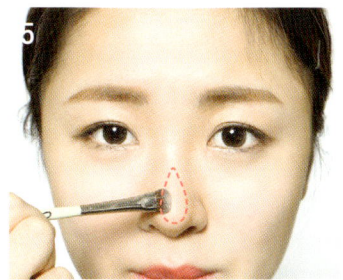

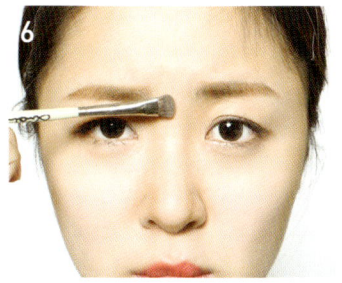

꺼진 팔자 주름 또한 동안 메이크업의 방해 요소이다. 꺼진 팔자 주름 부근에 ⑧를 옅게 발라 살이 오른 듯이 보이게 하이라이팅한다. 마찬가지로 팔자 주름이 깊게 새겨져 있다면 펄감이 있는 하이라이터보다는 밝은 톤의 파우더 등을 바르는 것이 좋다.

동안에도 오똑한 코는 필요한 법이다. 콧대 하이라이팅은 코 끝에만 물방울 모양으로 짧게 넣는 것이 중요하다.

보통 콧대 하이라이팅은 미간에서부터 시작하는 경우가 많은데, 동안은커녕 남성적인 콧대가 될 수 있기 때문에 하지 않도록 한다. 콤플렉스라고 느껴지는 낮은 콧대는 동안의 매력이 될 수 있다.

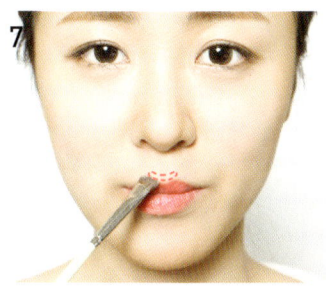

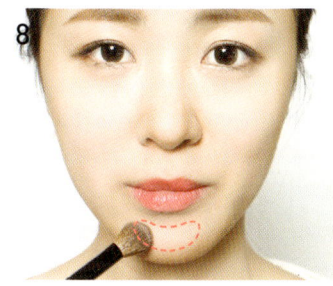

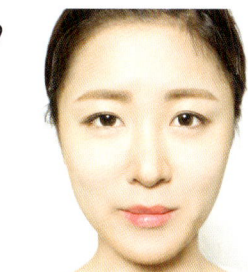

할머니들의 쑥 말려들어간 입술을 보면 알 수 있듯이 나이가 들수록 인중은 점점 처지고 꺼지게 된다. 입체적인 입매를 위해 인중의 끝부분에 ⑧를 사용해 하이라이팅한다.

긴 턱은 둥글둥글한 얼굴형의 동안에 방해가 되는 요소이지만, 셰이딩으로 턱의 길이를 충분히 깎았거나 턱이 들어가 있는 무턱이라면 앞턱에 입체감을 넣어도 무방하다. 턱 가운데 부분에 ⑧를 사용해 하이라이팅한다. 짧은 하관은 동안의 특징적인 요소이기 때문에 이 과정은 생략해도 무방하다.

셰이딩으로 울퉁불퉁했던 얼굴형이 부드럽고 둥글둥글하게 깎이고, 하이라이팅으로 얼굴의 부족한 볼륨을 채워 넣어 입체감 있는 얼굴이 되었다. 각자 자신의 얼굴형에 맞게 추가하거나 생략하면서 컨투어링을 연습해보도록 하자.

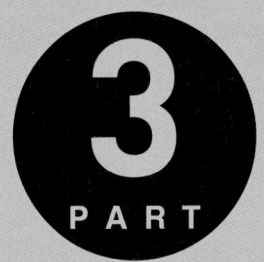

동안 이미지에 어울리는
메이크업 제품 매치

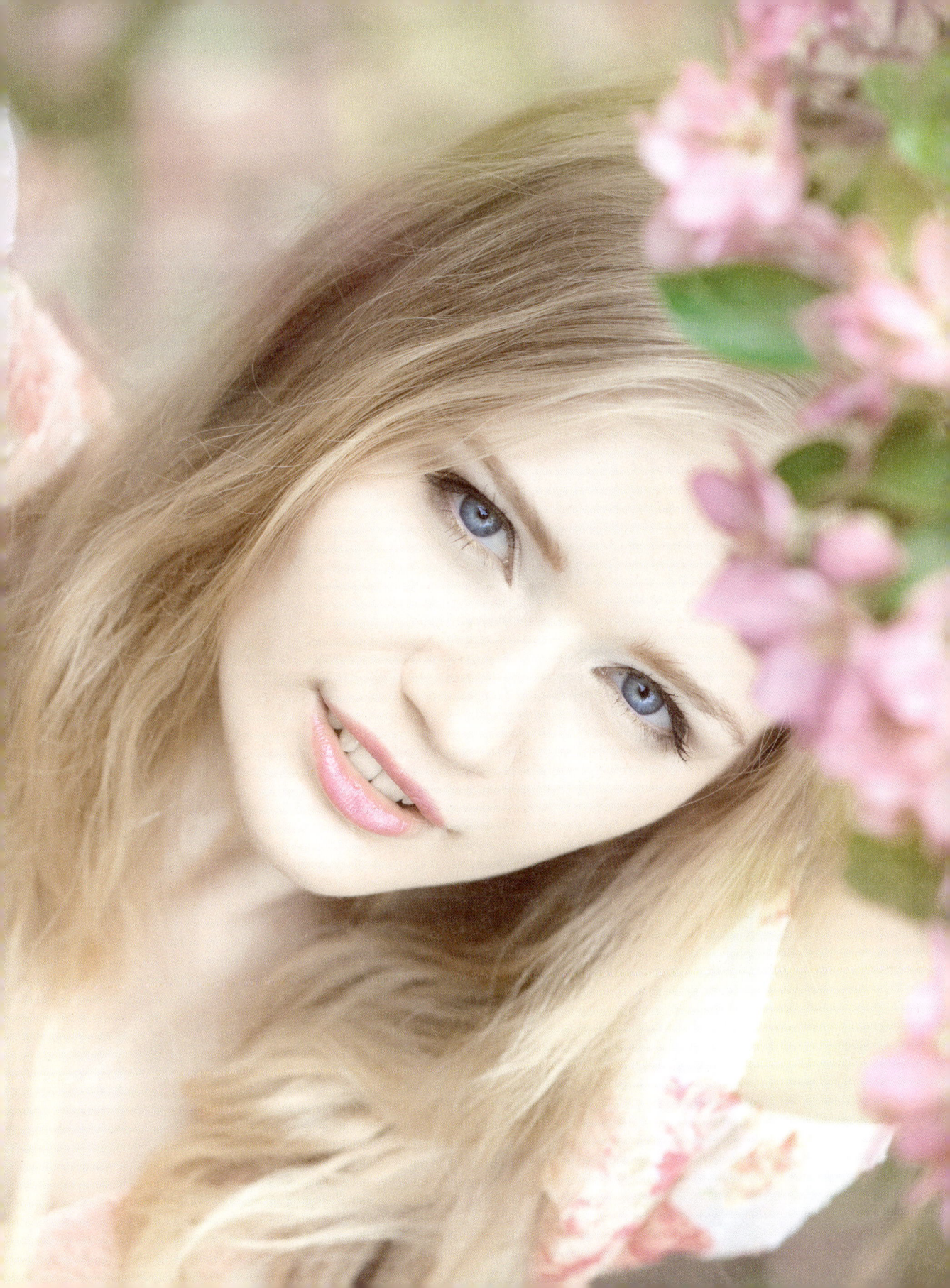

| 1 |

컬러 매치

메이크업의 분위기는 제품이 가지고 있는 색상(color)과 질감 (texture)에 기인한다. 따라서 제품이 반짝이는 펄을 함유하고 있지는 않은지, 브라운 컬러 아이섀도라도 채도가 높은지 낮은지, 레드 컬러와 누디한 베이지 컬러 중 어떤 것을 고르는지에 따라 메이크업의 분위기가 달라지고, 노안으로 보일 것인지, 동안으로 보일 것인지 또한 '어떤 색상과 질감의 제품을 고르느냐'에 따라 달라진다.

동안의 코랄 빛 뺨과 붉은 립, 노안의 베이지 빛 뺨과 누드 립

피부와 잘 어우러지는 코랄 빛 블러셔와 붉은 컬러의 틴트를 사용해 홍조를 인위적으로 만들어주어, 얼굴도 화사해 보이고 훨씬 어려 보이는 인상을 만들어주면 된다.

동안의 브라운 스모키 메이크업과 핑크 립, 노안의 브라운 스모키 메이크업과 브라운 립

채도가 높은 컬러일수록 형광 빛 나는 명랑한 느낌의 컬러가 되고, 채도가 낮을수록 그레이 톤이 섞인 차분한 느낌의 컬러가 된다. 같은 톤이라도 채도를 적절히 이용해 동안이 되자.

동안의 촉촉한 눈매와 반짝이는 립, 노안의 매트한 눈매와 메탈릭한 립

아이섀도와 립스틱에 적절한 펄 사용은 눈매와 입술에 촉촉함을 더하고, 펄의 빛 반사로 주름이 가려진다. 하지만 빼곡한 펄 제품에는 함정이 있으므로 동안 메이크업에 어울리는 적절한 펄 사용에 대해 알아보자.

동안의 윤기 있는 피부와 탱글한 레드 립, 노안의 푸석한 피부와 매트한 레드 립

립 메이크업 시 매트하고 불투명한 립스틱보다는 투명감 있고 탱글한 립글로스를, 피부 표현에서도 파우더를 이용한 매트한 메이크업보다는 쫀득한 볼류머를 섞어 물광 피부로 연출하는 것이 동안 메이크업에 효과적이다.

Special PAGE 웜 톤 vs 쿨 톤? 안색을 환하게 밝혀주는 퍼스널 컬러에 대하여

Special PAGE 롱래시 마스카라만으로 볼륨 있는 속눈썹 연출하기

동안의 코랄 빛 뺨과 붉은 립,
노안의 베이지 빛 뺨과 누드 립

어린아이들의 피부는 얇기 때문에 뺨과 입술에 발그스름한 홍조가 비쳐 생기 있어 보인다. 하지만 나이가 들면서 색소 침착 등으로 피부도 상하고, 각질로 인해 입술의 핏기도 사라지며, 점점 인상이 칙칙해진다. 그렇기 때문에 동안으로 보이고 싶다면, 피부와 잘 어우러지는 코랄 빛 블러셔와 붉은 컬러의 틴트를 사용해 홍조를 인위적으로 만들어주어, 얼굴도 화사해 보이고 훨씬 어려 보이는 인상을 만들어주면 된다. 반면에 피부색과 비슷한 컬러인 베이지 빛 블러셔와 누드 컬러 립은 차분하지만 홍조를 없애기 때문에 생기 있어 보여야 하는 동안 메이크업에는 어울리지 않는다.

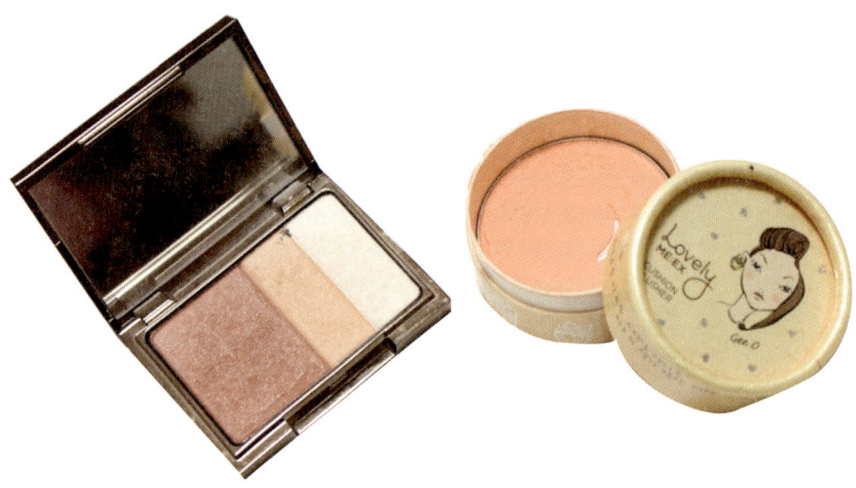

코랄 빛 뺨과 붉은 립

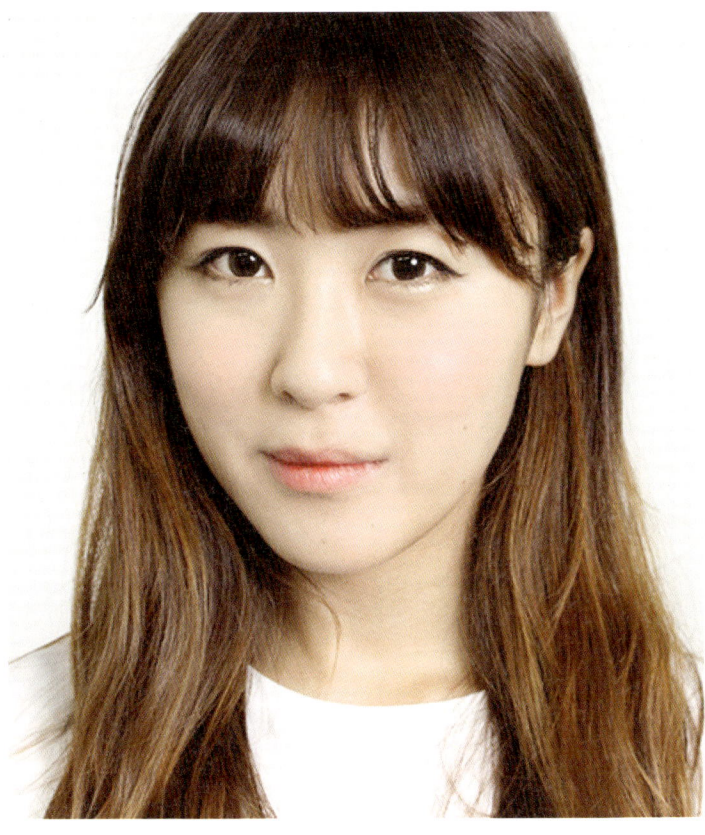

Use Cosmetic 화장품 사용 순서

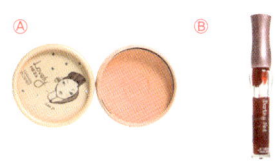

Ⓐ 더페이스샵 러블리 믹스 쿠션 블러셔 05 비
비드 피치
Ⓑ 에뛰드하우스 디어 달링 틴트 리얼 레드

How to Make up 따라해보세요

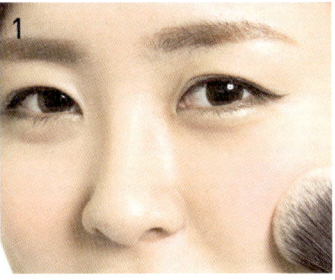

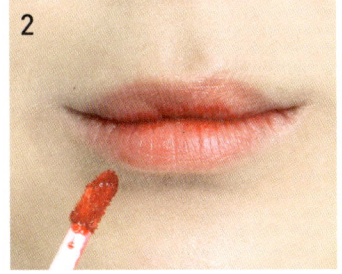

볼에 전제석으로 둥글게 코랄 빛의 블러
셔를 바른다. 이때 화이트 기가 많은 옅
은 코랄 컬러 블러셔를 여러 번 발라 진
하게 나타내려고 하면 오히려 피부 표현
이 텁텁해진다. 그 대신 살짝 짙은 느낌
의 코랄 컬러 블러셔를 옅게 발라주는 편
이 피부가 맑게 표현되기 때문에 동안 메
이크업에 적합하다.

립은 입술 본연의 붉은 빛을 강조하기 위
해 립스틱이 아닌 레드 컬러의 틴트를 사
용해 메이크업한다. 쥐를 잡아 먹은 듯
너무 새빨갛게 바르지 말고, 자연스럽게
한두 번만 발라 본래 입술이 붉은 것처럼
연출하는 것이 포인트이다. 입술이 건조
하다면 립 밤을 추가로 바른다.

노안의 베이지 빛 뺨과 누드 립

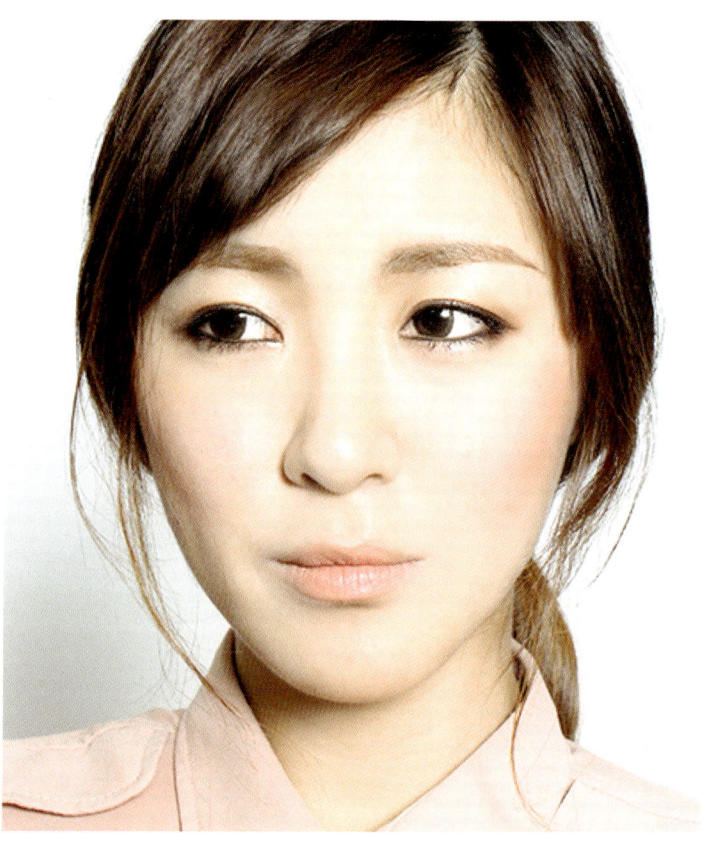

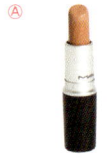
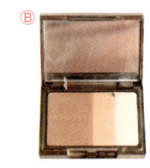

Ⓐ 맥 피치 스톡
Ⓑ 루나솔 컬러링 치크 09 미디엄 베이지

How to Make up 따라해보세요

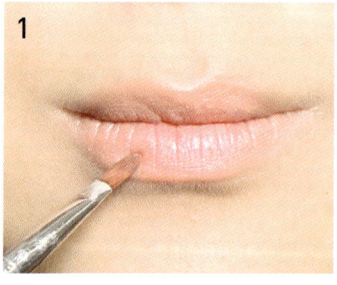

1

주변 피부 톤과 비슷한 베이지 컬러를 입술에 꼭꼭 채워 바르면, 시크한 느낌은 나지만 입술의 핏기가 가셔 버리기 때문에 생기 있어 보이지 않는다. 베이지 컬러 립 제품이 바르고 싶다면 입술의 붉은 기가 비치는 투명감 있는 제품을 선택하는 것이 좋다.

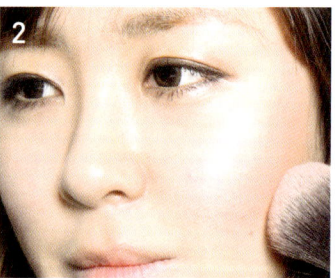

2

베이지 컬러 블러셔 또한 차분하고 성숙한 느낌은 나지만 얼굴에 그림자가 진듯하게 보이기 때문에 생기 있어 보이지 않는다. 특히, 관자놀이에서 사선으로 내려오는 듯이 발라 버리면 오히려 성숙함이 더 강조된다.

동안의 브라운 스모키 메이크업과 핑크 립, 노안의 브라운 스모키 메이크업과 브라운 립

어떤 사람에게도 무난히 어울리고 아이섀도 컬러 중에 가장 유용하게 쓰이는 브라운 컬러! 캐러멜 브라운, 애시 브라운, 코퍼 브라운, 세피아 브라운 등 수많은 브라운 컬러들이 존재하지만, 동안 메이크업에 어울리는 브라운 컬러는 따로 있다.

일반적으로 존재하는 컬러들은 저마다의 채도(saturation)를 가지고 있다. 채도가 높을수록 형광 빛 나는 명랑한 느낌의 컬러가 되고, 채도가 낮을수록 그레이 톤이 섞인 차분한 느낌의 컬러가 된다. 그렇기 때문에 동안 메이크업에 어울리는 컬러는 바로 '채도가 높은 컬러'이다. 따라서 브라운 컬러 또한 채도가 낮은 애시 브라운이나 세피아 브라운 컬러보다는 캐러멜 브라운이나 붉은 코퍼 브라운 계열이 동안 메이크업에 어울린다.

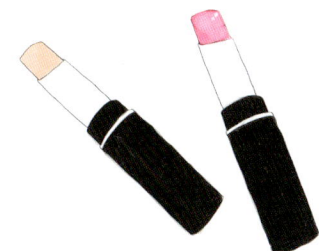

립스틱 컬러 또한 채도가 높은 선명한 핑크 컬러가 채도가 낮은 브라운 컬러보다 동안 메이크업에 어울리는 것도 같은 이치이다. 동안 메이크업을 하고 싶다면 전체적으로 채도가 높은 컬러를 가진 제품들을 골라 메이크업하는 것이 수월하다.

채도가 낮은 브라운 컬러

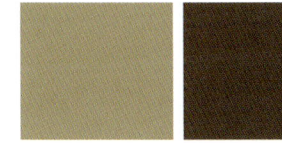

채도가 높은 브라운 컬러

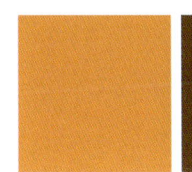

동안의 브라운 스모키 메이크업과 핑크 립

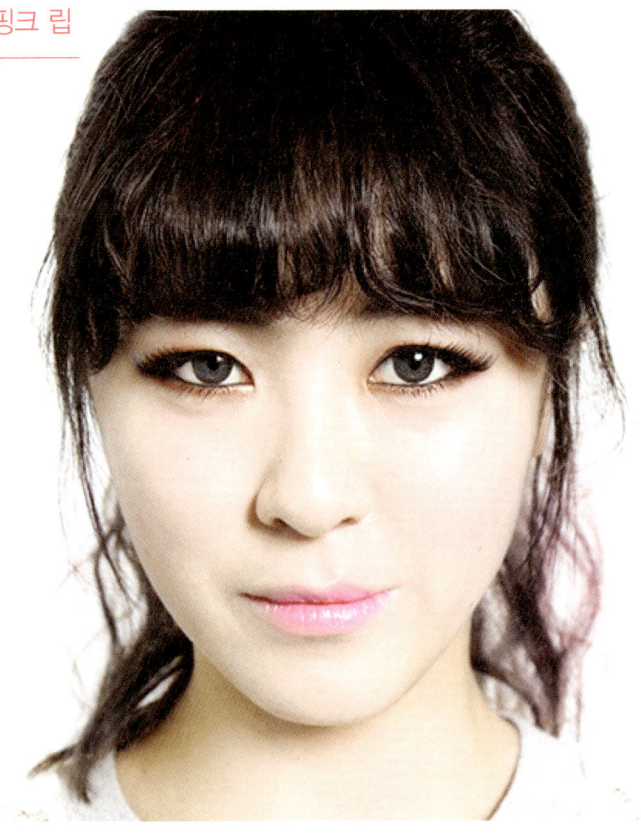

Use Cosmetic 화장품 사용 순서

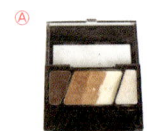 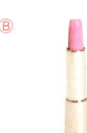

Ⓐ 케이트 그라디컬 아이즈 BR-3
Ⓑ 미샤 M 루미너스 컬러 립 루즈 pk 107

How to Make up 따라해보세요

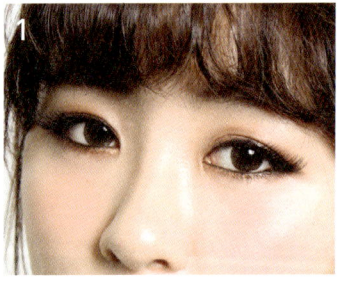

채도가 높은 캐러멜 브라운 컬러와 코퍼 브라운 컬러를 조합해 완성한 아이 메이크업이다. 메이크업이 진함에도 불구하고 컬러의 채도가 높기 때문에 그다지 나이 들어 보이지 않는나. 그렇기 때문에 어린 여자 아이돌들 또한 채도가 높은 브라운 컬러로 메이크업한다.

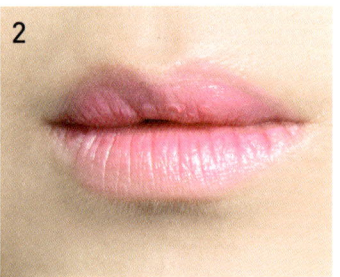

립스틱 컬러 또한 차분한 핑크 컬러는 성숙해 보이고, 여성스러운 느낌이 강하다. 동안 메이크업을 할 때에는 톡톡 튀는 느낌의 형광 빛 핑크 컬러를 선택하는 것이 발랄하고 활기 있어 보인다.

노안의 브라운 스모키 메이크업과 버건디 컬러 립

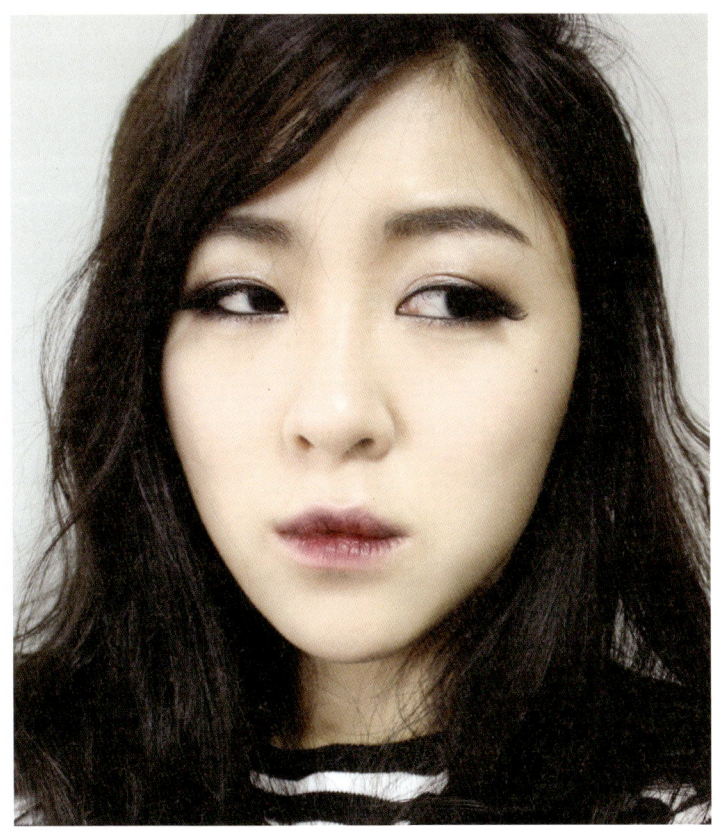

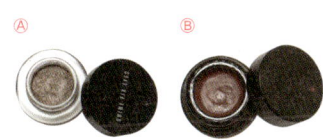

Ⓐ 아리따움 샤인 픽스 아이즈 어반 라이프
Ⓑ 아멜리 플랫 립스 버건디

How to Make up 따라해보세요

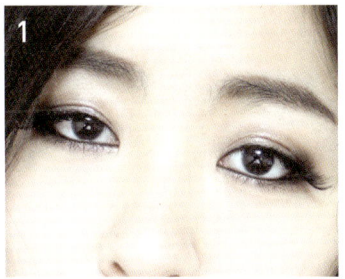

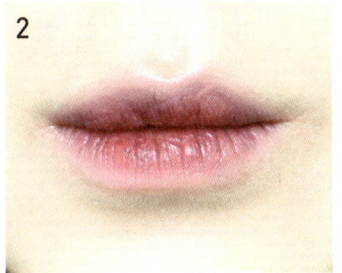

채노가 낮은 브라운 컬러를 사용하면 가라앉은 느낌이 강해지기 때문에 동안 메이크업에는 어울리지 않는다. 이와 더불어 펄감이 촘촘하고 강한 소위 '은갈치 펄'의 아이섀도는 눈가의 주름을 강조해 더 나이가 들어 보이는 인상을 만들기 때문에 동안 메이크업을 할 때에는 잠시 접어두는 것이 좋다.

버건디 컬러 립스틱은 최근 여성들이 선호하는 핫 아이템이다. 하지만 화사한 핑크 컬러에 비해 채도, 명도 낮은 버건디 컬러는 사실 동안 메이크업에는 어울리지 않는 아이템이다. 풀로 채워 바르기보다는 주로 그러데이션하여 사용하는 아이템이지만, 컬러가 진해 입술이 더 얇아 보이기 때문에 오히려 노안 효과에 한몫을 한다.

동안의 촉촉한 눈매와 반짝이는 립, 노안의 매트한 눈매와 메탈릭한 립

아이섀도, 립스틱, 립글로스, 블러셔 등 많은 메이크업 제품들에 함유되어 있는 펄! 아이섀도에 들어 있는 커다란 펄은 빛을 반사해 밋밋한 메이크업에 화려함을 부여하고, 하이라이터에 들어 있는 자잘한 펄은 피부를 광나게 만들어주기도 한다. 따라서 이 펄의 유무에 따라, 종류에 따라 메이크업의 느낌이 확연히 달라지기 때문에 동안 메이크업을 할 때 제품을 고심해서 골라야 한다.

피부 톤이 비치는 맑은 컬러의 아이섀도에 커다란 펄이 들어 있는 제품은, 마치 바셀린을 바른 듯해 보여 '바셀린 펄'이라고 한다. 이 바셀린 펄 아이섀도를 눈두덩에 바르는 것만으로도 눈매가 순식간에 촉촉하게 변하고, 펄의 빛 반사로 주름이 가려지기 때문에 촉촉한 느낌이 중요한 동안 메이크업에서는 매우 고마운 아이템이다. 반면 펄감이 하나도 없는 푸석한 느낌의 아이섀도는 눈가의 건조함을 더욱 강조하기 때문에 동안 메이크업에 어울리지 않는다.

하지만 이 동안 메이크업에 필요한 펄 제품에도 함정이 있다. 입자가 매우 고운 펄이 빼곡히 들어 있는 제품은 오히려 주름을 강조하기 때문에 어울리지 않는다. 최근 동안이 유행하면서 펄이 없는 립 제품이 인기를 끄는 것도 이 때문이다. 펄감 있는 제품을 고를 때에는 펄감이 적당히 크면서 너무 빼곡히 밀집되지 않은 제품을 고르는 것이 현명하다.

동안의 촉촉한 눈매와 반짝이는 립

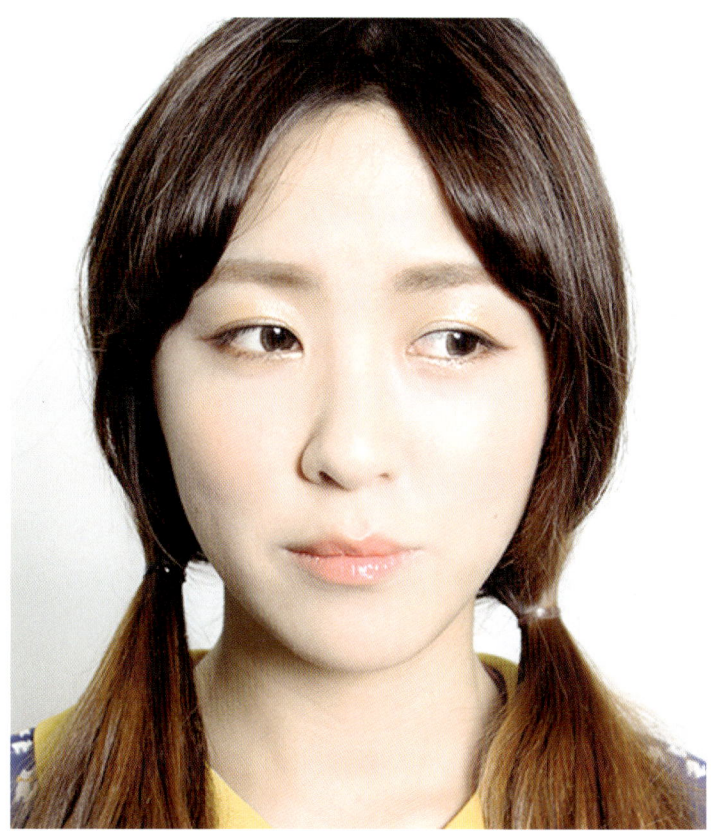

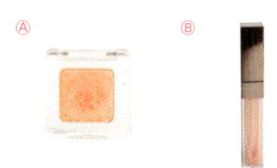

Use Cosmetic 화장품 사용 순서

Ⓐ   Ⓑ

Ⓐ 에스쁘아 아이섀도 스파클링 오렌지 피버
Ⓑ 루나솔 풀 글래머 글로스 소프트 코랄

How to Make up 따라해보세요

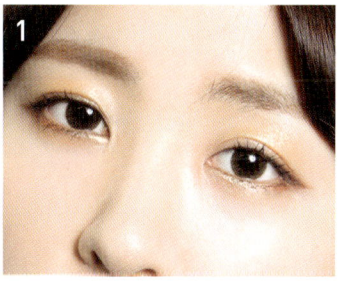

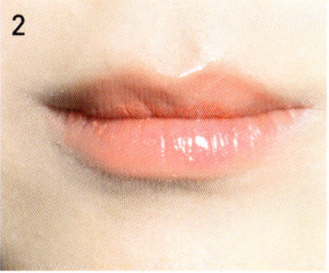

눈두덩과 애교 살에 전체적으로 오렌지 컬러의 바셀린 펄 아이섀도를 바르고, 아이라인으로 마무리한 메이크업이다. 가득 들어 있는 펄이 빛을 반사해 촉촉한 느낌의 아이 메이크업으로 완성된다. 바셀린 펄 아이섀도는 브러시를 사용해 바르면 가루가 날리기 때문에 손가락이나 팁 브러시로 꾹꾹 눌러주듯 발라야 촉촉한 펄감이 잘 연출된다.

펄감이 살짝 들어 있는 촉촉한 립글로스를 발라 완성한 립 메이크업이다. 푸석한 느낌의 립스틱보다는 적당량의 펄감이 들어 있는 립글로스를 사용하는 것이 입술의 볼륨이 강조되어 동안 메이크업에 어울린다.

노안의 매트한 눈매와 메탈릭 한 립

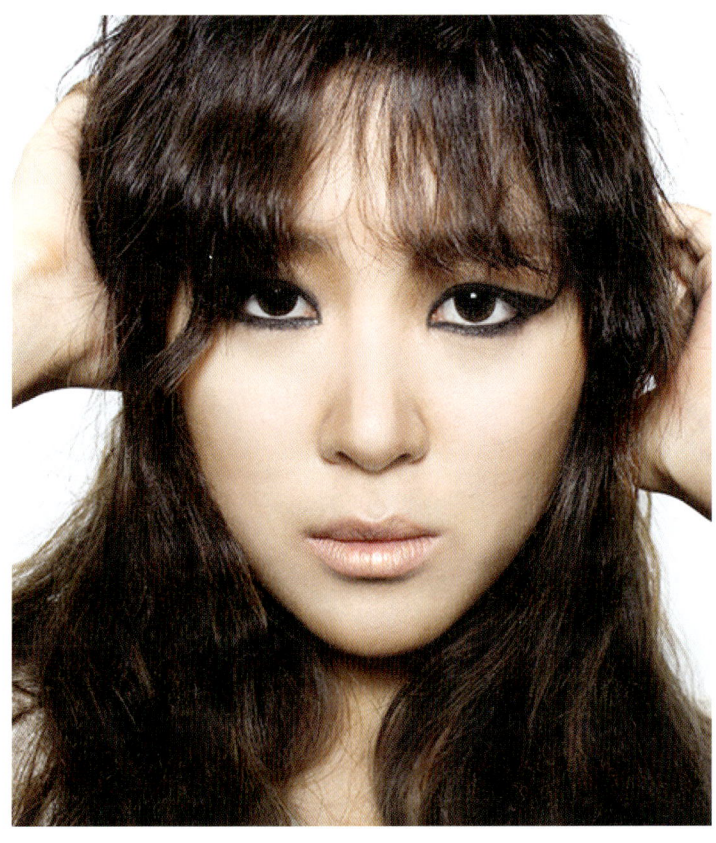

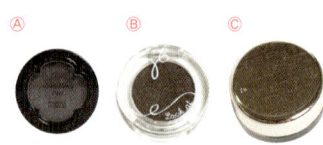

Ⓐ 보브 컬러쏭 아이즈 딥 블랙
Ⓑ 에뛰드하우스 카페 모카
Ⓒ 미샤 더스타일 투인원 피틴 젤라이너 01 블랙 트윙클(골드 젤라이너 부분)

How to Make up 따라해보세요

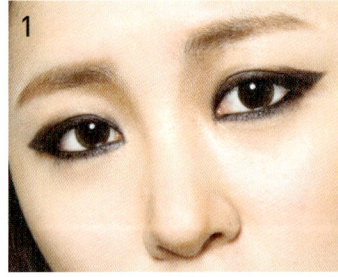

펄감이 전혀 없는 매트한 브라운 컬러와 블랙 컬러 아이섀도로 완성한 아이 메이크업이다. 전체적으로 건조하며 푸석한 느낌이 들고, 펄감이 없는 매트 아이섀도는 주름에 낀 것이 훨씬 티가 나기 때문에 주름이 강조되어 보인다.

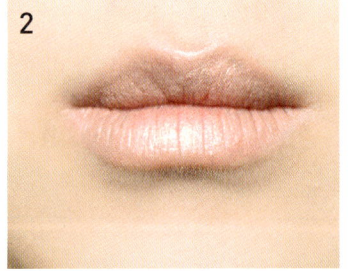

펄감은 그 양과 밀집도에 따라 제품의 느낌이 천차만별로 달라진다. 적당량의 큰 펄이 함유된 립 제품은 입술을 좀 더 매끄럽게 보이도록 만들어주지만, 펄감의 입자가 작고 빽빽이 밀집되어 있는 립 제품은 오히려 입술의 굴곡을 지나치게 강조해 입술의 세로 주름을 부각시키고 메말라 보이게 한다. 특히, 입술에는 주름이 많기 때문에 펄감이 많은 제품보다는 윤기 있는 타입의 립 제품을 고르는 것이 현명하다.

동안의 윤기 있는 피부와 탱글한 레드 립, 노안의 푸석한 피부와 매트한 레드 립

동안 메이크업은 유난히 촉촉하게, 본인의 피부 톤이 비치도록 투명감 있게 연출하는 것이 중요하다. 그래야만 자연스러움이 더욱 강조되기 때문이다. 앞에서 언급한 펄 제품을 사용하면 화려한 촉촉함이 강조되는 반면, 윤기가 강한 제품은 피부 본연의 자연스러운 촉촉함을 강조하기 때문에 나이를 불문하고 어떤 여성에게나 어울릴 수 있다. 같은 레드 컬러 립 제품이라 하더라도 매트하고 불투명한 레드 립스틱보다는 투명감 있고 탱글한 레드 립글로스를, 피부 표현 또한 파우더를 덧발라 매트하게 연출하는 것보다는 쫀득한 볼류머를 섞어 물광 피부로 연출하는 것이 어려 보이는 데 도움이 된다.

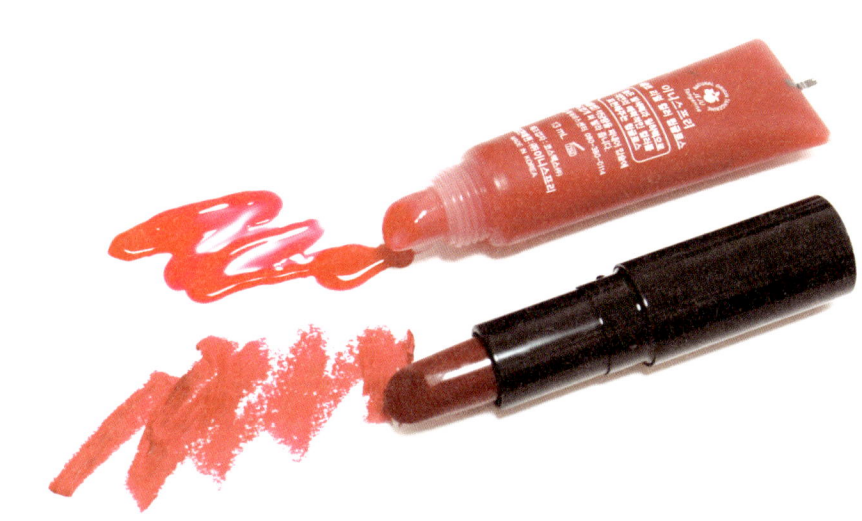

동안의 윤기 있는 피부와 탱글한 레드 립

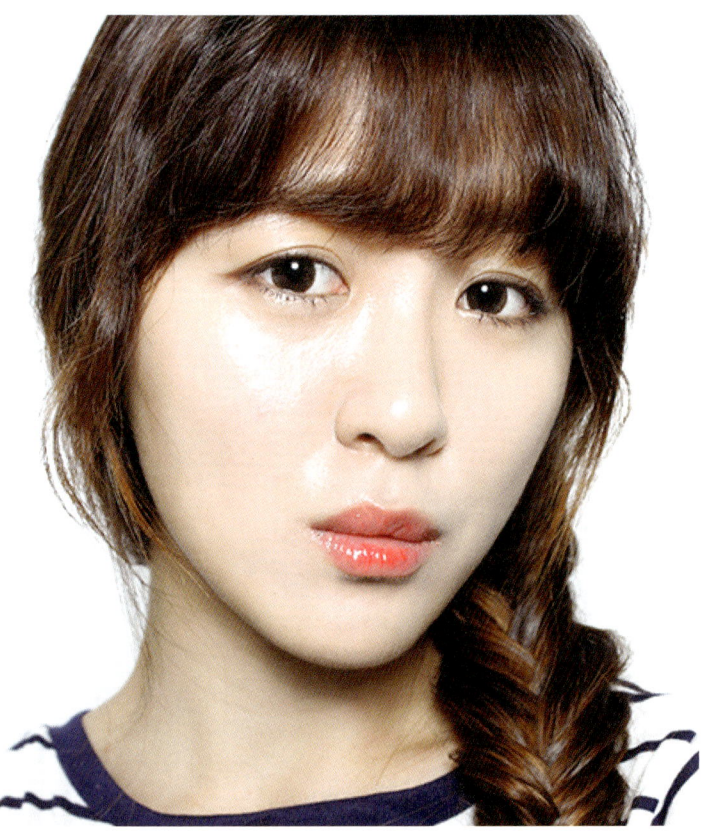

Use Cosmetic 화장품 사용 순서

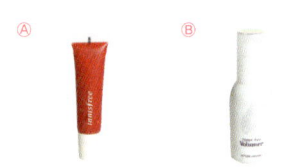

Ⓐ 이니스프리 에코 리얼 컬러 립글로스 10호 제주 동백 레드
Ⓑ 에뛰드하우스 님프 광채 볼류머 3호 꿀 광채

How to Make up 따라해보세요

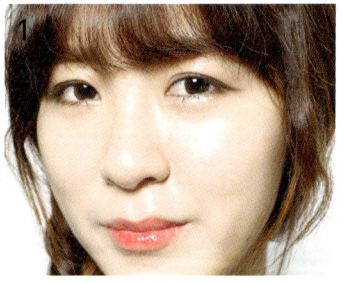

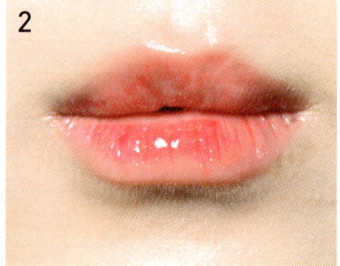

볼류머와 파운데이션을 1:2로 섞은 후, 얼굴에 전체적으로 발라 연출한 물광 베이스 메이크업이다. 물광 베이스 메이크업을 할 때에는 스펀지보다는 파운데이션 브러시를 사용하여 바르는 쪽이 더 윤기 있게 연출하기가 쉽다.

탱글탱글한 느낌의 레드 컬러 립글로스를 전체적으로 얇게 바른 후, 가운데 부분에 좀 더 도톰하게 덧바르면 중력에 의해 흘러내리면서 자연스럽게 그러데이션 된다. 투명감이 있기 때문에 본래 입술 컬러가 비쳐 자연스럽게 마무리된다.

노안의 매트한 피부와 레드 립

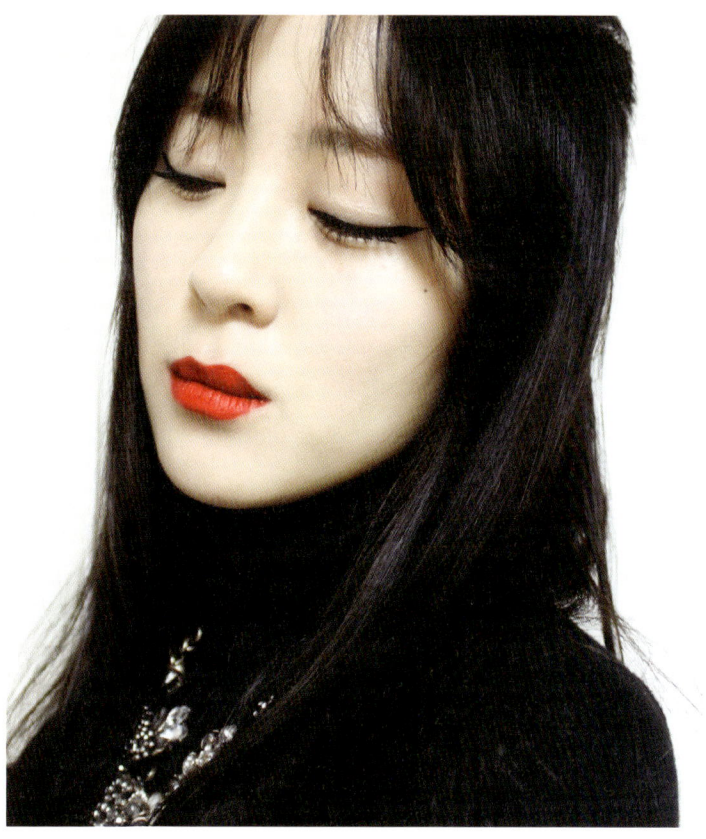

Use Cosmetic 화장품 사용 순서

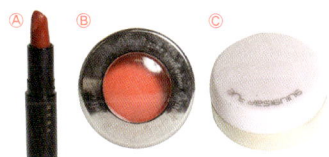

Ⓐ 헤라 로즈브리앙 클래식 레드

Ⓑ 아멜리 스텝 베이직 아이섀도 스칼렛

Ⓒ 미샤 더스타일 아트 디자이닝 캐시미어 루
스파우더 1호 라이트 베이지

How to Make up 따라해보세요

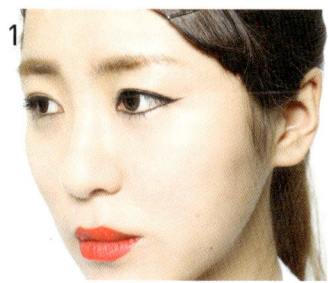

전체적으로 파운데이션을 바른 후, 루스 파우더를 덧발라 매트하게 마무리한 베이스 메이크업은 깔끔하고 커버력 있게 연출되지만, 푸석해 보이기 때문에 동안 메이크업에는 어울리지 않는다.

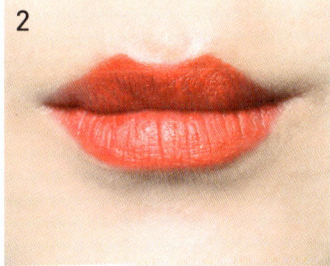

전체적으로 촉촉하지 않은 매트한 느낌의 레드 컬러 립스틱을 바른 후, 더 파우더리한 느낌을 내주기 위해 레드 컬러 아이섀도를 독톡 발라준 매트한 레드 립 메이크업이다. 아이섀도 때문에 시간이 지날수록 더 건조해져서 입술 주름이 도드라진다.

웜 톤 vs 쿨 톤?
안색을 환하게 밝혀주는 퍼스널 컬러에 대하여

메이크업 강좌 등을 들어보면 모두 한결같이 안색을 밝게 해주는 화사한 꽃 핑크 컬러를 바르라고 하는데, 똑같은 제품이라 하더라도 내가 바르면 화사함은커녕 마치 토인 같은 낯빛이 되어 버렸다거나, 발랄한 느낌이라는 오렌지 컬러 블러셔를 발랐는데 마치 황달 걸린 사람처럼 얼굴이 노랗고 칙칙하게 피부 톤이 떠버렸다거나 하는 경험이 있다면, 자신의 퍼스널 컬러를 제대로 숙지하고 있지 못하기 때문이다.

얼마 전부터 몇몇 브랜드에서는 웜 톤, 쿨 톤을 언급하며 마케팅을 하기 시작했고, 사람들은 자연히 웜 톤, 쿨 톤이 무엇인지 궁금해하기 시작했다. 하지만 하얀 피부면 쿨 톤, 까만 피부면 웜 톤이라는 잘못된 지식이나 대충 살구/오렌지 컬러가 어울리면 웜 톤, 핑크/퍼플 컬러가 어울리면 쿨 톤이라는 정도의 얕은 정보만 알고 있다면 다시 한번 되짚어보자. 자신에게 맞는 컬러를 써야 안색이 환해지고, 안색이 환해져야 좀더 동안에 가까워질 수 있을 테니까 말이다.

봄 웜 톤, 가을 웜 톤

먼저 웜 톤은, 크게 밝고 화사한 느낌의 따뜻한 파스텔 계열 컬러가 어울리는 봄 웜 톤과 좀 더 짙고 풍부한 색감의 따뜻한 계열 컬러가 어울리는 가을 웜 톤으로 나뉜다. 이 봄 웜 톤과 가을 웜 톤에서도 세부적으로 나뉘지만, 일단 이해하기 쉽도록 크게 나눠 생각해보자.

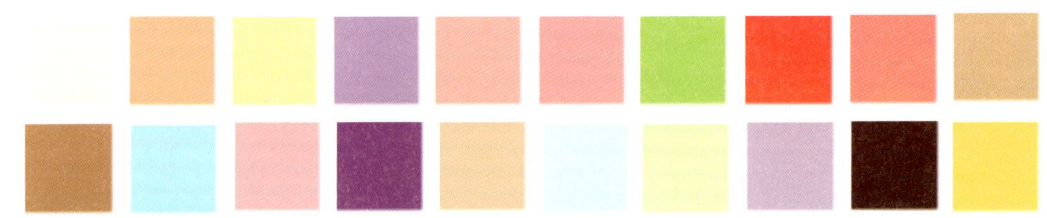

봄 웜 톤에 어울리는 컬러

우선 봄 웜 톤 타입의 연예인으로는 설리, 송혜교, 유진 등을 꼽을 수 있다. 화사하고 밝은 느낌이 나기 때문에 연예인에게 꽤 많은 타입이다. 대체적으로 따뜻한 계열, 특히 밝은 컬러들이 잘 어울린다. 화이트가 섞인 코랄 컬러(살구 빛) 립스틱이 가장 잘 어울리는 타입이 바로 이 타입이다. 반짝반짝한 골드 컬러 펄 아이섀도나 피치 빛 블러셔가 잘 어울리고, 블랙 컬러보다는 브라운 컬러 아이라이너를 사용해 메이크업 하면 예쁘다.

펄감이 예쁜 브라운 컬러 아이라이너 크리니크 크림셰이퍼 포 아이즈, 살구빛 블러셔의 원조 아오이유우 블러셔 슈에무라 글로온 m521, 연어 컬러 립스틱 미샤 환타 드림을 추천한다.

다음으로 두 번째 웜 톤 타입인 가을 웜 톤을 살펴보자. 따뜻한 계열, 특히 밝고 화사한 컬러의 봄 컬러에 비해 채도와 명도가 낮은 계열의 따뜻한 컬러가 어울린다. 차가운 컬러인 블루나 퍼플의 경우, 살짝 노란 빛이 들어가 있어야 어울리는 편이다. 유행을 타고 있는 음영 메이크업이 가장 잘 어울리고, 말린 장밋빛의 톤 다운된 로즈 컬러 립스틱이나 붉은 벽돌 빛의 버건디 컬러 립스틱이 가장 잘 어울리는 타입이다. 핑크 컬러 립스틱을 발랐을 때 둥둥 뜨면서 토인 같은 느낌이 나는 사람은 대개 이 타입이다. 가을 웜 톤의 연예인으로는 수애, 이효리, 중국 배우 탕웨이 등이 있다. 추천 화장품으로는 짙은 버건디 컬러의 립, 아멜리 플랫 립스 뱀파이어와 음영 메이크업의 필수 아이템인 맥 싱글 아이섀도 소바가 있다.

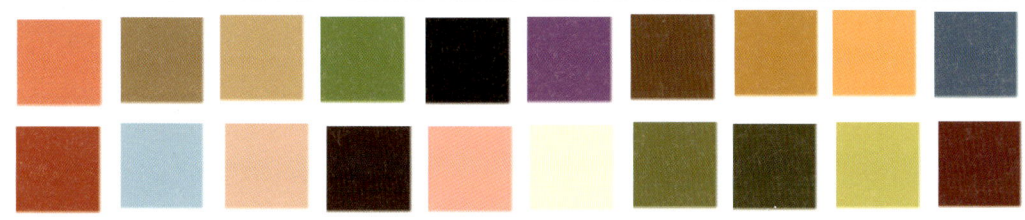

가을 웜 톤에 어울리는 컬러

여름 쿨 톤, 겨울 쿨 톤

쿨 톤 또한 밝고 시원한 느낌의 컬러가 어울리는 여름 쿨 톤과 쨍하고 확 튀는 컬러가 어울리는 겨울 쿨 톤으로 나뉜다. 한국인들 중에서는 겨울 쿨 톤의 수가 가장 적다고 하므로 알아두는 것도 좋다.

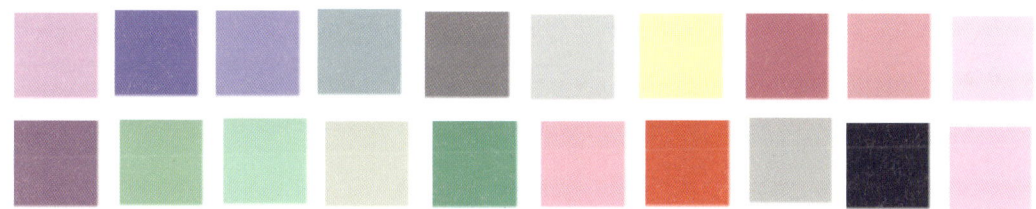

여름 쿨 톤에 어울리는 컬러

우선 여름 쿨 톤의 연예인으로는 태연, 손예진 그리고 피겨 스케이팅 선수 김연아가 있다. 봄 웜 톤처럼 밝은 컬러기 이올리지민, 봄 웜 톤에 비해 쿨한 느낌의 시원한 컬러들이 더 살 어울린다.
오렌지나 코랄 계열의 따뜻한 컬러는 어울리지 않는 타입이다. 오렌지 컬러 블러셔를 발랐을 때 볼만 따로 놀고 얼굴이 노랗게 뜨는 느낌이 든다면 대개 이 타입이다. 그 대신 투명한 느낌의 핑크 컬러 블러셔나 립스틱이 가장 잘 어울리는 타입이며, 연보랏빛 블러셔도 잘 어울린다. 골드 펄감의 제품보다는 화이트 펄감의 아이섀도를 사용하는 것이 좋다. 추천 화장품으로는 화사한 연보라 컬러 블러셔, 맥 블러셔 풀 오브 조이와 핑크빛 틴트의 대표격인 베네피트 포지틴트가 있다.

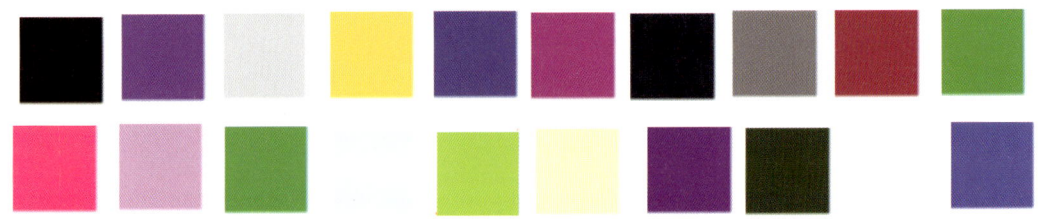

겨울 쿨 톤에 어울리는 컬러

앞과 같이 핑크를 고를 때에도 웜 톤에게 어울리는 핑크가 있고, 쿨 톤에게 어울리는 핑크가 있다. 웜 톤이라면 보랏빛이 도는 딸기 우유 핑크보다는 코랄 빛이 도는 따뜻한 핑크 컬러를 사용하는 쪽이 더 얼굴을 살려 마지막 타입인 겨울 쿨 톤은 여름 쿨 톤과 같이 차가운 색이 어울리는 편이지만, 대체적으로 여름 쿨 톤에 비해 진한 컬러가 어울리고, 고채도, 고명도의 형광 컬러도 무난히 소화하는 타입이다. 남들에게 잘 어울리지 않는 핫 핑크 계열 컬러가 매우 잘 어울리는 타입이며, 4가지 타입 중 블랙 컬러가 가장 잘 어울리는 타입이다. 연예인으로는 김혜수, 선우선 등이 있다.

모발이나 눈동자의 컬러가 진한 편이라 인상이 강한 느낌이 들기 때문에 아이섀도를 이것저것 쓴 아이 메이크업보다는 아이라인으로 눈매를 확실히 강조한 메이크업이나 핫 핑크 또는 레드 컬러로 립을 강조한 차도녀 메이크업이 잘 어울리는 타입이다. 추천 화장품으로는 시크한 느낌의 블랙 아이라이너인 토니모리 백스테이지 젤 아이라이너 블랙과 강남 핑크로 립 포인트를 확실하게 표현할 수 있는 슈에무라 루즈 언리미티드 슈프림 매트 M pk 376이 있다.

이렇게 타입마다 어울리는 컬러들이 따로 있기 때문에 자신의 타입에 맞는 컬러들로 메이크업하면 훨씬 화사한 안색을 얻을 수 있다. 여름 쿨 톤에 어울리는 옅은 핑크 컬러를 가을 웜 톤인 사람이 바르면 토인 같은 느낌이 되어 버리는 것도 이 때문이다.

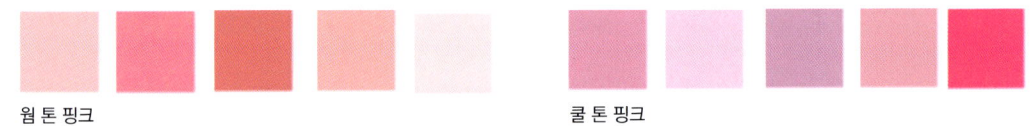

웜 톤 핑크   쿨 톤 핑크

핑크를 고를 때에도 웜 톤에 어울리는 핑크가 있고, 쿨 톤에 어울리는 핑크가 있다. 웜 톤이라면 보랏빛 도는 딸기 우유 핑크보다는 코랄 빛이 도는 따뜻한 핑크 컬러를 사용하는 쪽이 더 얼굴을 살리는 메이크업을 할 수 있다.

연예인이 사용했다거나 유행하는 제품이라고 해서 반드시 그 제품을 고집하기보다는 자신에게 맞는 비슷한 컬러로 대체하는 센스도 필요하다. 무엇보다 동안 메이크업을 할 때에는 화사한 얼굴빛이 동안을 만드는 데에 큰 도움이 되므로, 자신의 퍼스널 컬러를 찾아 어울리는 컬러로 메이크업하는 것이 무엇보다 중요하다고 할 수 있다.

롱래시 마스카라만으로
볼륨 있는 속눈썹 연출하기

웬지 풍성하고 볼륨 있는 속눈썹을 연출하고 싶은 날이 있다. 하지만 인조 속눈썹은커녕 집에 롱래시 마스카라 딱 한 자루밖에 없다면? 사러 나갈 시간도 없고 돈도 없다면? 그럴 때에는 포기하지 말고, 고민하지 말고 파우더 하나만 준비하자. 투명한 루스 파우더면 더욱 좋겠지만, 일반적으로 사용하는 살색의 파우더라도 상관없다. 파우더 하나만 있다면, 롱래시 마스카라만으로 볼륨 마스카라를 사용한 듯한 풍성한 속눈썹을 간단하게 연출할 수 있다.

How to Make up 따라해보세요

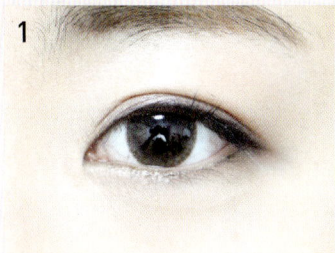

1

뷰러로 속눈썹을 집어 꼼꼼하게 컬링해 둔다.

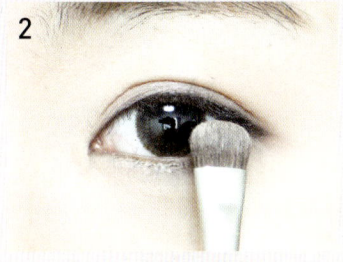

2

아무 브러시나 괜찮다. 브러시에 파우더를 적당히 묻혀 속눈썹 아래쪽을 위주로 톡톡 털어주듯 파우더를 바른다. 속눈썹 위쪽에 바르면 눈을 감았을 때 흰색의 파우더가 보일 수 있으므로 속눈썹 아래쪽을 중심으로 바르는 것이 좋다.

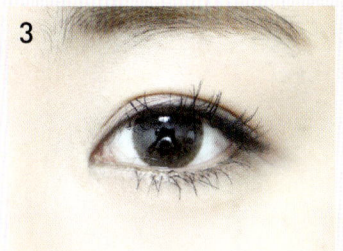

3

그런 다음, 롱래시 마스카라를 속눈썹에 꼼꼼히 덧바른다. 속눈썹에 파우더가 묻어 통통해지고, 통통해진 속눈썹을 마스카라 액이 확실하게 코팅하는 원리이다. 이렇게 하면 롱래시 마스카라 하나만으로 속눈썹을 볼륨 있게 연출할 수 있다.

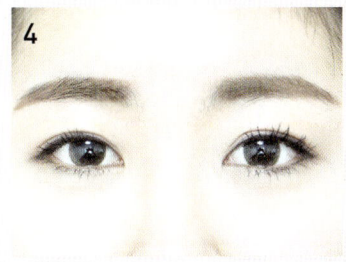

4

왼쪽은 파우더를 바르지 않고 롱래시 마스카라만 바른 쪽이고, 오른쪽은 파우더를 바른 후에 롱래시 마스카라를 덧바른 쪽이다. 눈에 확실하게 띌 만큼 효과는 탁월하다. 볼륨 마스카라, 더 이상 사지 않아도 된다.

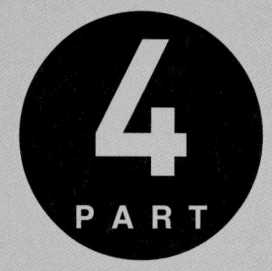

매일매일 바뀌는
동안 메이크업

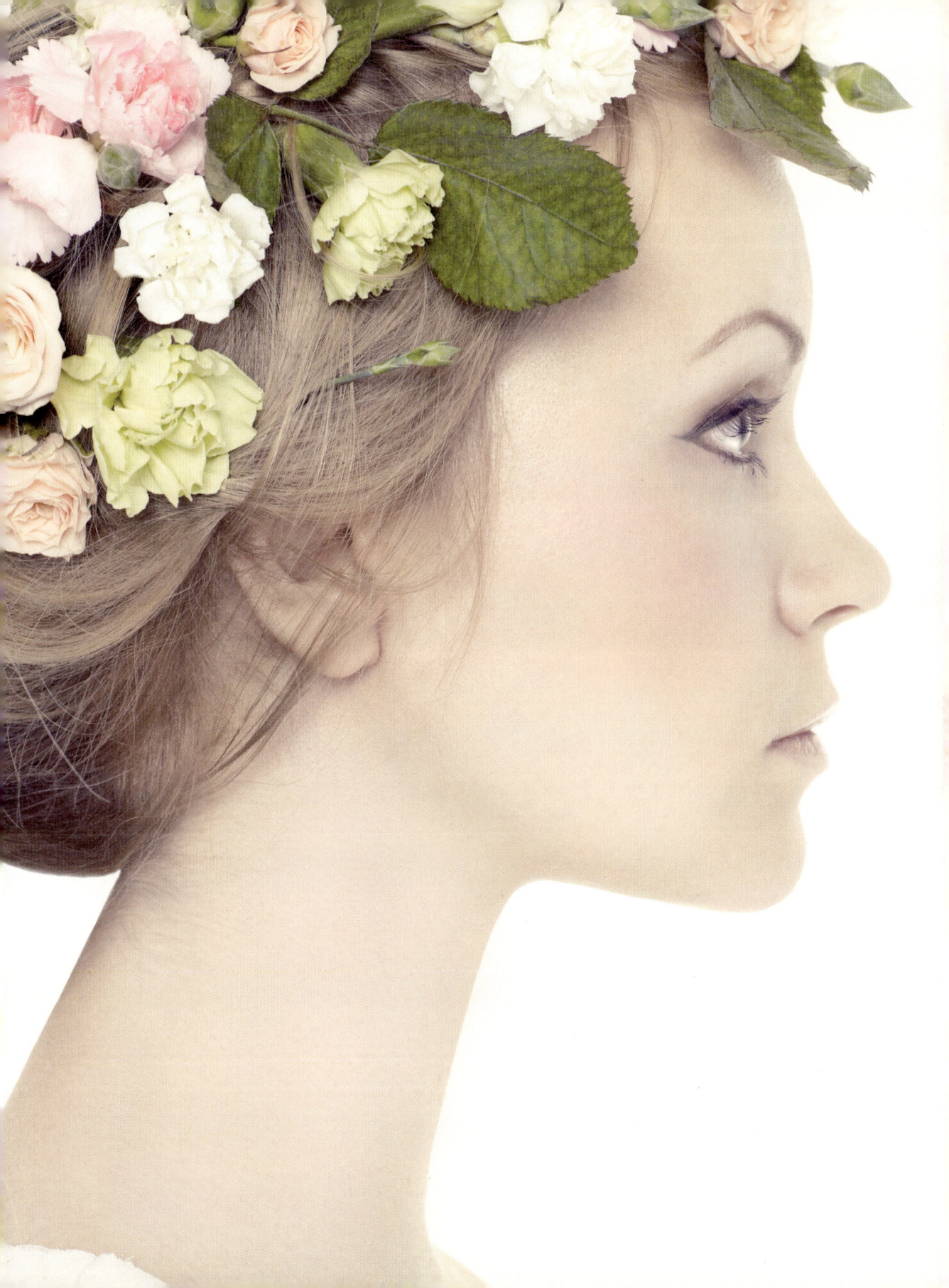

| 1 |

화장이 어색한 **10대 후반~20대 초 · 중반**을 위한 메이크업

이번 장은 수능에 찌들어 진해진 다크서클에 피부 관리도 못한 채 푸석한 피부로 대학에 입학하는 새내기에서부터, 점점 다가오는 20대 후반이 두려운 여성들을 위해 마련했다. 본래 가지고 있는 생기를 한층 업시켜주는 동안 메이크업이다. 지금 가진 젊음, 잃지 말자!

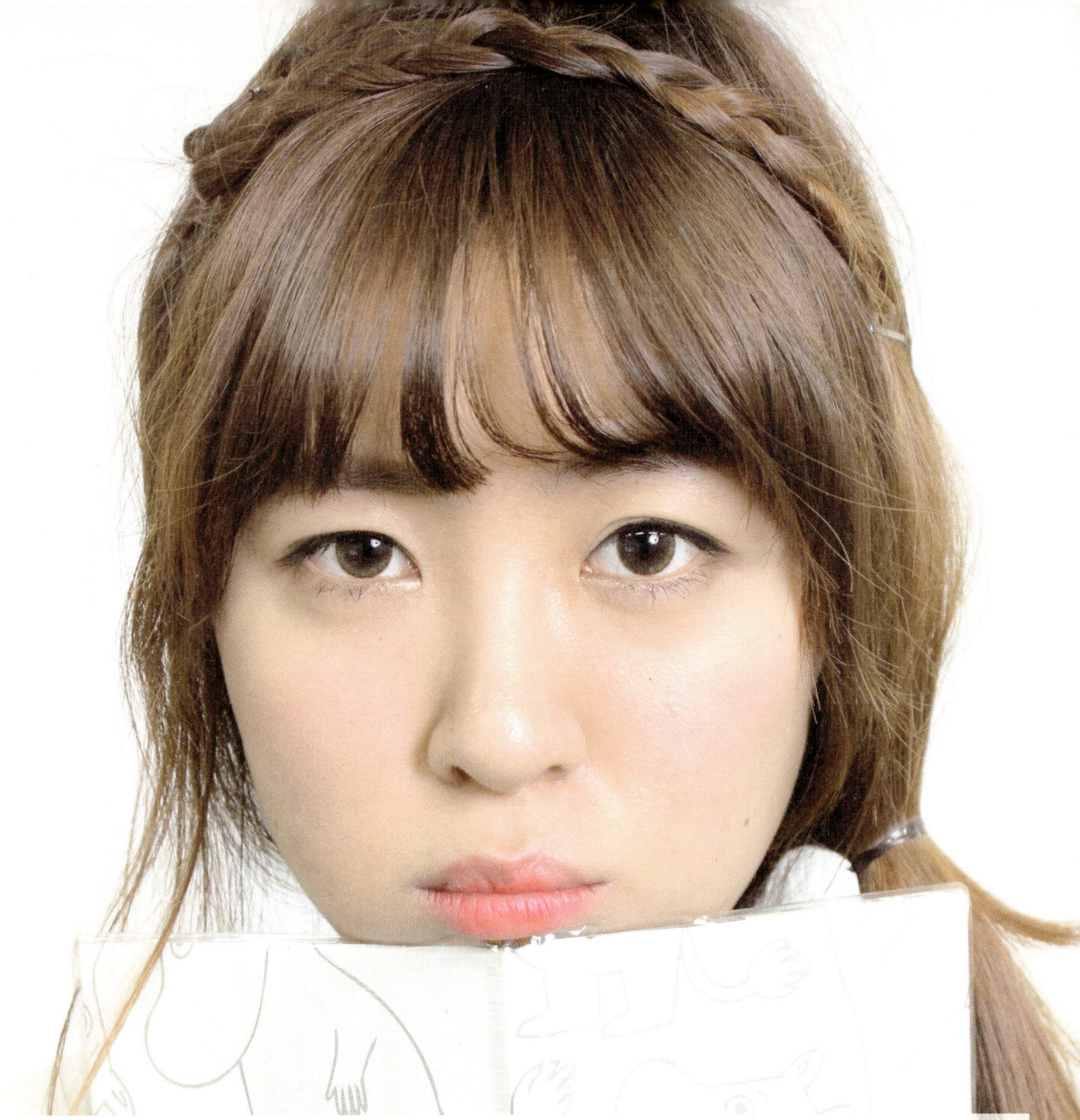

내추럴

진한 메이크업은 잘하지도 못하고 어울리지도 않는데, 그렇다고 메이크업을 안 하기에는 내 생얼은 너무 예의 없는 수준이라서 고민이라면? 자연스러운 것이 좋아서 비비 크림만 발랐는데 얼굴의 그림자가 사라져 오히려 생얼보다 더 밋밋하고 얼굴이 더 커 보이는 불상사를 겪어본 적이 있다면? 메이크업을 시작한 지 얼마 안 되어 어려운 메이크업은 불가능하다면? 그런 사람들을 위한 자연스럽고도 자연스러운 메이크업을 소개한다. 너무 자연스럽기 때문에 "나는 생얼부터 예뻐!"라고 하면서 둔한 남자 친구를 속여 볼 수도 있는 고마운 메이크업이다. 전체적으로 과한 색조는 배제하면서도 약간의 붉은 기를 남겨두는 것이 이 메이크업의 포인트이다. 그 약간의 붉은 기가 밋밋한 메이크업에 생기를 불어넣어 줄 것이다.

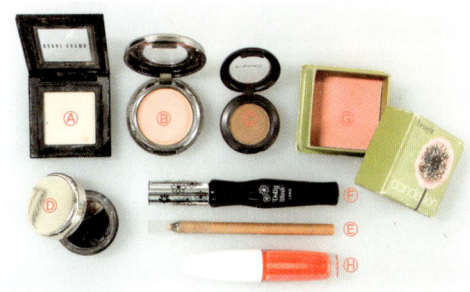

Ⓐ 아이보리 컬러 아이섀도 : 바비 브라운 본

Ⓑ 옅은 코랄 컬러 아이섀도 : 아멜리 스텝 베이직 아이섀도 살몬 글로 237

Ⓒ 베이지 브라운 컬러 아이섀도 : 맥 소바

Ⓓ 블랙 아이라이너 : 미샤 투인원 피틴 아이즈 젤 라이너 01 블랙 트윙클

Ⓔ 베이지 펄 펜슬 아이라이너 : 바닐라코 딥 더 아이즈 스파클 아이라이너 펜슬 스파클 베이지

Ⓕ 마스카라 : 돌리 윙크 롱 마스카라 2 블랙

Ⓖ 핑크 컬러 블러셔 : 베네피트 박스 오 파우더 단델리온

Ⓗ 레드 컬러 틴트 : 더페이스샵 러블리 믹스 틴트 01 체리 에이드

How to Make up 따라해보세요

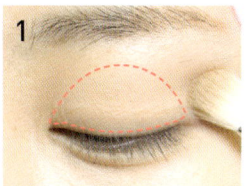

눈두덩에 전체적으로 Ⓐ를 바른다. 펄이 들어간 아이섀도를 사용하면 자연스러운 느낌이 사라지므로 펄이 없는 아이섀도를 고르는 것이 중요하다.

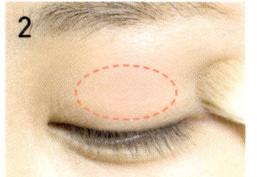

눈두덩 가운데에 Ⓑ를 발라 살짝 붉은 기가 올라오도록 연출한다. 붉은 기 때문에 생기 있게 표현되고 눈두덩 살도 좀 더 통통하게 올라와 보이는 효과가 있다.

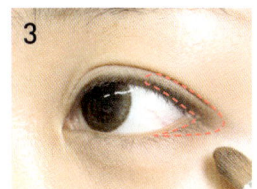

Ⓒ를 눈 뒤를 감싸듯이 발라 자연스럽게 음영을 넣는다.

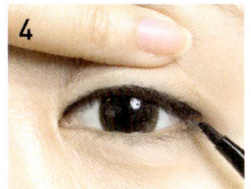

Ⓓ로 기본 아이라인을 그린 후, 눈꼬리는 5mm 정도 길이로 자연스럽게 뺀다.

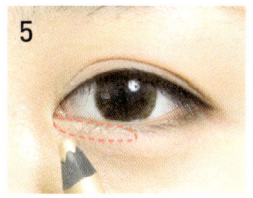

포인트로 Ⓔ를 눈 앞머리에 발라 밋밋한 느낌을 보완한다. 화이트 컬러보다는 웜 핑크 컬러나 베이지 컬러가 좀 더 자연스럽다.

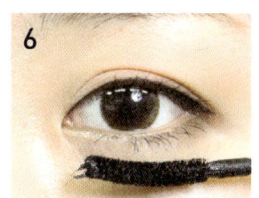

마스카라를 발라 속눈썹을 자연스럽게 강조한다.

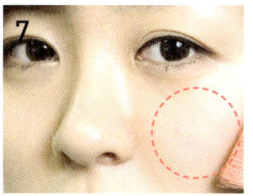

자연스러운 핑크 컬러 블러셔를 볼 가운데에 둥그렇게 바른다. 너무 발색이 진해지지 않도록 야리야리하게 발라야 자연스러운 느낌으로 연출된다.

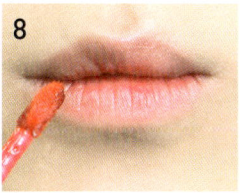

Ⓗ를 입술 전체에 얇게 발라 자연스럽게 붉은 입술을 연출한다. 너무 진해지지 않도록 조심한다.

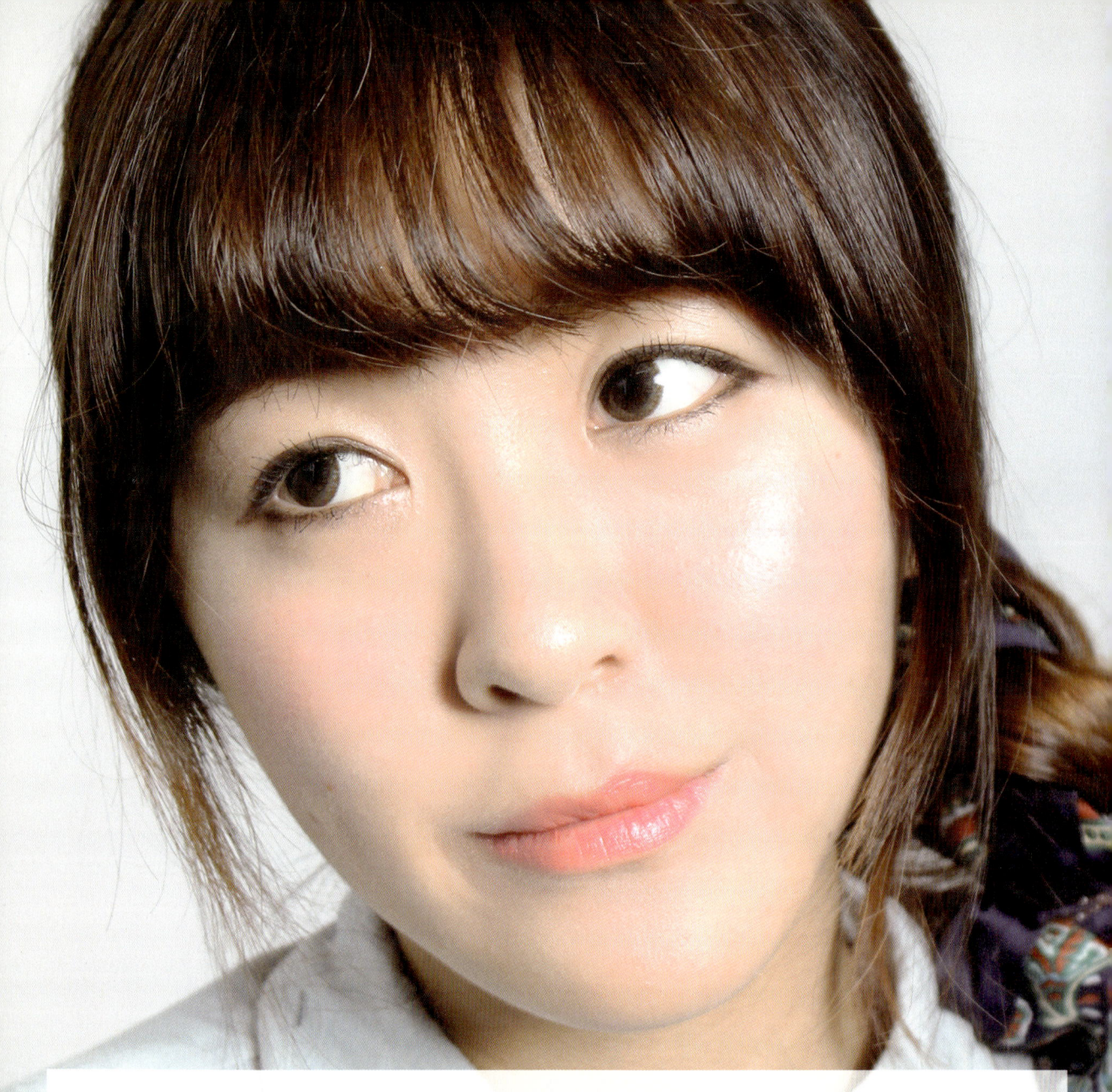

미스 심플(Miss Simple)

보이시한 느낌의 친구 S가 한 명 있다. 커다란 안경을 끼고 다니고, 화장 한 자신의 얼굴이 어색해서 매번 포기하는 그런 친구이다. 정말 어렸을 때야 선크림도 안 바르고 맨 얼굴로 밖에 나가도 뽀송뽀송 탄력 있는 피부, 발그레한 볼, 촉촉한 입술을 자랑할 수 있었지만, 나이를 먹어 갈수록 맨 얼굴로 밖에 나가는 것은 상당한 용기가 필요하다. 진짜 어릴 때와 달리 이제는 정말 메이크업을 해야 어려 보이는 나이가 되었고, "화장 좀 하고 다녀"라는 엄마의 말에 메이크업을 좀 시작해볼까 고민해 본다. 하지만 여태 메이크업을 해본 적이 없으므로 가지고 있는 화장품도 얼마 없고, 뭘 따라해 보려고 해도 어렵기만 해서 다시 메이크업을 포기하게 됐던 경험을 가진 이런 S 같은 여성은 사실 꽤 많다.

S 같은 여성들을 위해 몇 가지 화장품으로 간단하게 할 수 있는 메이크업을 소개한다. 브라운 컬러 아이라이너, 아이보리 컬러 아이섀도, 옅은 핑크 컬러 립스틱, 마스카라만 있으면 간단하게 메이크업을 끝낼 수 있다.

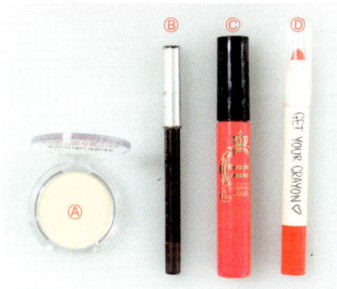

Ⓐ 브라운 컬러 아이라이너 : 바닐라코 스타일 아이라이너 초콜릿 브라운

Ⓑ 아이보리 컬러 아이섀도 : 캔디돌 치크 컬러 크림 베이지

Ⓒ 마스카라 : 키스 미 히로인 롱 앤 컬 마스카라

Ⓓ 촉촉한 제형의 핑크 컬러 립 : 아바마트 벨레미 겟 유어 크레용 01 러브 픽션

How to Make up 따라해보세요

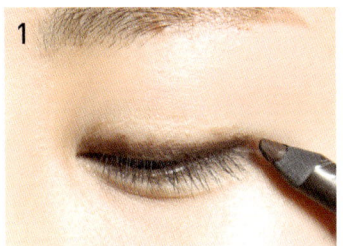

Ⓐ를 사용해 쌍꺼풀 라인에 아이라인을 두툼하게 그린다. 아이라이너는 부드럽게 잘 퍼지는 제형을 선택하는 것이 좋다. 워터 프루프 아이라이너를 사용할 경우, 마르기 전에 다음 과정으로 진행하는 것이 중요하다.

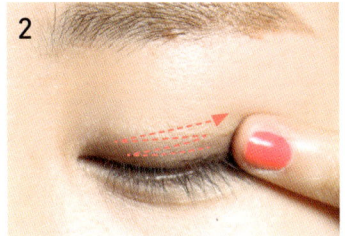

아이라인이 마르기 전에 손가락을 좌우로 문질러 아이섀도를 바른 것 같은 효과를 준다.

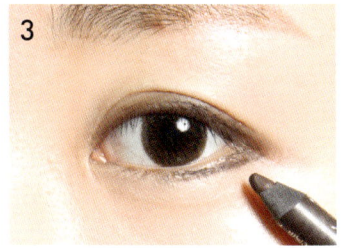

순하게 처져 보이는 눈매를 만들기 위한 과정이다. 언더 애교 살 뒤쪽에도 눈의 반 정도 길이로 Ⓐ를 사용해 도톰하게 아이라인을 그린다.

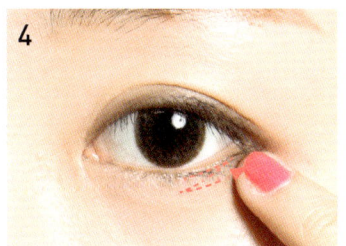

마찬가지로 손가락을 이용해 아이라인을 좌우로 부드럽게 펴준다.

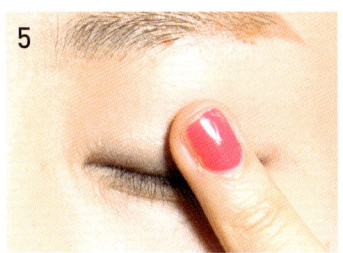

Ⓑ를 눈두덩에 전체적으로 바른다. 눈두덩에 입체감을 줌과 동시에 과정 2에서 바른 브라운 아이라이너 덕분에 그러데이션 효과를 노릴 수 있다.

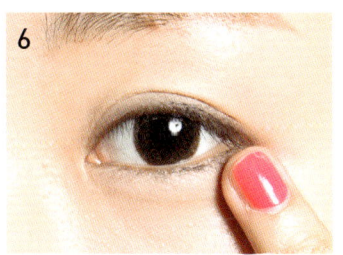

애교 살에도 전체적으로 Ⓑ를 바른다. 이때, 가운데 부분만 한 번 더 덧바르면 좀 더 입체적인 애교 살을 표현할 수 있다.

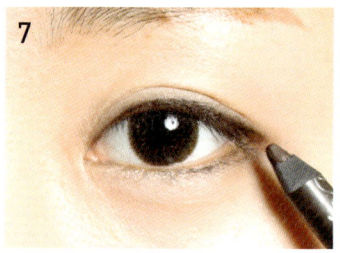

7

다시 Ⓐ를 사용해 너무 두껍지 않게 기본 아이라인을 그린다.

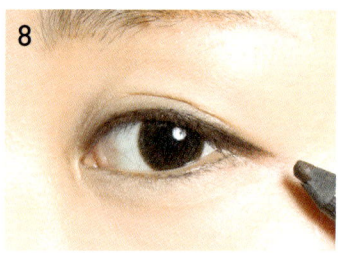

8

눈꼬리는 살짝 처지는 느낌으로 아래를 향해 5mm 정도로 그어준다.

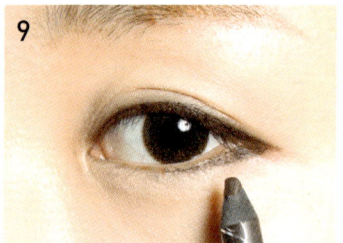

9

과정 8에서 그린 눈꼬리와 이어서 눈 뒤쪽 반 정도에만 두툼하게 언더 라인을 그린다.

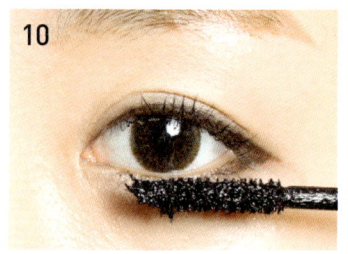

10

속눈썹을 컬링한 후 마스카라를 발라 마무리한다. 전체적으로 살짝 심심한 느낌의 메이크업이기 때문에 마스카라로 속눈썹을 확실히 강조해주는 것이 좋다.

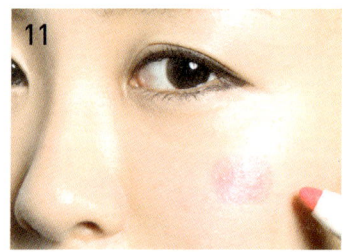

11

블러셔는 따로 제품을 사용하지 않고, 립 제품을 사용해 컬러를 통일시킨다. 먼저 Ⓓ를 볼에 둥글게 바른다.

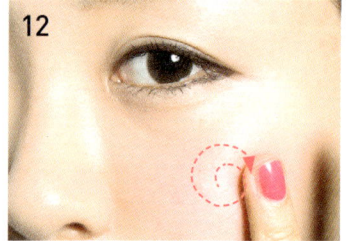

12

깨끗한 손가락으로 안에서 바깥쪽으로 둥글게 두드리며 퍼뜨리는 느낌으로 바른다. 적당한 윤기 덕분에 좀 더 탱탱해 보이는 빰이 완성된다.

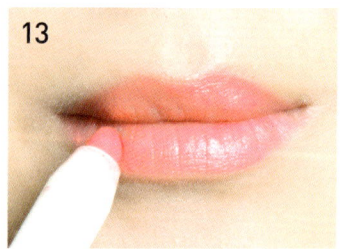

13

립은 블러셔와 마찬가지로 자연스러운 핑크 컬러인 Ⓓ를 전체적으로 발라 마무리한다.

오렌지 빛 미스 심플

앞에서 소개한 화장품이 별로 필요하지 않은 간단한 메이크업인 미스 심플은 사용했던 핑크빛 립 제품과 브라운 아이라이너가 아닌, 오렌지 빛 립스틱과 블랙 아이라이너 등 컬러를 바꿔도 간단하게 연출할 수 있다는 것이 장점이다. 핑크빛 립과 치크에 비해 오렌지 빛 립과 치크는 좀 더 발랄한 느낌을, 블랙 아이라이너는 브라운 컬러보다 좀 더 또렷한 눈매를 선사한다. 미스 심플과 똑같은 방법으로 메이크업하면 된다.

투명한 제형의 촉촉한 오렌지 컬러 립 : 페리페라 페리스 틴트 크레용 프루티 오렌지
블랙 아이라이너 : 크리니크 크림 셰이퍼 포 아이즈 블랙 다이아몬드

How to Make up 따라해보세요

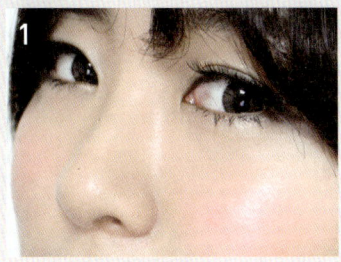

블랙 아이라이너를 쌍꺼풀라인에 발라 스머징한 후, 다시 한번 기본 아이라인을 그려 마무리한 아이 메이크업이다. 오렌지 빛 립 제품을 발라 윤기 나는 치크를 연출했다.

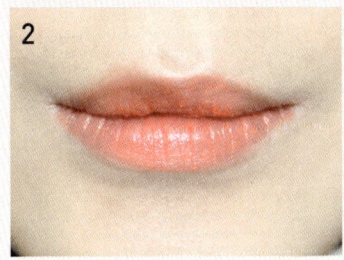

핑크빛 립 제품에 비해 오렌지 빛 립 제품은 좀 더 발랄한 분위기를 풍긴다. 촉촉하고 투명감 제품을 선택하는 것이 좋다.

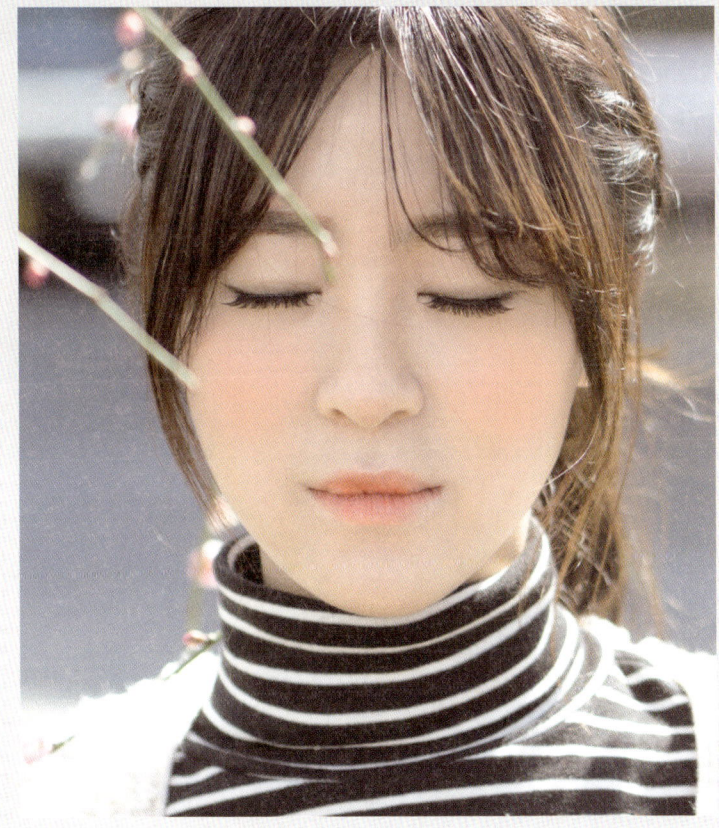

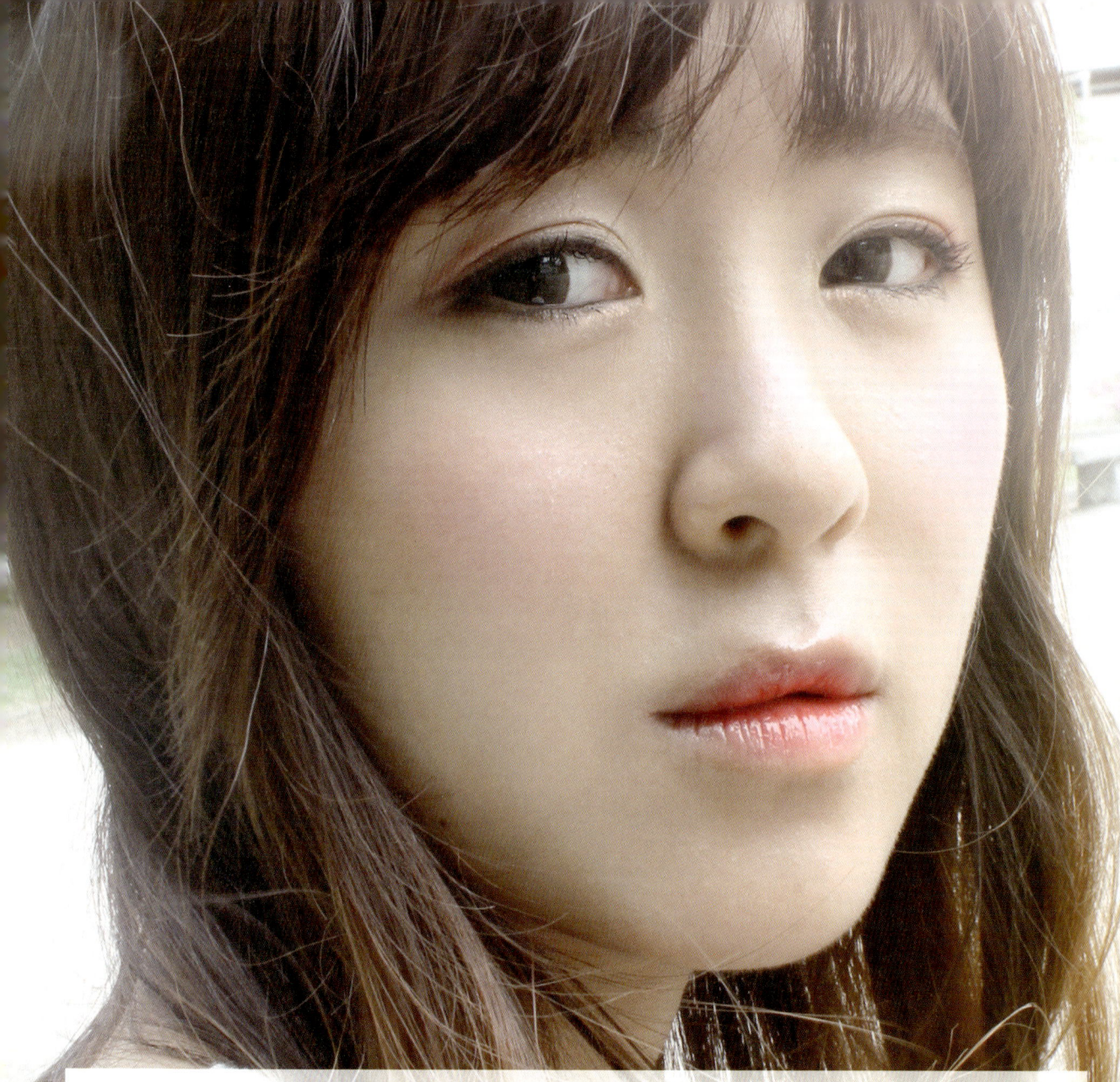

첫 미팅, 훈남 눈에 들기 위한 블링블링 메이크업

시머링

대학에 처음 입학해 맞이하는 봄. 벚꽃 휘날리는 봄에는 역시 친구들끼리 삼삼오오 모여서 미팅을 해야 하는 법. 하지만 어떤 미팅을 가나 훈남은 기껏해야 한 명 뿐이다. 심지어 친구들까지 침을 흘리며 그 훈남만을 노리고 있는데……. 빡세게 치장한 친구들 사이에서 돋보여 훈남을 차지하려면 고등학교 때 그렸던 두꺼운 아이라인은 과감히 버려야 한다. 눈이 커 보일 것이라고 생각하여 열심히 그린 블랙 아이라인은 시간이 지남에 따라 까만 눈꼽이 될 것이고, 훈남은 당신의 까만 눈꼽을 보고 몸서리치며 떠날 것이다.

사랑스러운 하트 모양 핑크 컬러 볼, 눈을 깜빡일 때마다 빛을 받아 반짝이는 눈가, 그리고 촉촉한 그러데이션 입술……. 이 3박자만 갖추고 있다면 훈남을 차지하는 것은 의외로 쉬운 일이 될 것이다. 마치, 노래 가사처럼. "봄바람 휘날리며~ 흩날리는 벚꽃 잎이~ 울려 퍼질 이 거리를 둘이 걸어요~"

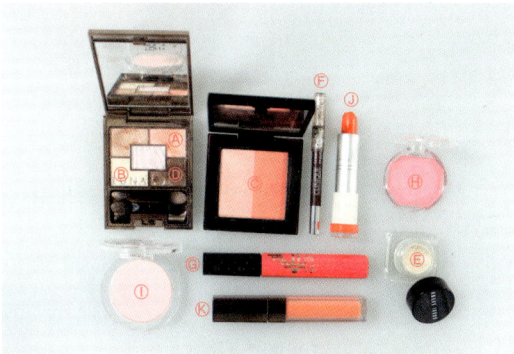

Ⓐ **연핑크빛 아이섀도** : 루나솔 오로라이즈드 아이즈 02 라이트 베리에이션
Ⓑ **옅은 골드 빛 아이섀도** : 루나솔 오로라이즈드 아이즈 02 라이트 베리에이션
Ⓒ **코랄 핑크 빛 아이섀도** : 빅토리아 시크릿 블러시 하이라이터 듀오 백스테이지
Ⓓ **브라운 아이섀도** : 루나솔 오로라이즈드 아이즈 02 라이트 베리에이션
Ⓔ **핑크 및 펄 섀도** : 바비 브라운 메탈릭 롱웨어 크림 아이섀도 13 오팔
Ⓕ **브라운 컬러 아이라이너** : 크리니크 크림 셰이퍼 포 아이즈 초콜릿 러스터
Ⓖ **마스카라** : 키스 미 히로인 롱 앤 컬 마스카라
Ⓗ **핑크빛 치크** : 캔메이크 크림 치크 03 스트로베리 휩
Ⓘ **연핑크빛 치크** : 토니모리 크리스털 블러셔 01 밀키 핑크
Ⓙ **짙은 코랄 컬러 립스틱** : 이니스프리 크리미틴트 립스틱 04 상큼한 칵테일 오렌지
Ⓚ **펄 립글로스** : 루나솔 풀 글래머 글로스 N 17 소프트 코랄

How to Make up 따라해보세요

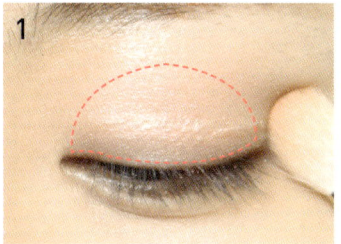

1

눈두덩 가운데에 넓게 2~3번 쓸어가면서 Ⓐ를 발라준다. 브러시로 야리야리한 느낌이 나도록 발라주는 것이 좋다.

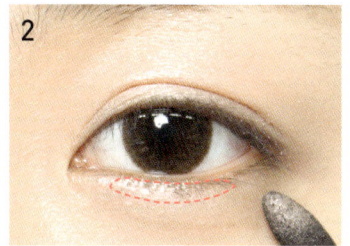

2

애교 살 가운데에 Ⓐ를 발라주되, 팁을 사용해서 눈두덩에 발랐던 것보다는 조금 짙게 발라 펄감이 강조되도록 한다.

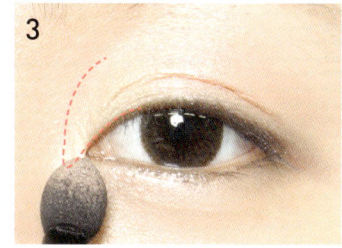

3

Ⓑ를 눈두덩 앞에서 눈 앞의 코너까지 이어서 발라준다.

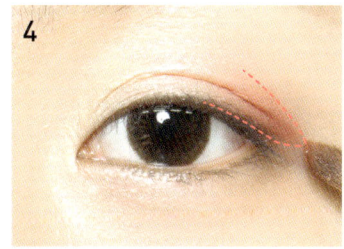

4

앞서 발랐던 Ⓐ와 자연스럽게 그러데이션되도록 Ⓒ를 눈두덩 뒤쪽 1/3 정도에 발라준다. 본인의 눈꼬리 길이보다 3~4mm 정도 넘어 가도록 길게 발라주어야 답답해 보이지 않는다.

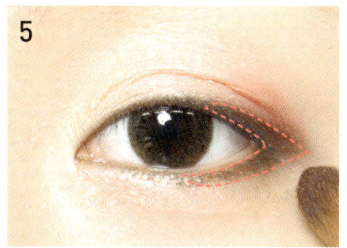

5

Ⓓ를 사용해 눈두덩 뒤쪽부터 눈 언더 뒤쪽까지 이어 V 모양으로 눈매를 막아주듯이 발라준다. 너무 진하거나 두껍지 않게 발라주는 것이 포인트이다. 진하거나 두껍게 바르고 나면 번졌을 때 흉해진다.

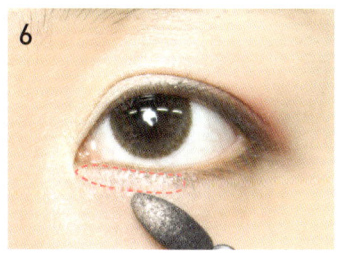

6

Ⓔ를 애교 살의 앞부분에 발라 펄감을 강조한다. 핑크빛 펄 제품이 없다면 일단 화이트 펄 글리터나 눈물 라이너 등을 사용해도 된다.

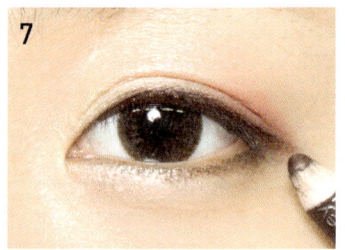

7

블랙보다는 브라운 아이라인이 부드러운 느낌이 나기 때문에 추천한다. Ⓕ를 사용해 기본 라인을 그려준다.

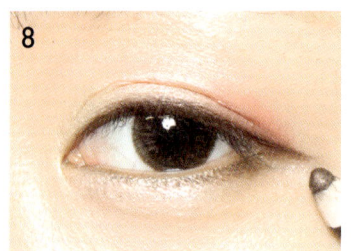

8

전체적으로 밝은 아이섀도를 사용했기 때문에 눈이 살짝 작아 보일 수도 있다. 아이라인 꼬리를 눈 동선에 맞춰 5mm 정도 뒤로 길게 빼줘 눈이 작아 보이는 것을 보완한다.

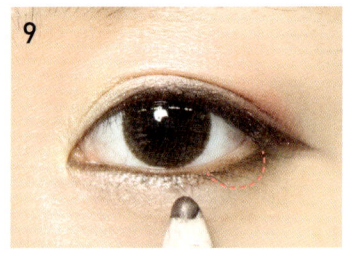

9

남자들은 순한 강아지상을 좋아한다. 살짝 처진 눈매를 만들기 위해 언더 점막의 뒷부분 1/3 정도만 빼고 앞부분을 채워준다. 뒤로 갈수록 언더 라인이 밑으로 빠지기 때문에 살짝 처진 느낌의 순한 눈매가 연출된다.

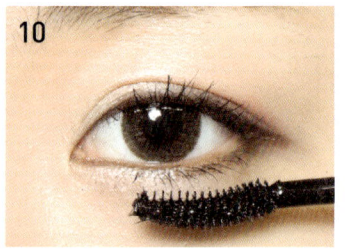

10

마스카라로 속눈썹을 강조하여 마무리한다.

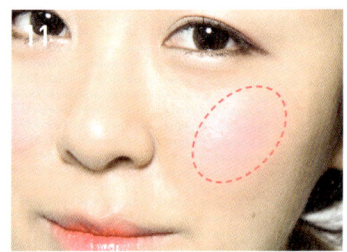

11

발랄한 핑크 컬러인 Ⓗ를 볼의 옆쪽에 타원형 사선으로 발라준다. 컬러 자체가 발랄하기 때문에 앞쪽에 둥글게 바르면 살짝 유치해 보일 수 있으므로 사선으로 발라준다.

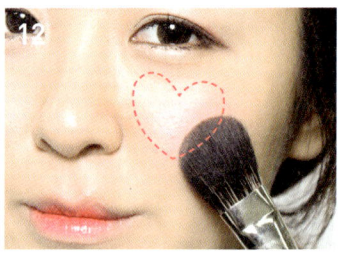

12

연핑크빛 치크인 Ⓘ를 앞 볼 부분에 하트 모양으로 발라준다. 자연스럽게 볼을 밝혀주면서도 은근하게 귀여운 느낌을 낼 수 있다. 티가 많이 나지 않도록 화이트가 섞인 옅은 핑크 컬러를 선택하는 것이 좋다.

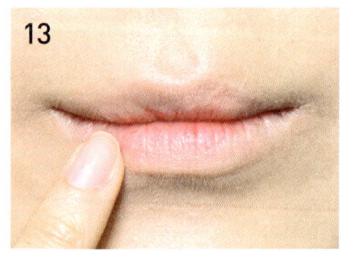

13

입술 라인에 컨실러를 두드려 발라 외곽의 색을 없애준다.

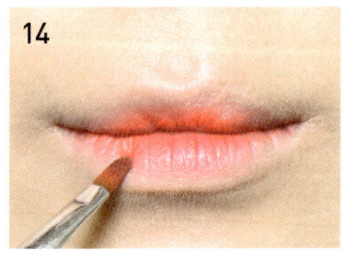

14

Ⓙ를 그러데이션하여 발라준다. 짙은 코랄이 아닌 핑크빛 립스틱을 골라도 예쁘다.

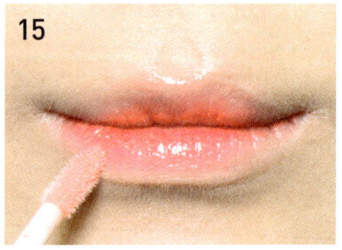

15

전체적으로 Ⓚ를 발라 반짝이는 입술을 연출한다.

립스틱과 펄 베이스로
윤기 나는 뺨 연출하기

짜르르한 펄감과 함께 윤기 도는 뺨은 일반적인 가루 타입 블러셔보다는 촉촉한 크림 치크를 사용해야 연출하기가 쉽다. 하지만 원하는 컬러의 크림 치크가 없다면 어떻게 해야 할까? 답은 간단하다. 립스틱을 치크로 연출하는 것이다. 촉촉한 제형의 립스틱만 사용해도 좋지만, 립스틱에 펄 베이스를 믹스하면 볼륨감 있는 크림 치크로 사용할 수 있다.

붉은 컬러의 립스틱 : 슈에무라 루즈 언리미티드 rd 160
펄 베이스 : 맥 스트롭 크림

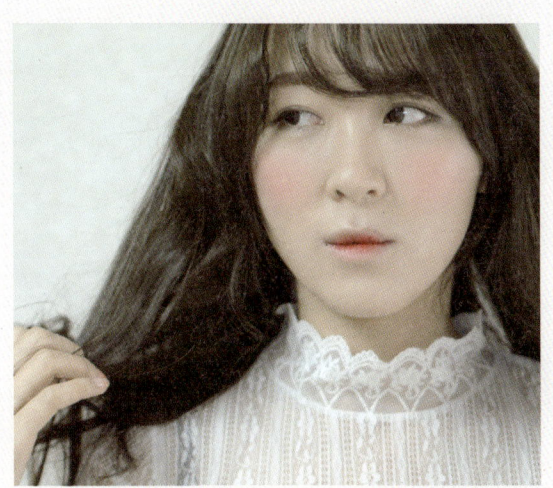

How to Make up 따라해보세요

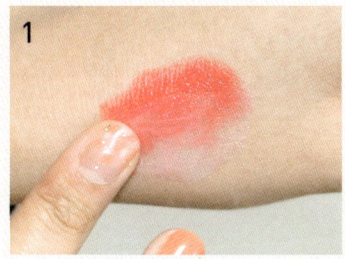

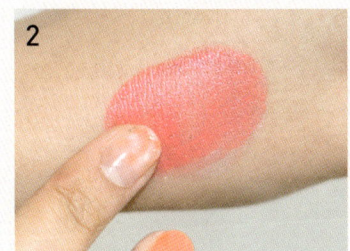

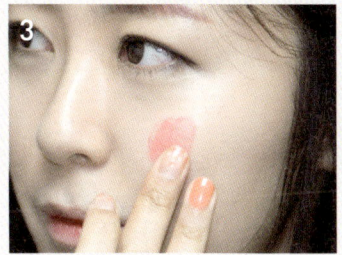

원하는 컬러의 립스틱과 펄 베이스를 소량 덜어 믹스한다. 이때 매트한 타입의 립스틱은 고루 섞이지 않아 얼룩질 수 있기 때문에 조금 촉촉한 제형의 립스틱을 사용할 것을 추천한다.

골고루 믹스하면 자잘한 펄감이 도는 크림 치크가 만들어진다. 펄 베이스가 섞이면 발색이 옅어져 진한 립스틱도 연하게 발색할 수 있다.

뺨에 콕콕 찍어 손가락으로 두드리듯 바른다. 퍼뜨릴 때에는 깨끗한 손가락으로 해야 양을 조절하기가 수월하다.

 MakeUp **TIP**

처음부터 진하게 바르는 것보다는 옅게 한 번 바르고, 부족하다 싶을 때 덧바르는 것이 좋다.

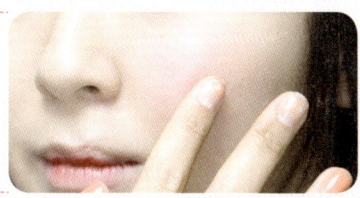

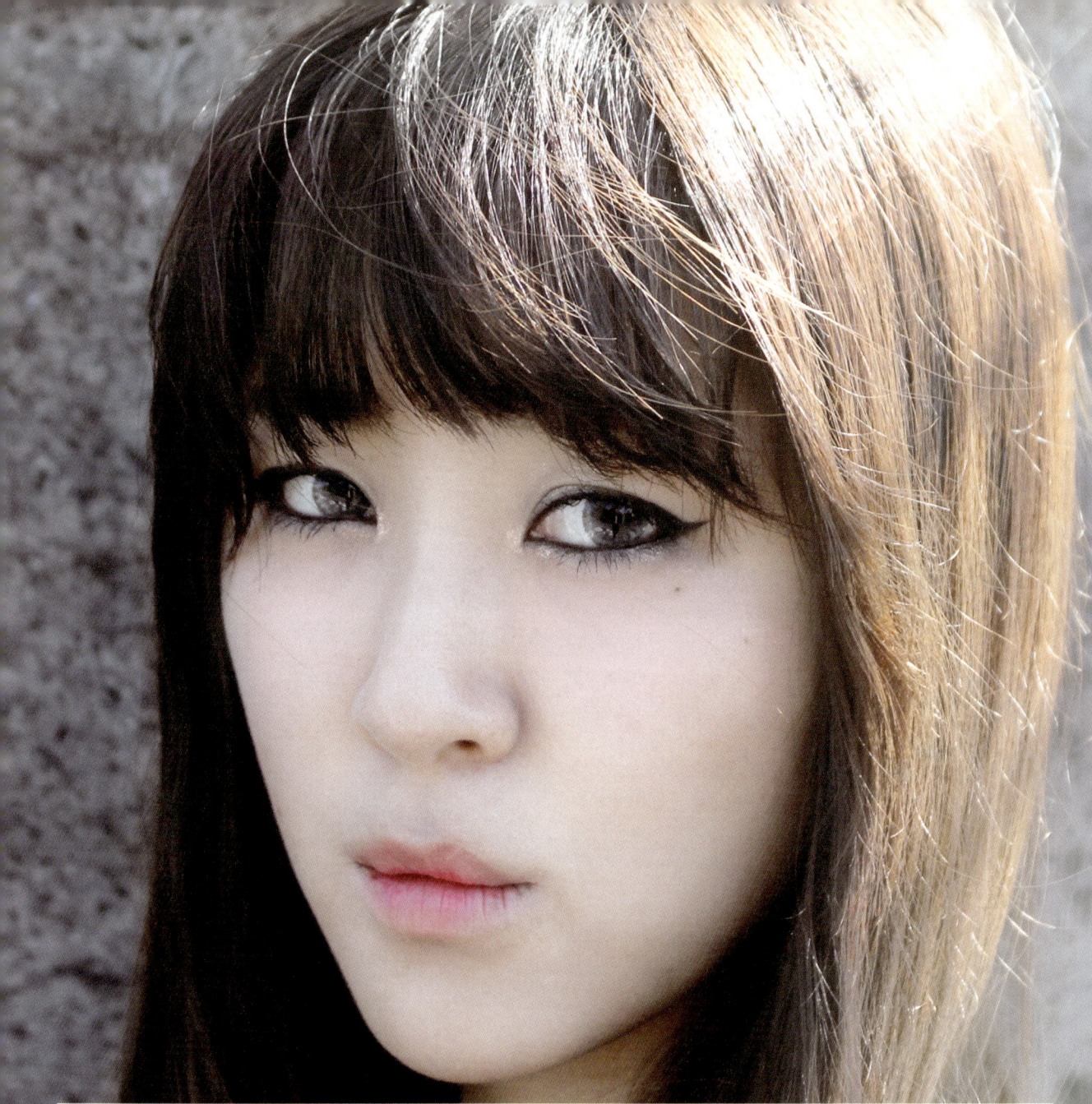

귀여운 느낌의 아기 고양이 메이크업

캣 라인

애완동물로 인기가 많은 고양이. 그런 앙큼한 매력의 고양이를 따라한 캣 라인은 아이라인을 날카롭게 위로 올려 그림으로써 맹해 보이는 처진 눈을 보완해주는 효과가 있다. 또한 매일매일 똑같은 메이크업에 눈꼬리 하나만 올려 그리는 것만으로도 이미지 변신을 꾀할 수 있다는 이점이 있지만, 눈꼬리를 어디까지 올려야 하는지, 어느 각도로 올려야 하는지 헤매다가 결국 관자놀이까지 닿을 정도로 아이라인을 그려 귀신 같은 눈매를 만들어 버리는 여성들도 적지 않다. 예쁜 캣 라인을 그리기 위해서 명심해야 할 것은 '적당함'이다. 상큼한 핑크빛과 앙큼한 매력의 캣 아이라인이 어우러진 캣 라인 메이크업을 시작해보자.

Use Cosmetic 화장품 사용 순서

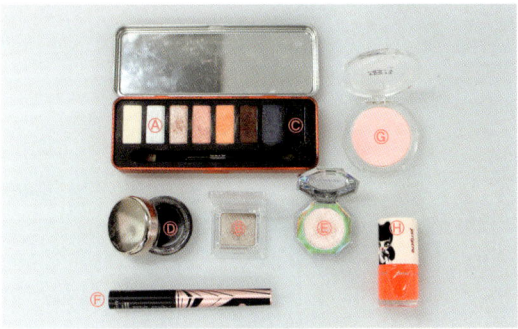

Ⓐ 화이트 컬러 펄 아이섀도 : 클리오 올 댓 아이 스타일러 키트 002 워크 온 더 시티

Ⓑ 그레이 컬러 아이섀도 : 어퓨 미네랄 모노 섀도 GA 01

Ⓒ 블랙 컬러 아이섀도 : 클리오 올 댓 아이 스타일러 키트 002 워크 온 더 시티

Ⓓ 블랙 아이라이너 : 미샤 더스타일 투인원 피팅 젤라이너 01 블랙 트윙클

Ⓔ 핑크 빔 아이섀도 : 보브 캐슬 듀 스파클링 아이즈 트윙클링 핑크

Ⓕ 마스카라 : 지베르니 스윗 워시 센스티브 브러시 롱래시 마스카라

Ⓖ 옅은 핑크 컬러 블러셔 : 토니모리 크리스털 블러셔 1호 밀키 핑크

Ⓗ 형광 핑크 컬러 틴트 : 페리페라 페리스 틴트 워터 5호 캔디 주스

How to Make up 따라해보세요

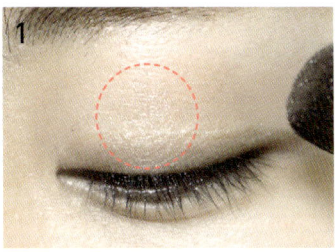

1 눈두덩 가운데에 Ⓐ를 진하게 발라 펄감을 살리고 입체감을 표현한다. 본격적으로 아이섀도를 바르기 전에 이렇게 펄 입자가 큰 아이섀도를 발라두면 펄 입자가 스며 나와 은근히 화려한 메이크업이 가능하다.

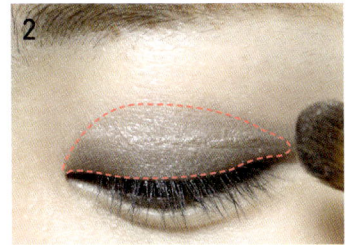

2 Ⓑ를 사용해 눈을 떴을 때 쌍꺼풀 라인을 1mm 정도 넘는 범위로 바른다. 색감이 진하게 올라오도록 3~4번 덧칠한다.

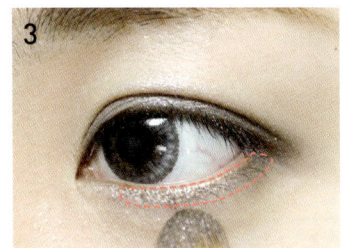

3 언더에도 2~3mm 정도의 두께로 Ⓑ를 바른다. 이때 애교 살 앞부분은 살짝 비워두어야 과한 느낌의 메이크업이 되지 않는다.

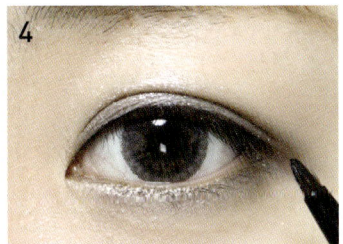

4 Ⓓ를 사용해 기본 아이라인을 그린다.

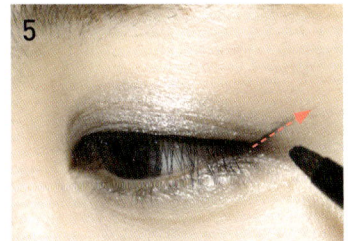

5 눈꼬리는 과정 4에서 그린 아이라인의 끝에서 45도 각도로 위를 향해 직선으로 올려 그린다. 이때 눈꼬리 길이는 너무 길지 않게 5mm 정도로 조절하여 그려주는 것이 좋다. 너무 길어지면 메이크업의 느낌이 과해져 동안 메이크업에 어울리지 않는다.

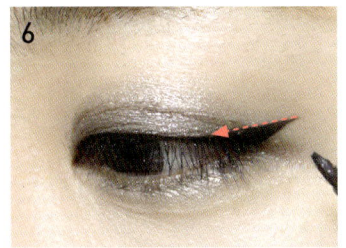

6 과정 5에서 올려 그린 눈꼬리 끝에서 시작하여, 눈 끝에서 5mm 정도 앞쪽까지 직선으로 이어 그린다. 곡선으로 그리면 부드러운 느낌이 날 수 있으므로, 가능한 직선으로 처리해야 고양이 같은 앙큼한 느낌이 난다.

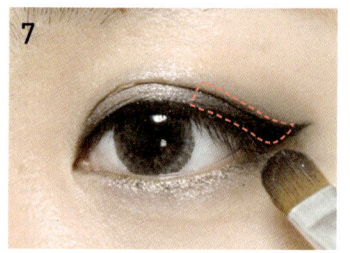

7

쌍꺼풀 라인의 뒤쪽 1/3 정도 너비만큼 ⓒ를 가운데로 올수록 사라지도록 그러데이션하여 칠하는데, 이때 올려 그린 눈꼬리의 날카로운 모양이 망가지지 않도록 세심하게 신경 써야 한다.

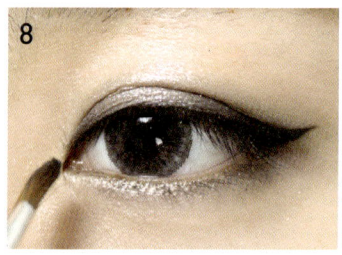

8

쌍꺼풀 라인의 앞쪽 1/3 너비만큼 ⓒ를 칠한다. 과정 7과 마찬가지로 가운데로 올수록 그러데이션되어야 한다.

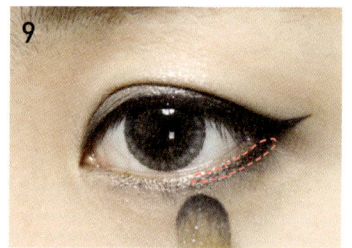

9

언더 라인 뒤쪽에도 가늘게 ⓒ를 칠한다. 눈 뒤쪽이 아래로 끌어당겨진 느낌이 나기 때문에 눈이 원래 심하게 올라가 매서운 느낌이 나는 사람에게는 밑트임 효과가 생긴다.

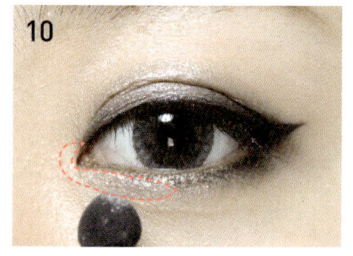

10

ⓔ를 사용해 눈 앞머리에 비워두었던 애교 살 앞부분까지 이어서 발라 펄감을 강조한다.

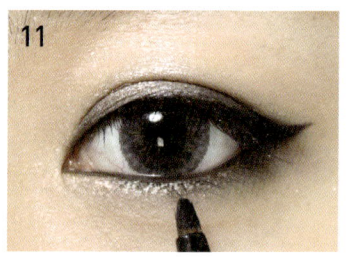

11

ⓓ를 사용해 언더 점막을 꼼꼼히 채운다. 너무 느낌이 강하다면 블랙이 아닌 브라운 컬러를 사용하여 채워도 된다.

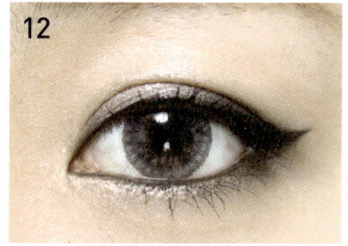

12

뷰러로 속눈썹을 컬링한 후, 꼼꼼히 마스카라를 발라 아이 메이크업을 마무리한다.

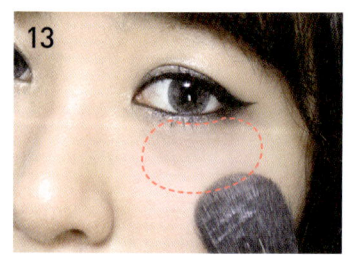

13

블러셔는 ⓖ를 사용해 눈 밑에 넓게 찐빵 같은 모양으로 바른다. 핑크빛이 치켜 올라간 눈꼬리를 더욱 강조해주는 효과가 있다.

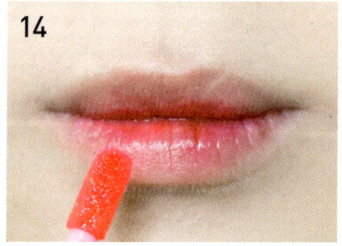

14

립은 전체적으로 ⓗ를 가볍게 발라 표현한다. 무거운 질감의 립스틱이 아닌 가벼운 틴트를 사용하고, 채도 높은 형광 빛의 핑크 컬러를 발라 앙큼한 느낌을 살리는 것이 포인트이다.

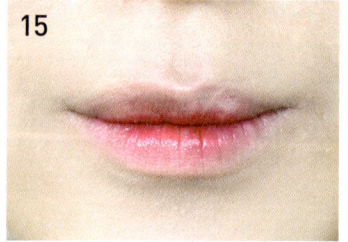

15

립으로 시선을 가는 것을 막기 위해 컨실러로 립 라인을 커버해 그러데이션 립을 연출한다.

일본에서 유행하는
코마리카오 메이크업

일본에서는 최근 코마리카오(困り顔) 메이크업이 유행하고 있다. 코마리카오란 '곤란한 얼굴'이라는 의미로, 곤란해 하는 듯한, 살짝은 울상을 짓는 듯한 얼굴이 남자의 마음을 자극한다고 해서 유행하게 되었다. 따지고 보면 가수 아이유가 '너랑 나'라는 곡으로 활동하며 살짝 아련하게 짓는 표정과 비슷한데, 울상을 짓는 듯한 표정을 더욱 강조하기 위해서는 눈썹을 내려 그리고, 언더 뒤쪽에 짙은 아이섀도를 발라 눈매를 살짝 내려주면 코마리카오 메이크업이 완성된다. 이에 덧붙여 핑크 코랄 빛 치크를 애플 존에 짙게 바르고, 립글로스로 탱글탱글한 립을 연출하면 특유의 일본풍 분위기 메이크업이 완성된다.

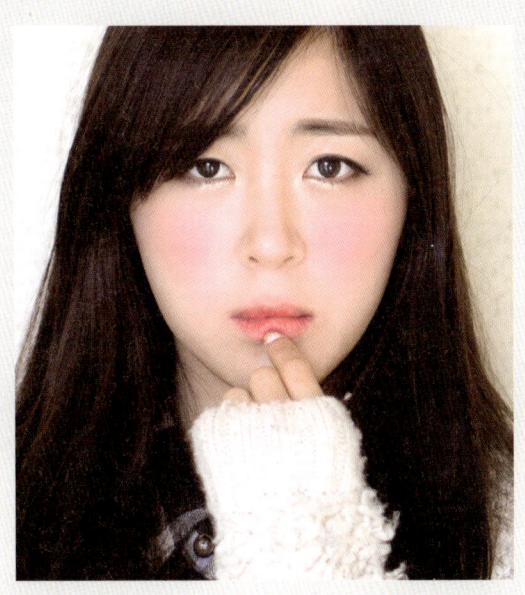

How to Make up 따라해보세요

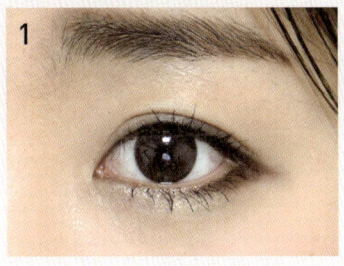

1

눈썹은 위를 올리고 아래를 내려 그려 전체적으로 팔자 눈썹이 되도록 연출한다. 아이 메이크업은 언더 뒤쪽에 브라운 아이섀도를 바르고, 애교 살에 화사한 아이보리 펄 아이섀도를 발라 처진 듯한 눈매를 표현하면 된다.

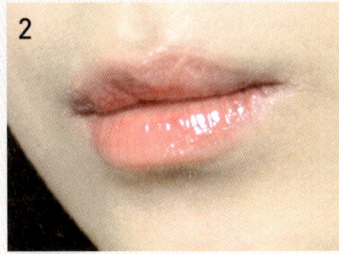

2

립은 핑크 코랄 컬러를 선택해 바른 후, 립글로스를 전체석으로 발라 탱글하게 연출한다.

👤 MakeUp **TIP**

• 일본 메이크업의 특징은 짙은 치크이다. 치크는 옅게 바르지 말고 발색이 확 올라오도록 짙게 발라야 한다.
• 브라운 헤어일 경우에는 브라운 아이브로 마스카라를 사용해 눈썹 또한 옅은 브라운 컬러로 연출한다.

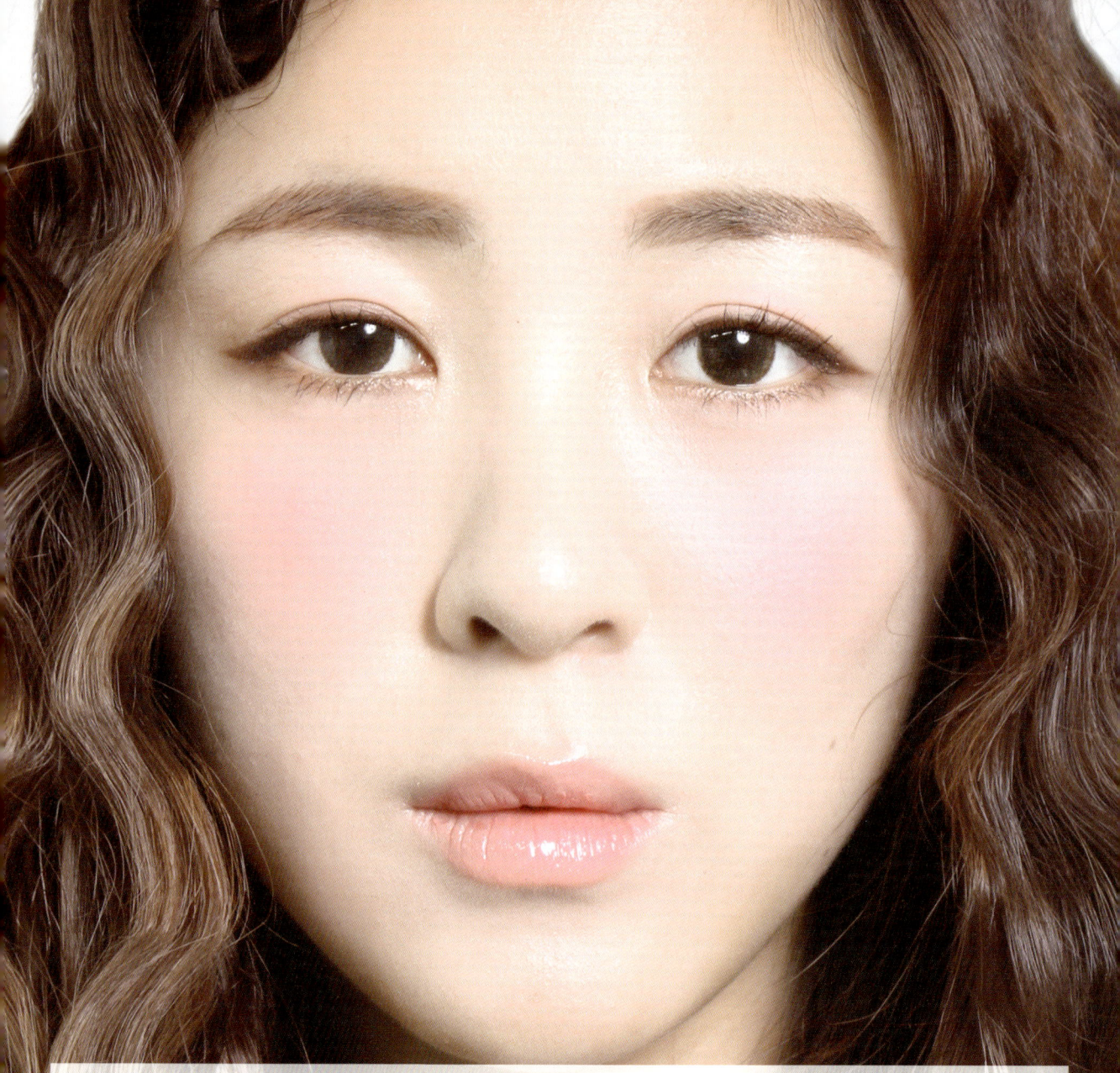

멜팅 치크

솜털 보송보송하게 난 아기들의 뺨을 잘 보면 옅은 핑크빛 홍조가 뺨뿐만 아니라 얼굴 전체에 넓게 피어 올라 있는 것을 확인할 수 있다. 그런 아기들의 핑크빛 뺨을 표현하려면 어떻게 해야 할까? 정답은 바로 아이 메이크업 전에 블러셔를 뺨에만 바르는 것이 아니라 눈가에서부터 뺨까지 이어 발라 자연스러운 홍조로 보이도록 해주는 것이다. 먼저 짙은 핑크 컬러를 좁게 발라주고, 옅은 베이비 핑크 컬러를 눈가에서부터 이어서 뺨까지 넓게 발라주면 시선이 위로 끌어올려지기 때문에 상대적으로 하관이 덜 강조되어 동안스러운 이미지로 보여지기도 한다.

이때 중요한 것은 전체적으로 인위적인 것 처럼 보이는 반짝반짝한 펄 제품은 사용하지 않아야 하며, 아이와 립은 짙어지지 않도록 누디한 핑크 톤으로 야리야리하게 표현해주어야 상대적으로 뺨이 발갛게 강조되어 보일 수 있다는 것이다. 아기 같은 보송보송한 솜털 돋은 피부 연출을 위해 전체적으로 루스 파우더를 발라주는 것도 잊지 말아야 한다.

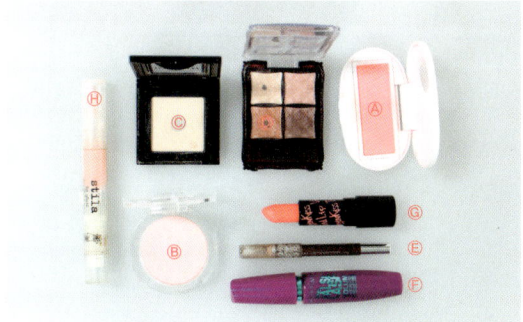

Ⓐ **짙은 핑크 컬러 블러셔** : 더페이스샵 러블리 믹스 블러셔 pk102

Ⓑ **옅은 베이비 핑크 컬러 블러셔** : 토니모리 크리스털 블러셔 1호 밀키 핑크

Ⓒ **아이보리 컬러 아이섀도** : 바비 브라운 본

Ⓓ **중간 톤 브라운 컬러 아이섀도** : 라브슈카 멜팅 아이즈 아이섀도 RD-1

Ⓔ **브라운 컬러 아이라이너** : 크리니크 크림 셰이퍼 포 아이즈 초콜릿 러스터

Ⓕ **마스카라** : 메이블린 뉴욕 볼륨 익스프레스 더 폴시 래시 마스카라

Ⓖ **옅은 코랄 핑크 컬러 립** : 클리오 버진 키스 틴티드 립 1호 데빌 핑크

Ⓗ **옅은 핑크 컬러 립글로스** : 스틸라 립 글레이즈 워터멜론

How to Make up 따라해보세요

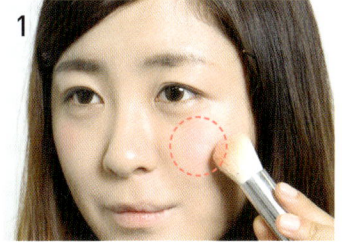

1

먼저 볼 가운데 부분에 작은 원 모양으로 짙은 핑크인 Ⓐ를 바른다. 이때에는 너무 범위가 넓어지지 않도록 조심해야 한다.

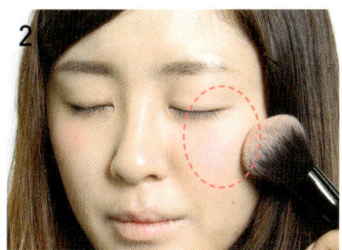

2

Ⓐ에서 바른 핑크 블러셔과 자연스럽게 섞이는 느낌으로 블렌딩하면서, 눈가에서 뺨까지 이어지도록 넓은 범위로 Ⓑ를 바른다.

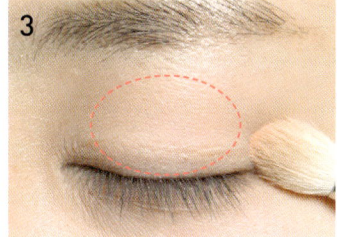

3

눈두덩 가운데에 Ⓑ를 보송보송하게 발라서 은은하게 피어오르는 붉은 기를 표현한다.

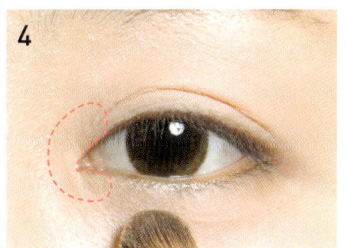

4

눈 앞 코너에 도톰한 < 모양으로 Ⓒ를 발라 깔끔한 느낌이 나도록 표현한다.

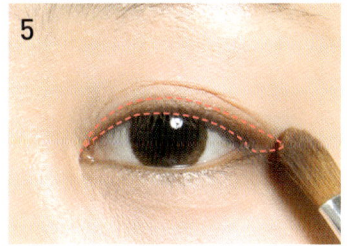

5

너무 그러데이션하지 말고 아이라인을 그리듯이, 쌍꺼풀 라인의 1/2 정도 두께로 Ⓓ를 바른다. 발색이 확실히 나오도록 4~5번 덧바르되, 지나치게 그러데이션되지 않도록 조심하면서 바른다.

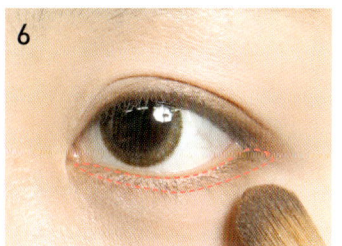

6

마찬가지로 언더 라인 전체에도 Ⓓ를 사용해 과정 5에서 발랐던 두께로 아이라인을 그리듯이 발라준다.

7

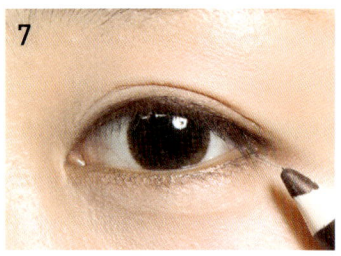

Ⓔ로 기본 아이라인을 그려준다. 옅은 브라운 컬러는 또렷한 느낌이 약하기 때문에 살짝 도톰한 느낌으로 그려도 좋다.

8

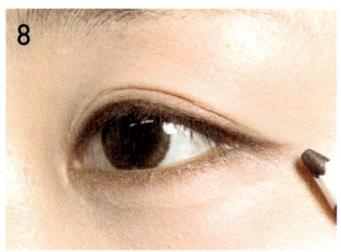

눈꼬리는 눈의 동선을 따라 5mm 정도 길게 뺀다.

9

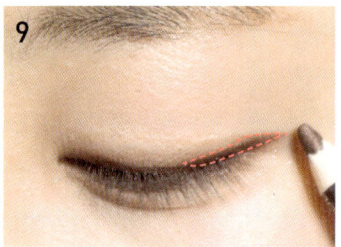

Ⓔ로 눈꼬리 부분을 좀 더 도톰해지도록 덧그린다. 아이섀도 과정이 옅기 때문에 아이라인을 살짝 도톰하게 그려 밋밋하지 않도록 연출하는 과정이다.

10

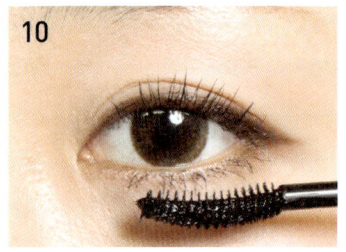

뷰러로 속눈썹을 컬링한 후 마스카라로 속눈썹을 강조한다.

11

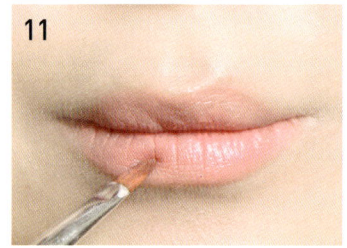

입술에 전체적으로 Ⓖ를 발라준다. 옅은 컬러이기 때문에 본인의 입술 컬러가 짙다면 먼저 컨실러로 입술 색을 흐리게 한 후에 발라주도록 한다.

12

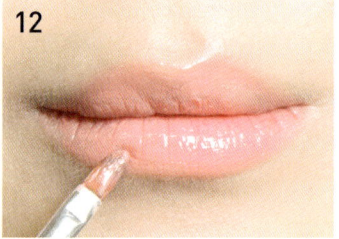

입술 가운데 부분을 중심으로 Ⓗ를 발라 도톰해 보이도록 연출해준다.

화장품,
종류에 구애받지 말자!

색조 화장품에는 여러 가지 종류가 있다. 아이섀도, 블러셔, 립스틱, 마스카라, 아이라이너 등……. 이를 질감으로 나누면 아이섀도만 해도 크림 아이섀도, 베이크드 타입 아이섀도, 프레스드 아이섀도 등으로 나뉘고, 블러셔 또한 크림 블러셔, 프레스드 타입 블러셔, 젤 타입 블러셔 등으로 세세하게 나뉘기 때문에 화장품의 종류는 무궁무진하다고 말할 수 있다. 하지만 이렇게 수많은 화장품들을 전부 갖기에는 돈도 부족하고 무리가 있다. 화장품은 부족하지만 좀 더 풍부한 표현이 하고 싶다면 화장품의 정해진 기능에서 자유로워져 보는 것도 좋다.

1. 블러셔는 붉은 기 도는 아이섀도로!

핑크, 코랄, 오렌지 컬러가 주류인 블러셔는 붉은 기가 도는 아이섀도로 사용할 수 있다. 눈가에 붉은 기가 돌면 운 듯한, 청순한 느낌의 아이 메이크업이 가능하다. 단, 눈두덩이 부어 보일 수 있기 때문에 눈두덩 살이 많다면 고려해보는 것이 좋다.

2. 립스틱은 크리미한 크림 블러셔로!

부드럽고 촉촉한 질감의 립스틱은 크림 블러셔로 쓸 수 있다. 매트한 질감의 립스틱은 볼에서 뭉치기 쉽기 때문에 가능한 한 촉촉한 질감의 립스틱을 사용하는 것이 좋다. 진한 립스틱을 블러셔로 사용할 경우에는 너무 짙어지지 않도록 양 조절에 신경 쓰는 것 또한 중요하다.

3. 아이브로우 마스카라는 브라운 컬러 마스카라로!

속눈썹에 블랙이 아닌 브라운 마스카라를 바르면 좀더 여리 여리하고, 연약한 듯한 이미지의 메이크업이 완성된다. 하지만 브라운 마스카라는 사실 의외로 구하기 힘든 아이템이다. 이 경우에는 아이브로우 마스카라를 사용해보자. 아이브로우 마스카라는 컬링력이 덜하기 때문에 속눈썹이 금방 처질 수 있는 것이 단점이다. 단점을 보완하기 위해서는 먼저 기본 블랙 마스카라를 발라 속눈썹을 올려 굳힌 후, 위에 아이브로우 마스카라를 덧발라 완성하면 된다.

4. 아이보리 빛 아이섀도는 하이라이터로!

펄감이 자잘한 아이보리 빛 아이섀도는 블러셔 브러시에 묻혀 하이라이터 대용으로 사용할 수 있다. 단, 펄감이 최대한 고운 제품을 사용해야 한다. 펄감이 커다란 글리터 아이섀도를 하이라이터로 쓰면 얼굴 전체가 번쩍일 위험이 있다.

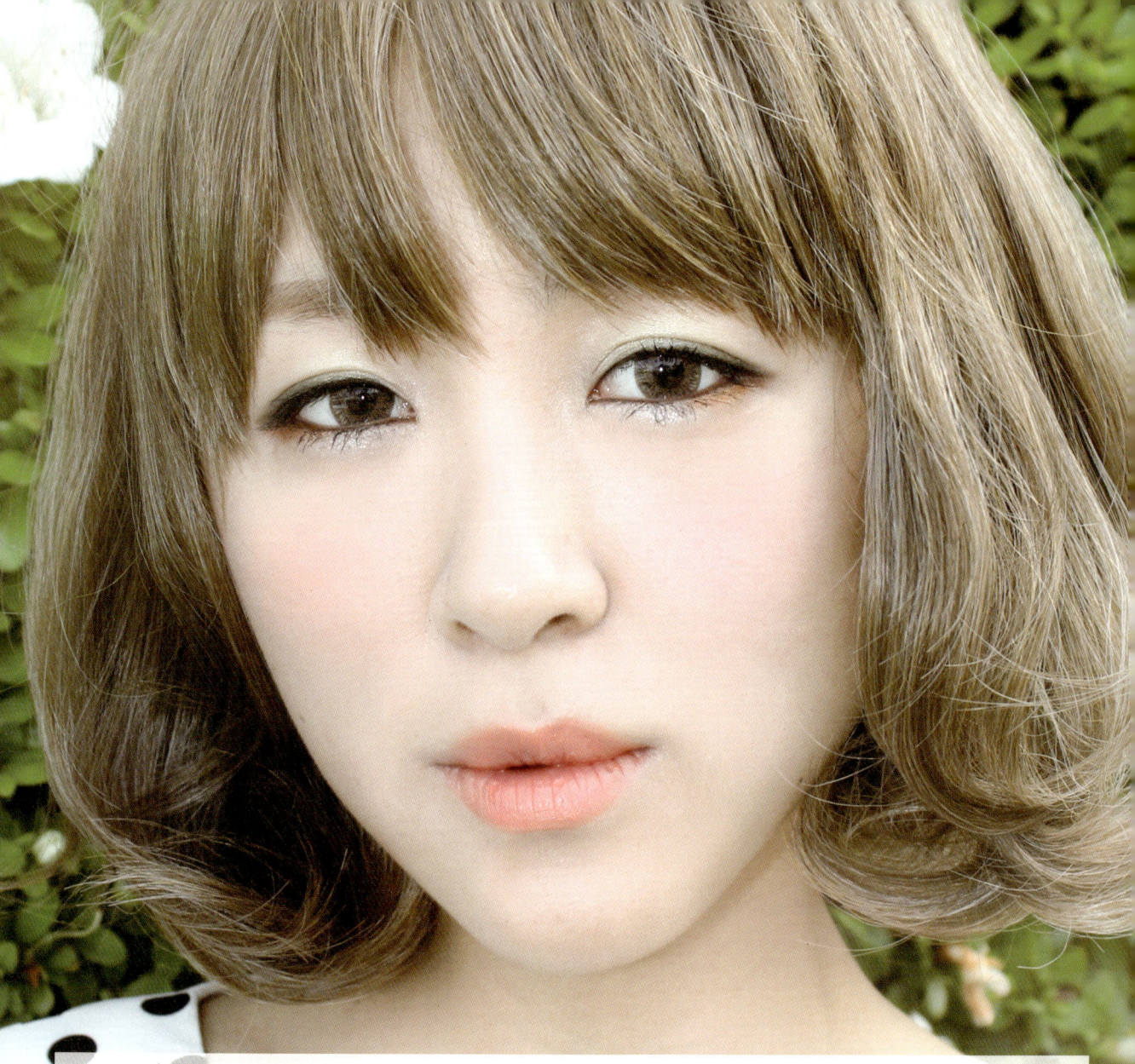

늙어 보이는 무거운 스모키는 그만! 봄 스모키 메이크업

세미 스모키

매일 똑같은 메이크업이 지겨울 때, 짙은 컬러의 아이섀도와 아이라이너로 눈의 둘레를 메꿔주는 것만으로도 이미지를 단번에 바꿀 수 있는 스모키 메이크업! 이미지를 색다르게 바꿀 수 있다는 장점이 있기는 하지만, 잘못하면 순식간에 너무 강한 이미지가 되어 버려 도전을 꺼리는 사람이 꽤 많다. 심지어 지저분하게 마무리하면 눈 주위가 퀭해져 생기 없는 얼굴이 되어 버리기 쉽기 때문에 동안 메이크업에는 어울리지 않는다고 생각할 수도 있다.

그러나 어둡고 퀭하지 않은, 밝고 생기 있는 스모키 메이크업도 있다. 무엇보다도 보통 스모키 메이크업에 사용하는 어두운 컬러의 아이섀도가 아닌, 밝은 파스텔 톤의 컬러를 선택하는 것이 중요하다. 야리야리한 파스텔 톤 계열의 컬러를 눈에 발라주고, 언더의 점막 부분 또한 어두운 블랙 컬러가 아닌, 살짝 밝은 톤의 브라운 컬러 아이라이너로 채워주면 스모키 메이크업 특유의 또렷한 눈매의 느낌이 나면서도 파스텔 톤의 아이섀도 덕분에 칙칙하지 않은, 봄에 어울리는 상큼한 스모키 메이크업을 할 수 있다.

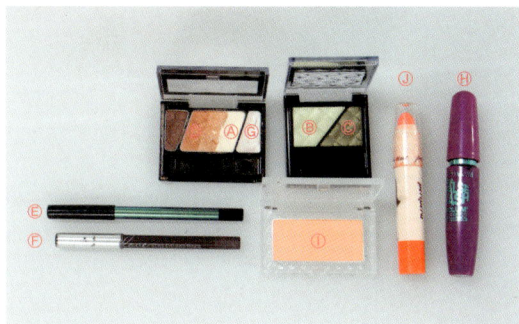

Ⓐ 아이보리 컬러 아이섀도 : 케이트 그라디컬 아이즈 BR-3

Ⓑ 옅은 그린 컬러 아이섀도 : 파시오 듀얼 그라데아이즈 GR-6

Ⓒ 카키그린 컬러 아이섀도 : 파시오 듀얼 그라데아이즈 GR-6

Ⓓ 캐러멜 컬러 아이섀도 : 케이트 그라디컬 아이즈 BR-3

Ⓔ 블랙 아이라이너 : 토니모리 퍼펙트 아이즈 아이라이너 블랙

Ⓕ 브라운 아이라이너 : 바닐라코 스타일 아이라이너 펜슬 초콜릿 브라운

Ⓖ 화이트 컬러 글리터 아이섀도 : 케이트 그라디컬 아이즈 BR-3

Ⓗ 마스카라 : 메이블린 뉴욕 볼륨 익스프레스 더 폴시 래시 마스카라

Ⓘ 옅은 코랄 컬러 블러셔 : 미샤 더스타일 디파이닝 블러셔 CR 02 라이트 코랄

Ⓙ 옅은 코랄 컬러 립 : 페리페라 페리스 틴트 크레용 2호 프루티 오렌지

How to Make up 따라해보세요

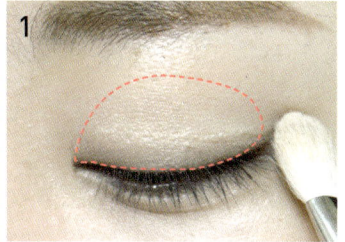

눈두덩에 전체적으로 Ⓐ를 발라준다. 눈가가 칙칙하면 나중에 바를 옅은 그린 컬러의 색감이 잘 올라오지 않기 때문에 환하게 보정해준다는 느낌으로 발라준다.

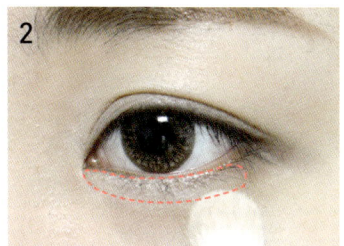

애교 살 앞부분에서 가운데 부분까지 도톰하게 Ⓐ를 발라 애교 살의 볼륨을 살려준다.

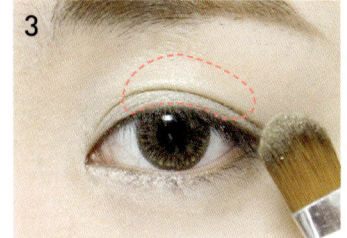

눈두덩 가운데 부분에 도톰하게 Ⓑ를 발라준다. 너무 넓게 바르면 컬러의 특성상 부담스러운 메이크업이 될 수 있으므로 눈두덩 가운데 정도에만 발라주어도 충분하다.

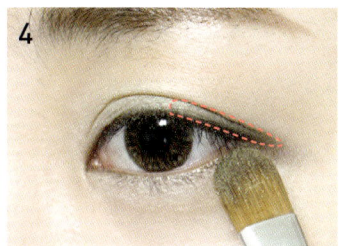

Ⓒ를 눈두덩 뒤쪽에 쌍꺼풀 라인을 채워주듯 발라준다.

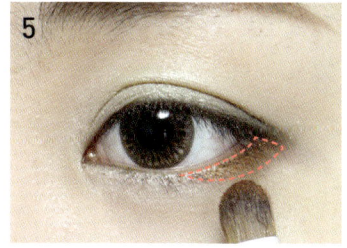

과정 2에서 비워두었던 언더 뒷부분에 Ⓓ를 발라준다. 너무 범위가 넓어지지 않도록 작은 브러시를 사용해 좁게 발라주도록 한다.

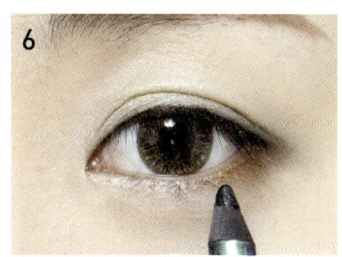

또렷한 눈매를 위해 Ⓔ를 사용해 기본 아이라인을 그려준다.

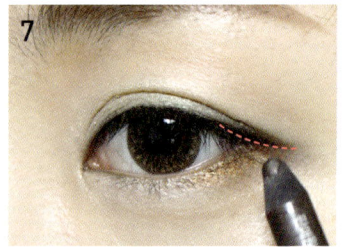

7

눈꼬리까지 진한 블랙 컬러라면 가벼운 느낌이 들지 않는다. 눈꼬리는 브라운 컬러인 Ⓕ를 사용해 눈의 동선을 따라 살짝 빼준다.

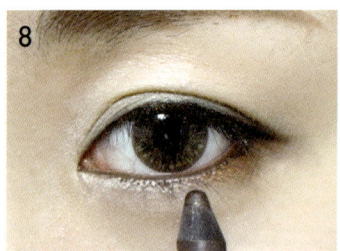

8

보통 스모키 메이크업을 할 때에는 진한 블랙 컬러로 언더 점막을 채우지만, 밝은 느낌을 위해 브라운 컬러인 Ⓕ를 사용해 언더 점막을 꼼꼼히 채워준다. 블랙이 아닌 브라운 컬러로 점막을 채우면 스모키 메이크업 특유의 또렷한 느낌은 나면서도 부담스럽게 진한 느낌은 나지 않기 때문에 봄 메이크업에 적당하다.

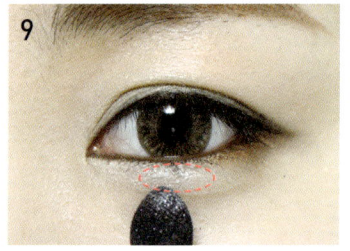

9

펄감이 굵은 글리터 아이섀도인 Ⓖ를 애교 살의 가운데 부분에 도톰하게 발라준다. 웃을 때마다 반짝반짝 빛나는 포인트가 된다.

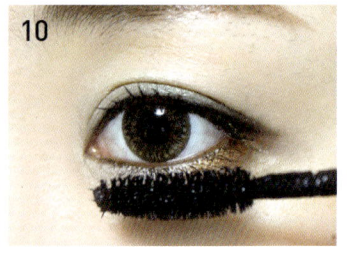

10

뷰러로 속눈썹을 컬링하고 마스카라를 발라 마무리한다.

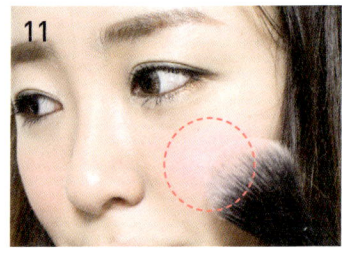

11

Ⓘ를 웃을 때 가장 높이 올라오는 애플존에 둥그렇게 발라준다.

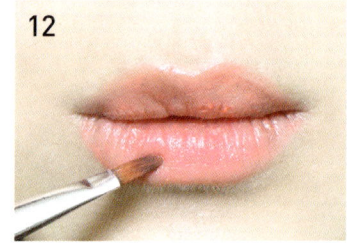

12

입술 전체에 Ⓙ를 발라 마무리한다.

날카로운 고양이 눈에서 둥글둥글한 강아지 눈까지, 아이라인으로 변하는 눈매

또렷한 눈매를 연출함과 동시에, 눈매의 모양까지 변화시킬 수 있는 아이라인이다. 앞서 소개한 동안으로 보일 수 있는 아이라인 연출법 외에 여러 가지 다른 모양의 아이라인 연출법을 소개한다. 치켜 올라간 눈, 맹하게 처진 눈, 가로 길이가 짧아 고민인 동그란 눈매의 소유자라면 주목하기 바란다. 입맛대로 골라 예쁜 메이크업을 완성해보자.

How to Make up 따라해보세요

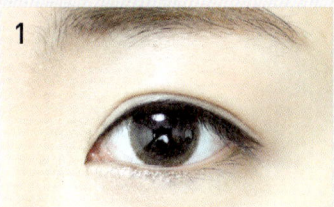

1
가장 기본이 되는 아이라인 연출법이다. 점막을 가볍게 채우고 눈 모양에 따라 가볍게 연출한 아이라인이다.

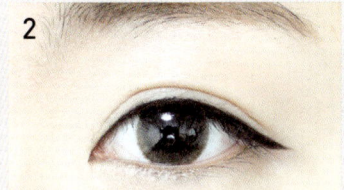

2
과정 1의 기본 아이라인에서 눈의 동선을 따라 눈꼬리만 가볍게 늘려 그린 아이라인이다. 기본 아이라인에 비해 눈매가 길어 보인다는 장점이 있다. 눈꼬리는 가능한 한 5mm 이내 정도로 늘려 그리는 것이 자연스럽다. 눈꼬리 끝은 뭉툭하게 끊기는 것이 아닌, 최대한 날카롭게 연출하는 것이 포인트이다.

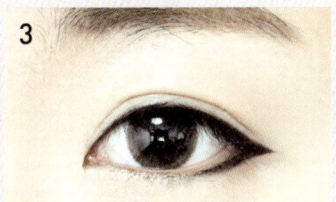

3
과정 2에서 늘려 그린 눈꼬리의 끝을 언더 동선을 따라 언더 뒷부분까지 연장해 그린 아이라인이다. 눈이 길어 보이는 동시에, 밑트임을 한 듯한 효과도 있어 눈이 커 보인다.

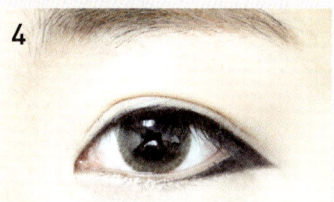

4
과정 3에 비해 언더 뒤쪽을 좀 더 도톰하게 강조한 스타일의 아이라인이다. 눈이 처져 보이는 효과가 있어 눈매가 치켜 올라간 사람에게 추천한다. 너무 과하다고 생각되면, 언더 라인 부분을 브라운 아이라이너로 채우면 훨씬 덜 부담스럽게 연출할 수 있다.

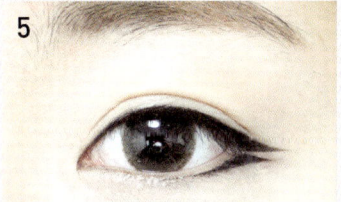

5
눈꼬리를 2개로 갈라 연출한 물고기 아이라인이다. 눈의 가로 길이가 짧은 사람이 하면 눈 뒤쪽이 시원하게 트여 보이는 효과가 있기 때문에 추천한다. 청순한 메이크업보다는 화려한 스모키 메이크업 등에 잘 어울리는 아이라인이다.

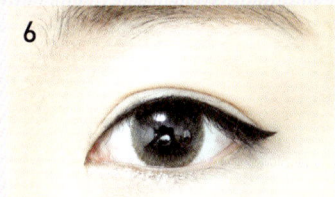

6
눈꼬리에 삼각형을 그리듯이 살짝 가볍게 끝을 올려 연출한 캣 아이라인이다. 앙큼한 고양이 같은 분위기가 연출된다. 눈매가 처진 맹한 사람이 하면 눈매에 긴장감이 어려 야무진 느낌을 낼 수 있다.

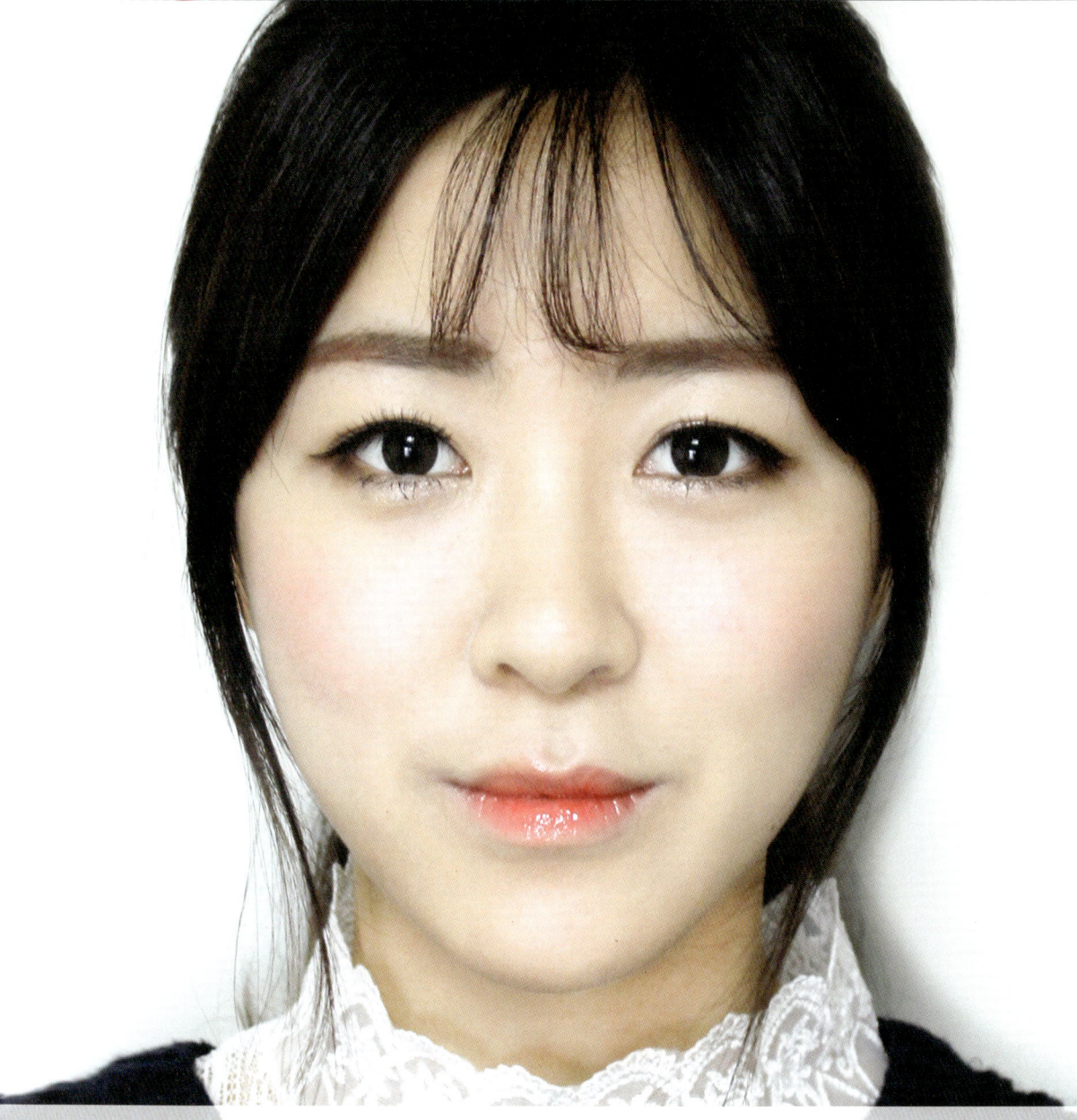

포토 메이크업

야무지고 반듯하게 나와야 하는 면접용 증명사진! 깔끔하고 똑똑해 보여야 한다고 해서 머리도 잔머리 한 올 없이 깔끔하게 묶고, 정장도 갖춰 입고 사진을 찍었지만, 머리와 옷 덕분인지 몰라도 5살은 더 먹어 보이는 듯한 나이든 증명사진이 나온 경험이 있는 여성들을 위한 메이크업이다. 그렇다고 무턱대고 어려 보이겠다고 볼을 핑크빛으로 칠하고, 아이라인을 관자놀이까지 그릴 수는 없는 법! 야무져 보이면서도 절대 나이 들어 보이지 않는 증명사진용 메이크업을 소개한다.

크고 동그란 눈매를 위해서는 길고 두꺼운 아이라인보다 인조 속눈썹을 붙이는 쪽이 훨씬 낫다. 아이라인에 비해 자연스럽게 눈이 커 보이기 때문이다. 눈동자가 작아 사나운 이미지가 고민이라면 언더 라인을 가운데 부분만 채워 서클 렌즈를 낀 효과를 노리는 것도 좋다. 볼은 과한 윤광을 자제하고, 옅은 핑크빛과 중간 톤 핑크빛을 겹쳐 발라 자연스러운 하이라이팅 효과를 노리는 것이 좋다. 마지막으로 무엇보다도 앞에 나왔던 애교 살 메이크업과 입꼬리 메이크업이 큰 효과를 발휘할 것이다.

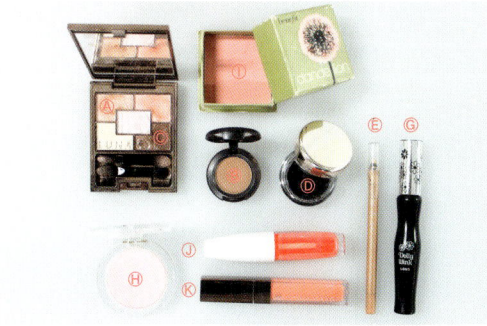

Ⓐ 베이지 컬러 아이섀도 : 루나솔 오로라이즈드 아이즈 02 라이트 베리에이션
Ⓑ 베이지 브라운 컬러 아이섀도 : 맥 소바
Ⓒ 짙은 브라운 컬러 아이섀도 : 루나솔 오로라이즈드 아이즈 02 라이트 베리에이션
Ⓓ 블랙 아이라이너 : 미샤 더스타일 투인원 피팅 젤 라이너 01 블랙 트윙클
Ⓔ 아이보리 펄 펜슬 아이라이너 : 바닐라코 딥더아이즈 스파클 아이라이너 펜슬 스파클 베이지
Ⓕ 인조 속눈썹 : 돌리 윙크 아이래시 11호 퓨어 스위트
Ⓖ 마스카라 : 돌리 윙크 롱 마스카라 블랙
Ⓗ 베이비 핑크 컬러 블러셔 : 토니모리 크리스털 블러셔 01 밀키 핑크
Ⓘ 중간 톤 핑크 컬러 블러셔 : 베네피트 박스 오 파우더 단델리온
Ⓙ 레드컬러 틴트 : 더페이스샵 러블리 믹스 틴트 01 체리 에이드
Ⓚ 립글로스 : 루나솔 풀 글래머 글로스 소프트 코랄

How to Make up 따라해보세요

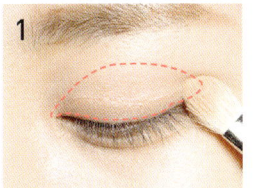

1

눈두덩 전체에 Ⓐ를 바른다. 펄이 너무 없으면 텁텁해 보일 수 있고. 펄감이 너무 과하면 눈두덩이 부어 보일 수 있으므로 적당히 자잘한 펄감의 제품을 사용하는 것이 좋다.

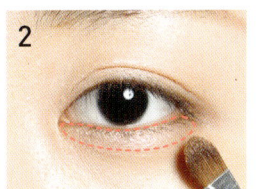

2

애교 살에도 마찬가지로 Ⓐ를 도톰하게 바른다.

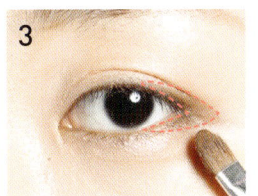

3

Ⓑ를 사용해 쌍꺼풀 라인 뒤쪽부터 언더 라인 뒤쪽까지 이어 > 모양으로 도톰하게 음영을 넣는다. 눈가에 그늘을 만들어 주면 눈이 살짝 길어 보이는 효과가 있다.

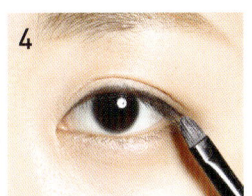

4

Ⓓ로 기본 아이라인을 그린다. 두껍게 그리지 말고 점막만 채우는 정도로 가늘게 그려야 사진이 자연스럽게 나온다. 눈을 크게 하겠다고 아이라인을 두껍게 그리면 오히려 답답한 눈매가 될 수 있다.

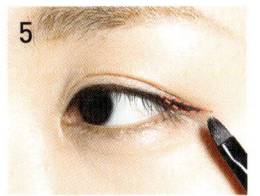

5

눈의 동선을 따라 아이라인을 덧그려 눈꼬리를 도톰하게 표현한다.

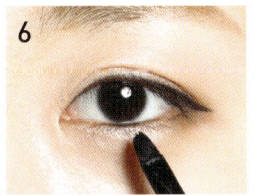

6

눈동자가 작아 사나워 보이는 인상이 고민이라면 언더의 가운데 점막만 Ⓓ로 채워 눈동자가 커 보이는 효과를 준다.

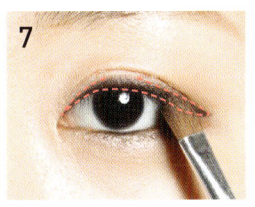

7

Ⓒ를 너무 도톰하지 않게, 가루가 날리지 않도록 조심하면서 위에 그린 아이라인을 덮어주듯이 가늘게 바른다.

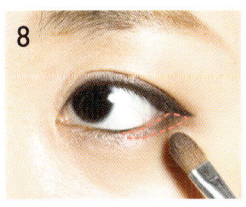

8

과정 6에서 그린 언더 점막 라인의 부근부터 시작해 언더 뒤쪽까지 이어서 도톰하게 Ⓒ를 바른다. 자연스럽게 눈이 또렷해진다.

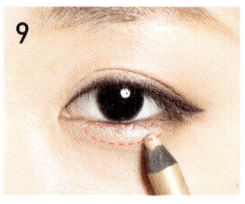

9

애교 살 가운데 부분에 ⓔ를 도톰하게 발라 애교 살이 통통해 보이도록 연출한다. 본래 애교 살이 너무 없다면 앞에 나온 '애교 살 만들기'를 참고하며 애교 살을 만들어도 좋다.

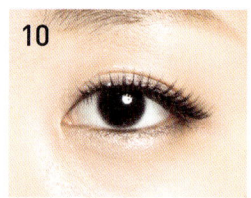

10

속눈썹이 본래 풍성하다면 뷰러로 속눈썹을 컬링하고 마스카라만 발라도 좋지만, 사진을 찍을 때에는 인조 속눈썹이 큰 힘을 발휘한다. 자연스러운 디자인의 인조 속눈썹을 붙인다.

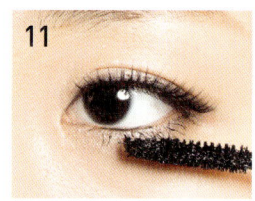

11

아래 속눈썹에는 자연스럽게 마스카라를 발라 마무리한다.

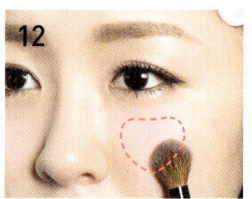

12

앞 볼이 환하면 광대를 강조해 입체감 있는 얼굴을 연출할 수 있다. 일반적인 아이보리 컬러의 하이라이터를 사용해도 좋지만, 좀 더 어린 느낌을 내고 싶다면 2가지 핑크 컬러를 사용해 하이라이팅을 연출하는 것도 좋다. 먼저 옅은 핑크 컬러를 사용해 앞 볼에 하이라이팅한다.

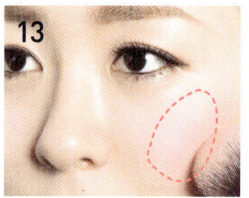

13

볼의 측면에 사선으로 도톰하게 중간 톤의 핑크인 ⓘ를 발라 입체감을 준다. 이렇게 핑크 컬러의 명도 차로 컨투어링하면 일반적인 컨투어링 기법에 비해 풋풋한 느낌으로 입체감 있는 볼을 연출할 수 있다.

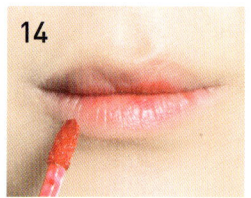

14

립은 최대한 자연스러운 컬러를 선택한다. 자연스럽게 붉게 물드는 틴트를 전체적으로 바른다.

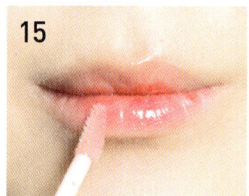

15

전체적으로 ⓚ를 덧발라 마무리한다.

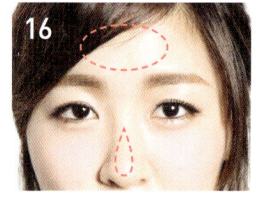

16

하이라이팅은 턱이 강조되면 동안과 멀어지기 때문에 이마와 콧등에만 넣어주는 정도로 마무리한다. 볼은 앞에서 2가지 컬러의 블러셔로 입체감을 주었기 때문에 굳이 할 필요는 없다.

안경 메이크업

예쁘게 공들여 메이크업을 해도, 안경을 쓰면 괜히 못나 보인다. 그렇지만 시력이 너무 나쁘다거나 렌즈를 끼기는 무섭다는 이유로 안경을 반드시 써야 한다면 주목하기 바란다. 안경은 눈을 가리는 아이템이기 때문에 아이 메이크업보다는 립 메이크업에 눈이 가도록 메이크업해야 심심하지 않다. 또한 눈의 아래쪽보다는 위쪽을 가리기 때문에 언더 아이섀도와 언더 마스카라에 집중해 메이크업하면 눈 또한 좀 더 또렷해 보일 수 있다. 언더 아이섀도와 립 컬러를 맞추는 센스 또한 잊지 말아야 한다.

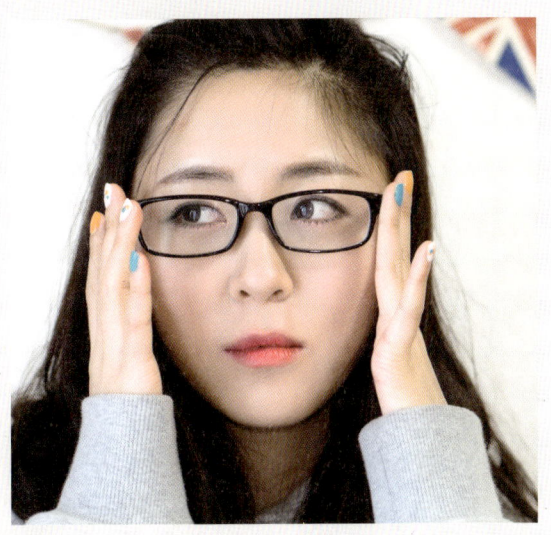

How to Make up 따라해보세요

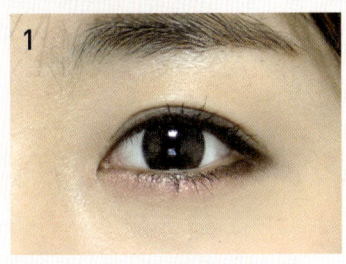

1

아이 메이크업은 위쪽은 어차피 안경테에 가려지기 쉽기 때문에 가볍게 음영 아이섀도를 바르는 정도면 된다. 그 대신 언더에 펄감이 강조되거나 컬러가 조금 튀는 아이섀도를 바르고 언디 마스카라를 도톰하게 발라 강조하면 심심하지 않은 아이 메이크업이 연출된다.

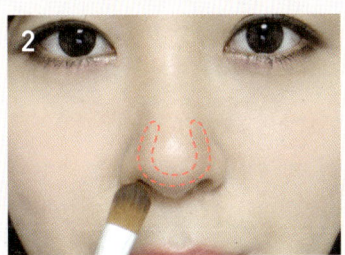

2

안경테에 코가 눌리면 코가 낮아 보일 수 있기 때문에 섀딩 제품을 사용해 콧대를 높이는 것이 좋다.

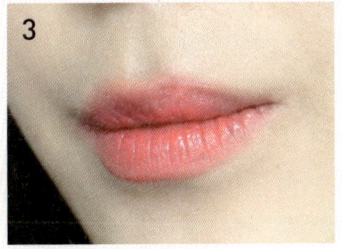

3

아이 메이크업 대신 조금 짙은 컬러의 립 컬러를 발라 립 메이크업을 강조한다. 립 라인을 살려 바르면 노숙해 보일 수 있으므로 경계는 손가락으로 톡톡 두드려 흐릿하게 연출하는 것도 좋다.

MakeUp TIP

안경에 빛이 반사되기 때문에 피부까지 번쩍거리면 부담스럽게 느껴질 수 있다. 베이스 메이크업은 파우더를 덧발라 보송하게 표현하는 동시에 안경에 짓눌려 베이스 메이크업이 망가지는 것을 방지한다.

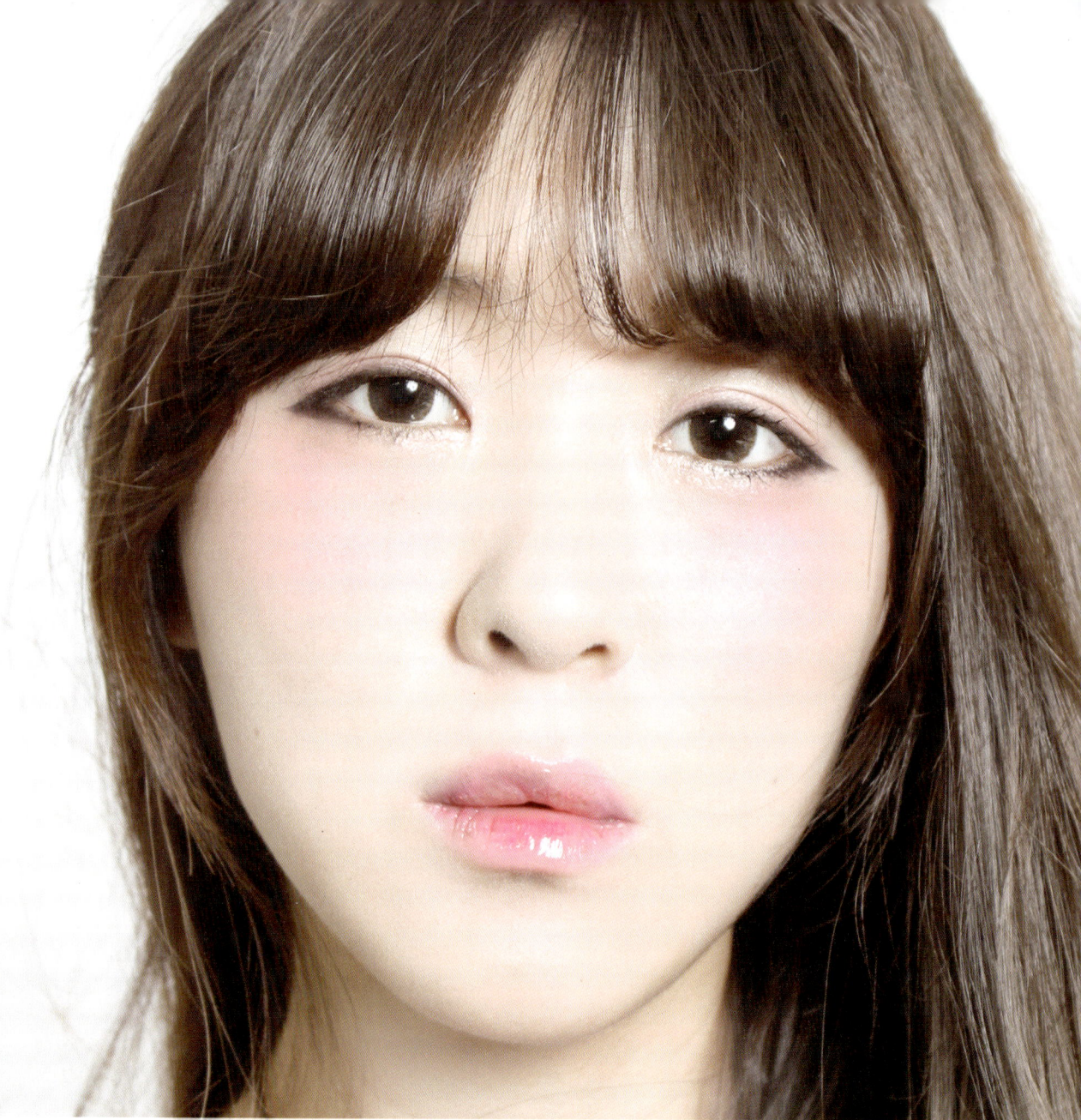

금방 운 듯한 아이의 눈망울, 버건디 메이크업

버건디 아이

어느 코스메틱 브랜드를 가도 하나쯤은 있는 기본 컬러인 핑크 컬러 아이섀도! 핑크 컬러 아이섀도는 보기에는 여성스럽고 예쁜 컬러이지만, 막상 눈에 발라보면 눈두덩이 부어 보인다는 이유로 실제로 핑크 컬러 아이섀도로 메이크업하는 여성은 의외로 적다. 하지만 눈이 부어 보인다는 점을 매력으로 승화시켜보자. 아이들이 울고 난 후의 붉은 기 있는 눈매를 자연스러운 핑크 컬러 아이섀도로 표현해보는 것이다. 물론 아직 닦이지 않아 그렁그렁 맺힌 눈물 또한 펄이 굵은 글리터 아이섀도를 사용해 연출해주어야 한다. 그 대신 블러셔와 립은 화이트가 전혀 섞이지 않은 짙은 핑크 컬러를 옅게 발라 맑은 발색으로 연출해야 메이크업이 짙어 보이지 않는다. 또한 전체적으로 여성스러운 핑크 컬러를 사용했기 때문에 데이트 메이크업으로도 적절하다. 금방 울고 난 듯한 아이 같은 초롱초롱한 눈망울로 남자 친구를 자극해보자.

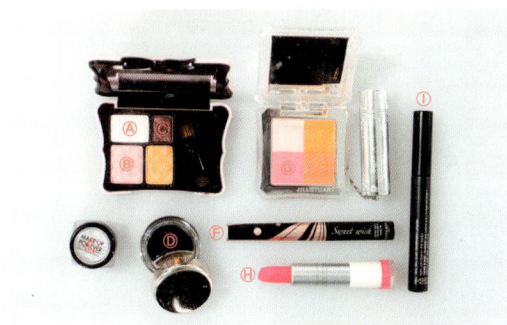

Ⓐ **화이트 컬러 아이섀도** : 에뛰드하우스 루씨달링 판타스틱 그러데이션 아이즈 8호 미스베리베리

Ⓑ **핑크 컬러 아이섀도** : 에뛰드하우스 루씨달링 판타스틱 그러데이션 아이즈 8호 미스베리베리

Ⓒ **플럼 컬러 아이섀도** : 에뛰드하우스 루씨달링 판타스틱 그러데이션 아이즈 8호 미스베리베리

Ⓓ **블랙 젤 아이라이너** : 미샤 더스타일 투인원 피팅 젤라이너 01 트윙클 블랙

Ⓔ **화이트 글리터** : 메이크업 포에버 다이아몬드 파우더 1호

Ⓕ **마스카라** : 지베르니 스윗 위시 센스티브 마스카라

Ⓖ **핑크 컬러 블러셔** : 질스튜어트 믹스 블러시 콤팩트 12 캔디 오렌지

Ⓗ **핑크 컬러 립스틱** : 이니스프리 크리미 틴트 립스틱 2호 달콤한 칵테일 핑크

Ⓘ **투명 립글로스** : 아멜리 리얼리얼 글라스

How to Make up 따라해보세요

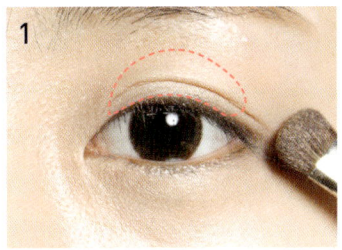

1 눈두덩 가운데 부분을 중심으로 Ⓐ를 2~3번 덧칠해 바른다.

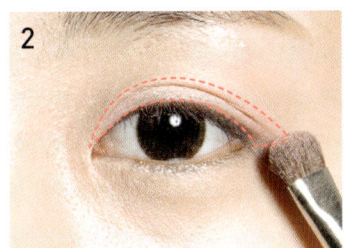

2 쌍꺼풀 라인을 조금 넘는 정도로 Ⓑ를 바른다. 핑크 컬러의 붉은 기 때문에 눈이 부어 보이는 것이 신경 쓰인다면 2~3번 정도만 덧칠해 발라 붉은 기를 최대한 옅게 연출하는 것이 좋다.

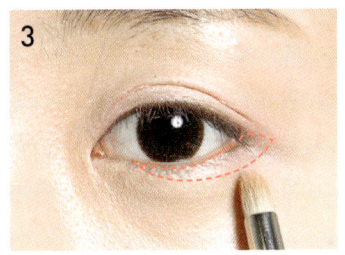

3 애교 살 뒤쪽 2/3 길이만큼 Ⓑ를 바른다. 뒤로 갈수록 더욱 도톰하게 바르는 것이 핵심이다.

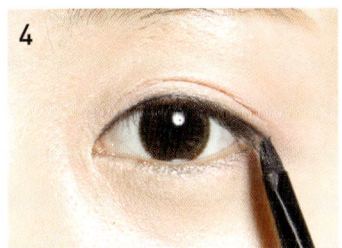

4 Ⓓ를 사용해 기본 아이라인을 그린다.

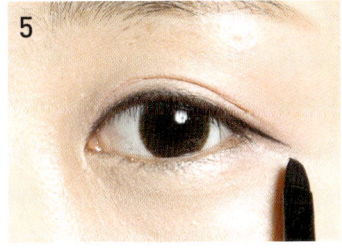

5 순하게 처진 눈을 표현하는 첫 번째 과정이다. 과정 4에서 그린 아이라인을 끝을 아래를 향해 1cm 정도로 길게 늘여 그린다. 눈꼬리는 날카롭게 빼주는 것이 좋다.

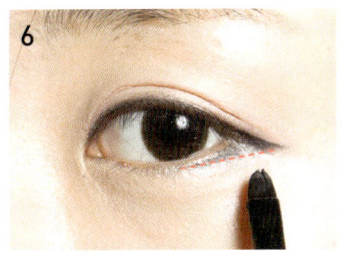

6 길게 늘여 그린 아이라인의 끝에서 언더라인 중간 부분까지 직선으로 이어 그린 후, 빈 곳은 Ⓓ로 꼼꼼하게 채워 처진 눈매를 연출한다.

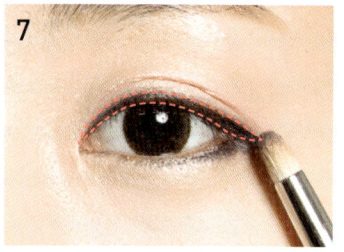

7

딱딱하게 똑 떨어진 아이라인보다는 부드러운 느낌의 아이라인이 동안 메이크업에 어울린다. ⓒ를 사용해 아이라인 위를 스머징하듯 발라 부드러운 느낌으로 연출한다.

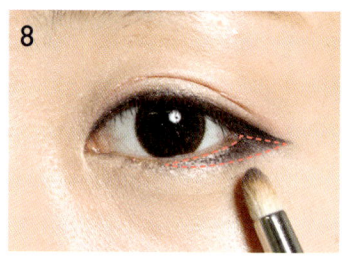

8

마찬가지로 언더 아래쪽에 그린 아이라인 위에도 ⓒ를 덮듯이 발라 부드럽게 연출한다. 단, 아이섀도를 바르는 범위가 너무 넓어지지 않도록 주의한다.

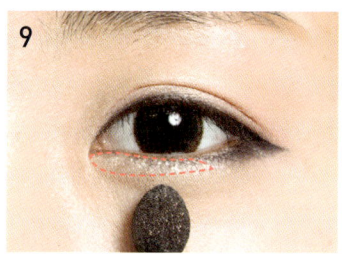

9

애교 살 앞부분에서 중간 부분 정도까지 ⓔ를 듬뿍 발라 눈물이 그렁그렁 맺힌 듯한 느낌으로 눈물 효과를 낸다. 앞부분을 도톰하게, 중간으로 갈수록 조금 가늘어지는 느낌으로 발라 눈 앞부분을 강조한다.

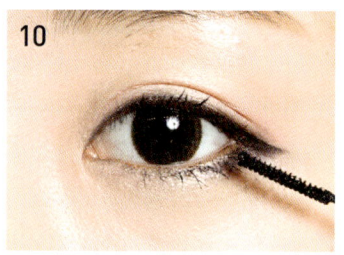

10

뷰러로 속눈썹을 컬링한 후, 마스카라를 발라 마무리한다.

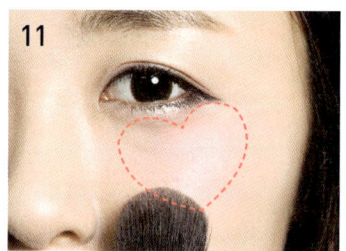

11

화이트가 섞인 옅은 핑크가 아닌, 진한 핫 핑크 컬러를 브러시에 묻힌 후 가루를 한두 번 털어 바르면 발색이 맑게 표현된다. 이런 식으로 두루뭉술한 하트 모양처럼 ⓖ를 바르는데, 최대한 눈 밑에 가깝게 바른다. 눈밑을 붉게 표현하면 방금 운 듯한 청순한 느낌의 메이크업이 연출된다.

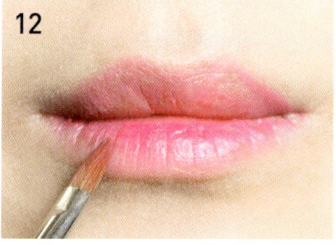

12

마찬가지로 맑은 발색을 위해 화이트가 섞인 옅은 핑크 컬러가 아닌 진한 핫 핑크 컬러 립스틱을 입술 전체에 얇게 바른다.

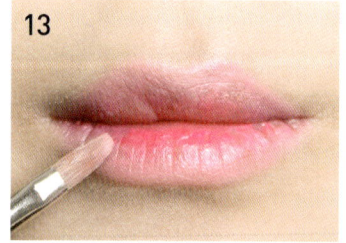

13

그리고 소량의 파운데이션으로 입술 라인을 커버하는 느낌으로 입술 가장자리에 바르면, 미리 발랐던 핑크 컬러와 섞여 자연스러운 그러데이션 립이 연출된다.

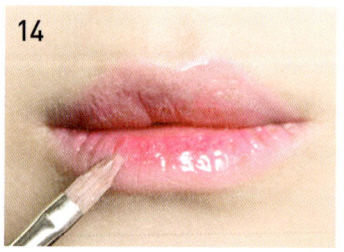

14

마지막으로 ⓘ를 도톰하게 발라 탱글탱글한 입술을 연출한다.

도화 메이크업

이성에게 인기를 끄는 얼굴이라는 '도화살'을 가진 얼굴. 도화살을 가진 얼굴의 조건은 다음과 같다. 전체적으로 둥근 모양의 눈썹, 뾰족한 눈 앞머리와 촉촉하게 젖은 눈동자, 긴 속눈썹, 발그스름한 볼, 흰 피부, 동글한 콧망울, 붉고 도톰한 아랫입술. 좋아하는 남자가 있다면 도화살 메이크업을 시도해 보는 것도 나쁘지 않을 듯하다.

아이 메이크업은 펄감이나 색감이 두드러지지 않는 자연스러운 아이보리 컬러의 섀도를 전체적으로 바른 후, 굵은 글리터 펄을 애교 살 가운데 부분과 눈두덩 가운데 부분에 살짝 발라 눈물이 맺힌 듯 표현하고, 리퀴드 아이라이너를 이용해 눈 앞머리를 뾰족하게 그려준 후 눈 꼬리를 살짝 올려 그린다. 눈썹은 연하면서도 둥글게, 볼과 입술은 자연스럽고 투명하게 비치는 듯한 옅은 레드 톤을 사용해 자연스럽게 붉은 기가 도는 듯한 얼굴로 연출한다.

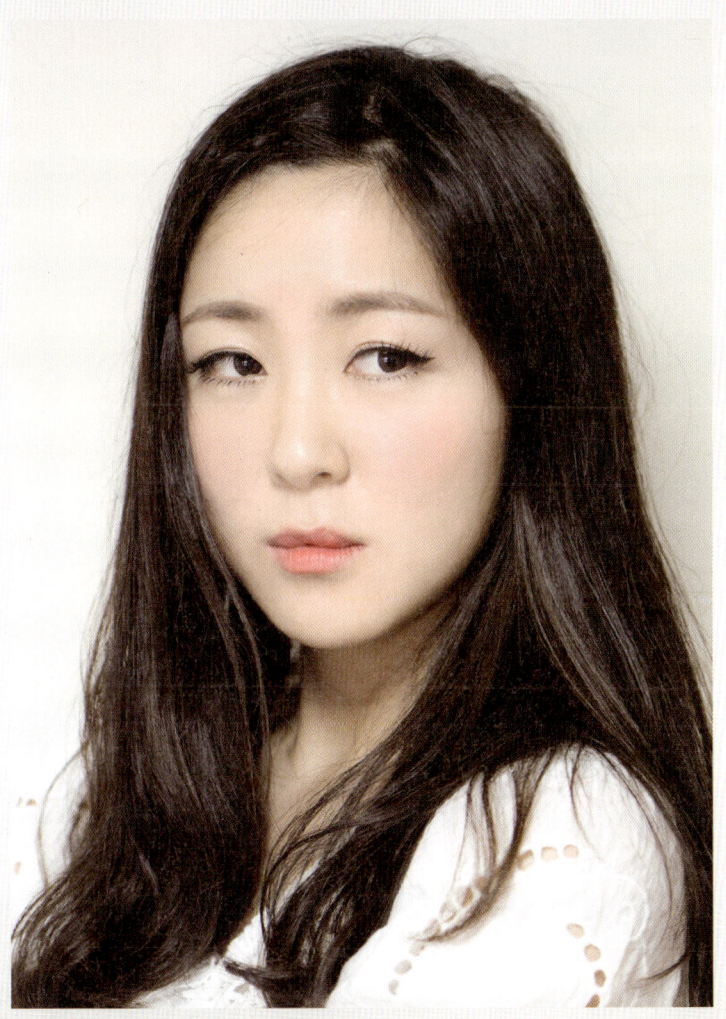

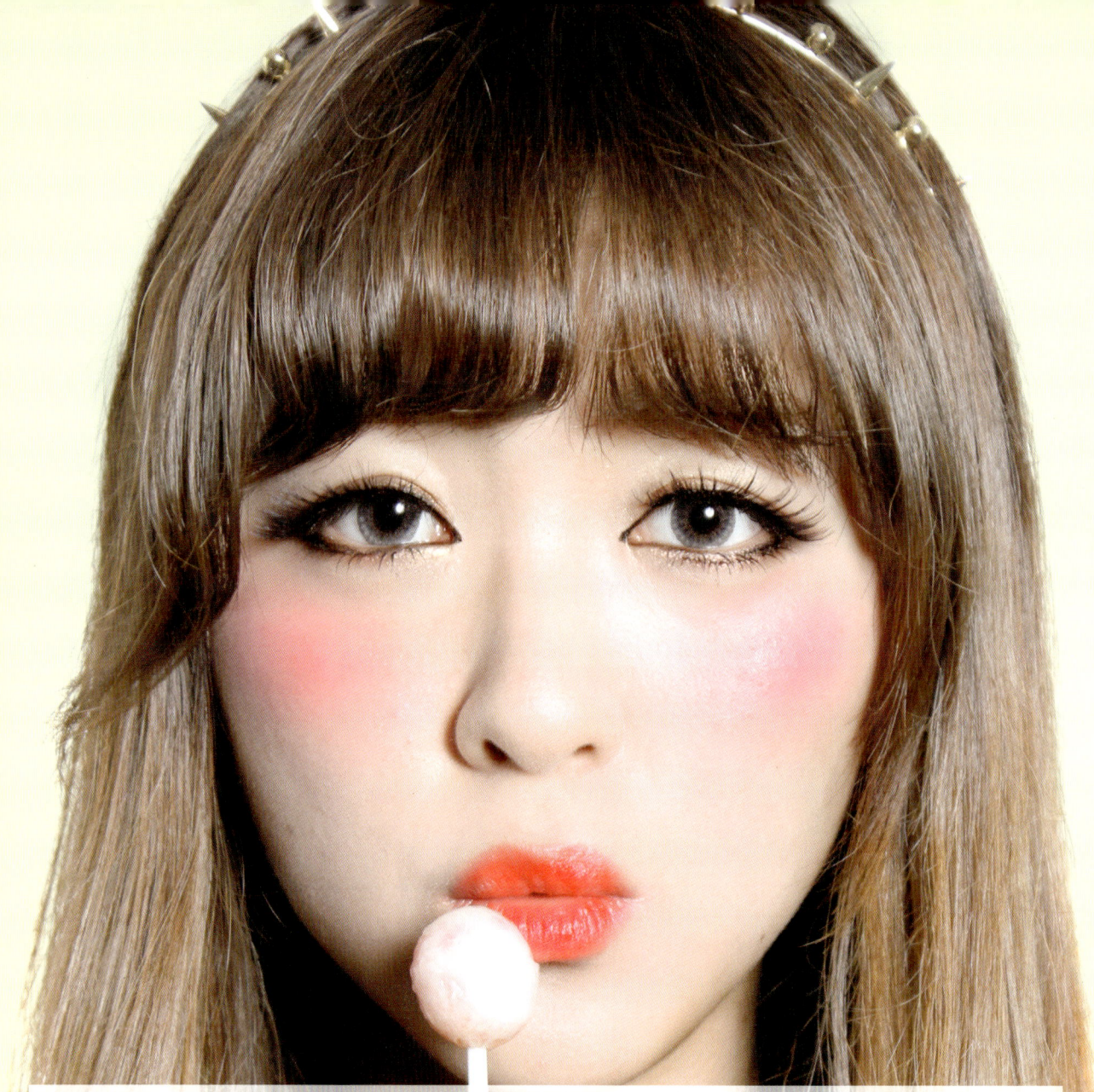

아메리칸 키즈

가까운 섬나라 일본의 유명한 패션의 메카, 하라주쿠! 오랫동안 유행을 선도해온 하라주쿠에는 최근, '키즈 스타일'이라는 새로운 트렌드가 유행하고 있다. 말 그대로 어린이 같은 요소를 포함한 스타일인데, 대체적으로 스포티하고 꾸러기 같은 이미지의 룩이다. 일본 여성 또한 어려 보이는 데에 관심이 많기 때문에 동안 열풍에 힘입어 이 키즈 스타일은 어려 보이고 싶어 하는 여성들 사이에서 큰 인기를 끌고 있다.
메이크업 또한 이 키즈 스타일을 따라 본래 일본의 유명한 메이크업 스타일인 가루 메이크업에서 조금씩 변화해 독특한 스타일이 만들어졌는데, 무엇보다도 특이한 것은 한국에서는 보기 힘든 강렬한 레드 컬러를 사용한 블러셔이다. '진한 아이 메이크업에는 블러셔와 립은 옅게!'라는 흔한 공식을 깨 버리면서 아이, 블러셔, 립 메이크업 전부 강조한다고 생각하면 상당히 강한 느낌의 메이크업이 되지 않을까 싶겠지만, 막상 해 보면 레드컬러 블러셔 덕분에 사랑스러운 느낌이 한층 강조된 귀여운 느낌의 키즈 스타일 메이크업이 완성된다.

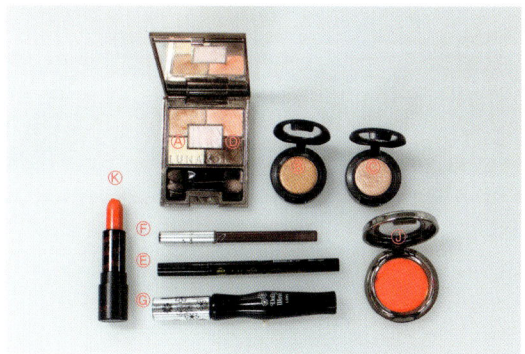

Ⓐ **옅은 골드 컬러 아이섀도** : 루나솔 오로라이즈드 아이즈 02 라이트 베리에이션

Ⓑ **캐러멜 컬러 아이섀도** : 맥 카지노

Ⓒ **브론즈 핑크 컬러 아이섀도** : 맥 미솔러지

Ⓓ **브라운 컬러 아이섀도** : 루나솔 오로라이즈드 아이즈 02 라이트 베리에이션

Ⓔ **리퀴드 아이라이너** : 키스 미 리퀴드 아이라이너

Ⓕ **브라운 아이라이너** : 바닐라코 스타일 아이라이너 초콜릿 브라운

Ⓖ **마스카라** : 돌리 윙크 롱 마스카라 2 블랙

Ⓗ **위 인조 속눈썹** : 돌리 윙크 아이래시 2호 스위트 걸리

Ⓘ **아래 인조 속눈썹** : 돌리 윙크 아이래시 6호 리얼 누드

Ⓙ **레드 컬러 블러셔** : 아멜리 스텝 베이직 아이섀도 스칼렛

Ⓚ **레드 컬러 립** : 클리오 버진 키스 틴티드 립 5호 버진 오렌지

How to Make up 따라해보세요

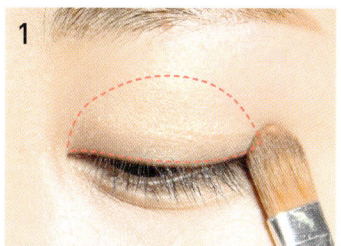

1

눈두덩 전체에 Ⓐ를 바른다. 화려해 보이도록 전체적으로 펄감이 자글자글한 제품을 고르는 것이 좋다.

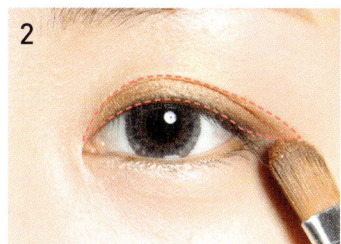

2

쌍꺼풀 라인을 조금 넘는 정도로 Ⓑ를 바른다. 짙은 발색이 나오도록 2~3번 덧바른다.

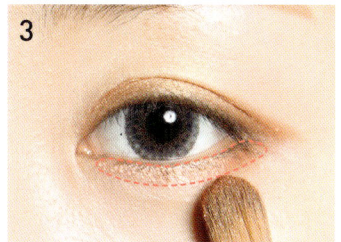

3

애교 살에 도톰하게 Ⓒ를 바른다. 마찬가지로 짙은 발색이 나오도록 2~3번 덧바른다.

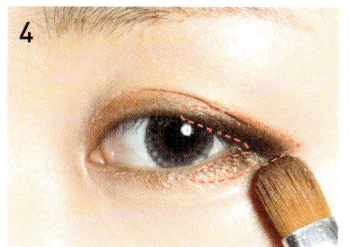

4

눈 뒤쪽에 〉모양으로 도톰하게 Ⓓ를 발라 음영을 준다. 눈을 길어 보이게 하는 동시에 언더에 그늘을 주어 살짝 커 보이게 하는 효과가 있다.

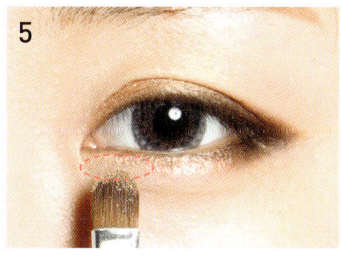

5

애교 살의 앞부분에 Ⓐ를 좁게 덧발라 펄감을 강조한다.

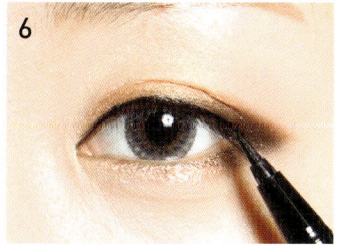

6

Ⓔ로 기본 아이라인을 그린다.

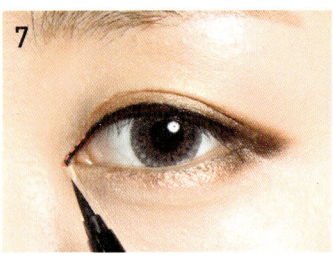

7

눈이 커 보이도록 ⓔ로 눈 앞머리에 아이
라인을 덧그려 앞트임한 효과를 준다. 미
간이 좁거나 이미 많이 트여 있는 눈이라
면 생략한다.

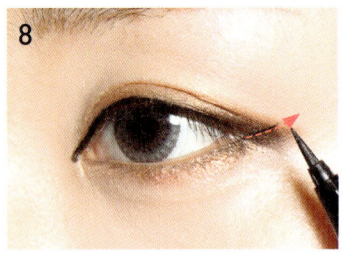

8

올라간 눈매를 만들기 위해 아이라인 끝
부분에 ⓔ를 사용해 직선을 올려 그린다.

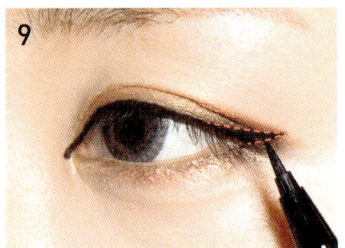

9

과정 8에서 그린 눈꼬리의 끝을 기본 아
이라인과 이어 그려 도톰한 캣 아이라인
이 되도록 그린다.

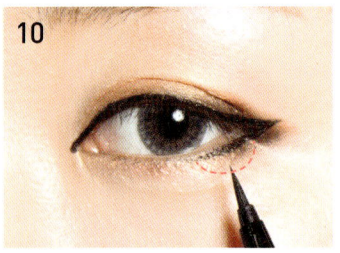

10

언더 라인의 1/3 정도되는 길이로 언더
뒷부분에 ⓔ로 라인을 덧그린다.

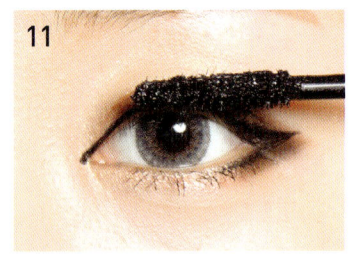

11

인조 속눈썹을 붙이기 전, 마스카라로 속
눈썹을 강조해 바른다.

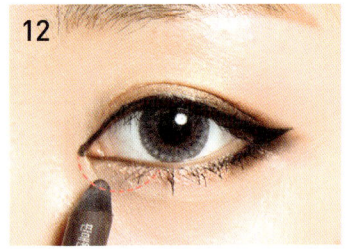

12

ⓕ를 사용해 언더 점막 1/3 정도만 채운
다. 꽉 채우면 오히려 눈이 답답해 보일
수 있다.

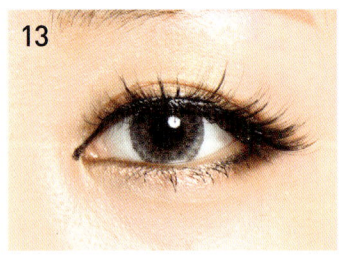

13

너무 과하지 않은 것이 좋다면 마스카라
를 풍성하게 발라 마무리해도 되지만, 좀
더 일본풍의 메이크업을 원한다면 풍성
한 느낌의 인조 속눈썹을 붙인다.

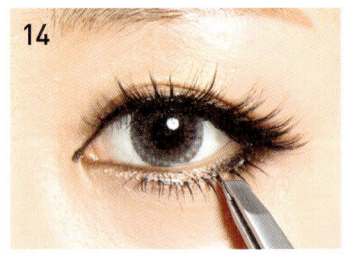

14

언더에도 인조 속눈썹을 붙여 아이 메이
크업을 마무리한다.

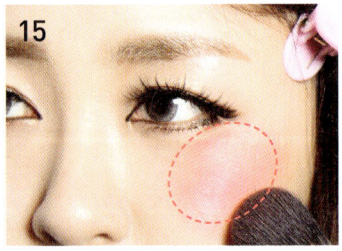

15

키즈 스타일의 메이크업의 가장 중요한
요소인 레드 컬러 블러셔이다. 먼저 ⓙ를
브러시에 묻히고 공중에서 살짝 털어 발
색이 옅게 나오도록 한 후, 애플 존이 아
닌 눈가 바로 밑에 넓게 발라준다.

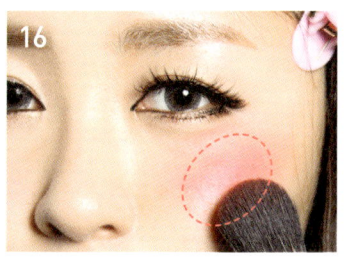

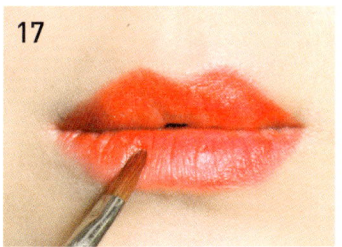

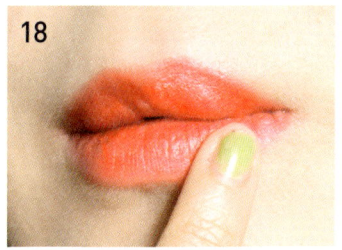

브러시에 다시 한번 ⓙ를 묻힌 후, 과정 15에서 발랐던 범위보다 살짝 좁게 ⓙ를 덧발라준다. 살짝 얼룩 있게 발라도 귀엽다.

입술에 전체적으로 ⓚ를 바른다. 입술이 얇다면 도톰한 느낌이 나도록 본인의 입술 라인보다 살짝 넓게 바른다.

립 라인을 손가락으로 톡톡 두드려 살짝 번진 듯한 느낌을 낸다. 전체적으로 깔끔하지 않은 느낌이야말로 이 메이크업의 매력이다.

👤 MakeUp TIP

눈 사이가 바다와 같은 당신에게, 아이라이너로 눈 앞트임하기

눈 사이가 멀면 귀여운 느낌이 드는 것도 사실이지만, 그것도 어느 정도여야지 눈 사이가 태평양과 같이 먼 여성이라면 고민이 많은 것이 사실이다. 세상이 좋아져 앞트임 성형 수술이라는 좋은 방법도 있기는 하지만, 수술이 망할까 싶어 선뜻 병원에 가기 힘들다면 리퀴드 아이라이너 하나만 준비하자. 한쪽 눈당 1mm, 양쪽 합해 2mm 정도는 간단하게 좁힐 수 있다. 눈앞을 시원하게 터주는 효과가 있어 답답한 몽고주름에 가로막힌 눈을 가진 분에게도 추천한다.

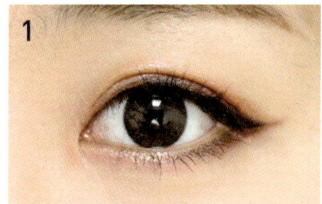

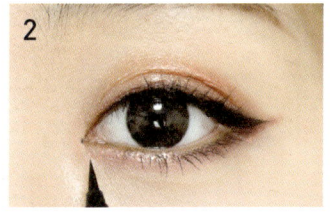

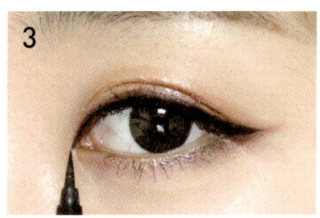

앞트임 효과를 주기 전의 눈매이다. 눈 앞머리를 가로막는 몽고주름이 살짝 보인다.

몽고주름 위로, 즉 눈 맨 앞에서 1mm 정도되는 부근에 점을 찍는다. 눈 사이를 더 가깝게 하겠다고 2mm 이상 부근에 점을 찍지는 말아야 한다. 과하면 독이 된다.

과정 2에서 찍은 점과 위쪽 아이라인을 자연스럽게 연결한다.

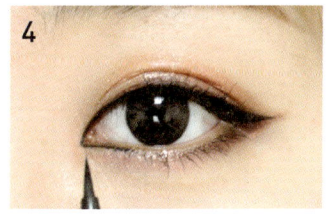

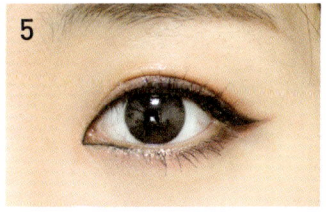

👤 MakeUp TIP

최대한 세심하게 그려야 하는 작업인 만큼 가는 라인을 그릴 수 있는 붓펜 아이라이너를 추천한다. 뭉툭한 리퀴드 아이라이너로 앞트임 아이라인을 그렸다가는 검은 눈꼽이 끼기 십상이다.

과정 3에서 끝내도 좋지만, 좀 더 시원한 눈매를 원한다면 언더라인 앞쪽에도 5mm 정도 길이로 아이라인을 추가해 그린다. 윗 라인만 그렸을 때보다 눈앞이 훨씬 트인 것처럼 보인다.

앞트임 아이라인 완성! 아이라인을 그리기 전 눈과 비교해보면 확실히 눈 앞쪽 길이가 미세하게 길어진 것을 확인할 수 있다. 이것이 바로 1mm의 미학이다.

| 2 |

좀 더 다양한 이미지 만들기,
20대 중 · 후반~30대 초 · 중반 메이크업

20대 후반부터 많은 여성들은 "꺾인다"라고 표현하면서 나이 먹기를 싫어한다. 하지만 나이를 먹고 나서 뿜어져 나오는 우아함과 분위기는 어린 나이의 여성들은 절대 따라할 수 없는 성숙한 여성의 특권이기도 하다. 어린 여성의 발랄함을 무리해서 좇기보다는 성숙함을 무기로 2~3살 어려 보이는 자연스러운 동안 메이크업을 노려보자.

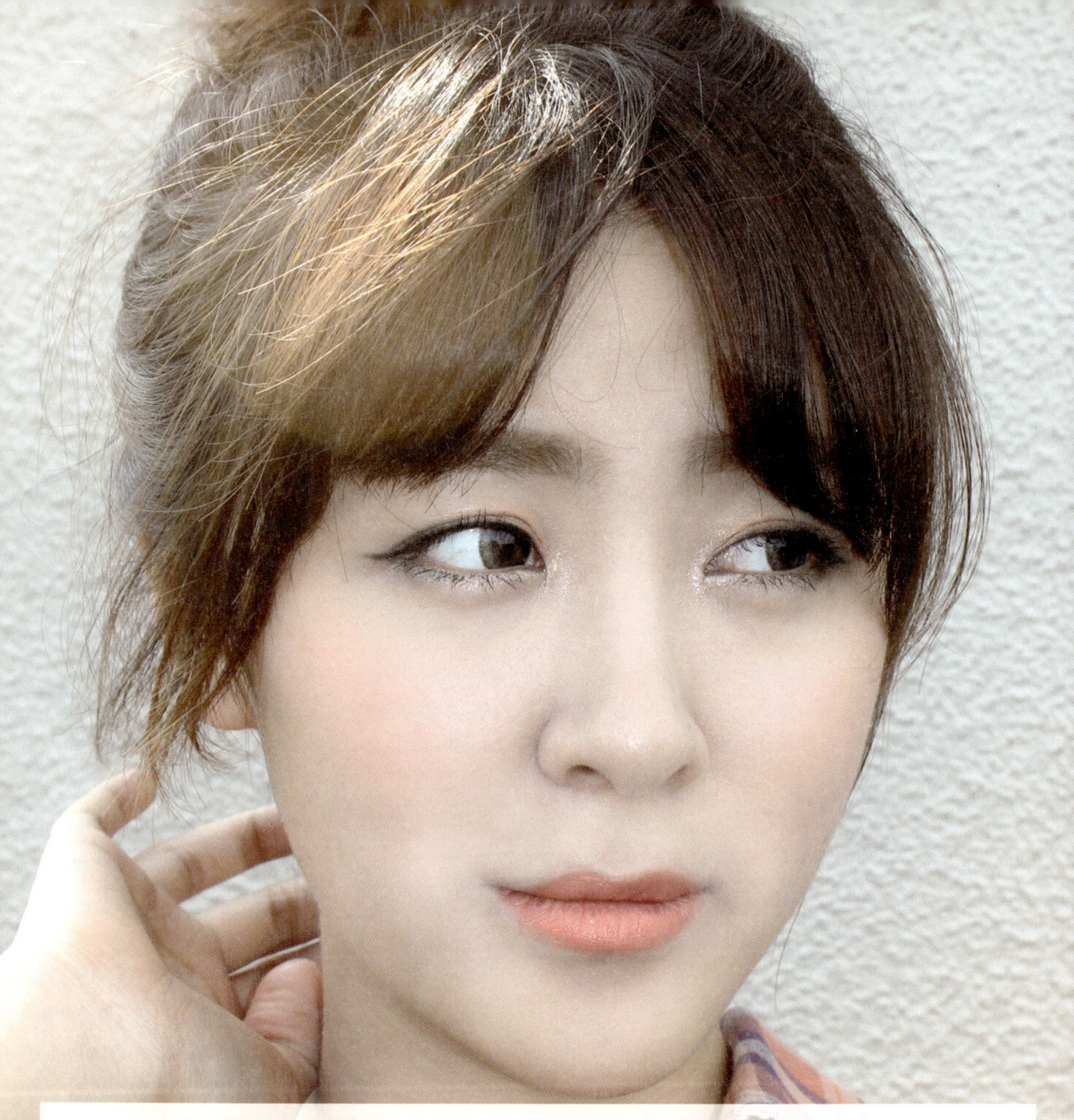

월요일에는 활기차게! 생기 있는 오렌지 메이크업

캐주얼 오렌지

여성스럽고 페미닌한 이미지를 가진 컬러가 '핑크'라면, 발랄하고 쾌활한 이미지를 가진 컬러는 바로 '오렌지'이다. 그렇기 때문에 매일 똑같이 차분해야 하는 오피스 메이크업에서 탈피해 발랄한 매력을 살리고자 한다면 이 오렌지 컬러를 이용해 메이크업하는 것이 도움이 되는데, 이번 에는 이 발랄한 오렌지 컬러와 차분한 느낌의 그레이 컬러를 믹스 매치해 색다른 메이크업을 해보자. 오렌지의 튀는 느낌을 그레이 컬러가 뒤에 서 차분하게 눌러줌으로써 너무 유치하지 않고, 그러면서도 발랄함은 그대로 남아 있는, 그야말로 어른에게 잘 어울리는 동안 메이크업이 될 수 있다. 통일감을 위해 립과 치크 또한 오렌지 컬러로 맞추는 센스도 잊지 말아야 한다.

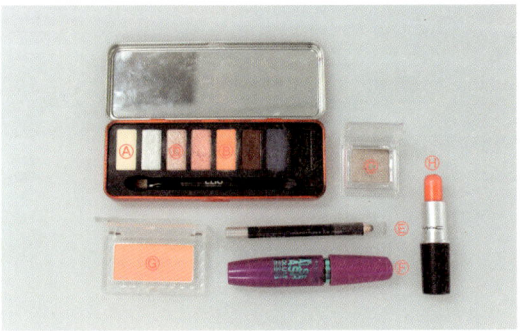

Ⓐ **아이보리 컬러 아이섀도** : 클리오 올 댓 아이 스타일러 키트 002 워크 온 더 시티

Ⓑ **금펄 오렌지 컬러 아이섀도** : 클리오 올 댓 아이 스타일러 키트 002 워크 온 더 시티

Ⓒ **그레이 컬러 아이섀도** : 어퓨 미네랄 모노 섀도 ga 01

Ⓓ **베이지 펄 아이섀도** : 클리오 올 댓 아이 스타일러 키트 002 워크 온 더 시티

Ⓔ **블랙 아이라이너** : 크리니크 크림 셰이퍼 포 아이즈 블랙 다이아몬드

Ⓕ **마스카라** : 메이블린 뉴욕 볼륨 익스프레스 더 폴시 래시 마스카라

Ⓖ **오렌지 컬러 블러셔** : 미샤 더스타일 디파이닝 블러셔 라이트 코랄

Ⓗ **오렌지 컬러 립스틱** : 맥 래비싱

How to Make up 따라해보세요

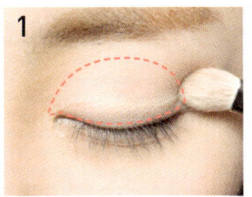

1

발랄한 오렌지 컬러의 컬러감이 살도록 베이스를 거치는 과정이다. 눈두덩에 전체적으로 Ⓐ를 바른다. 이렇게 밝은 아이보리 컬러 아이섀도를 넓게 깔아주면, 나중에 바를 아이섀도의 발색력이 높아진다.

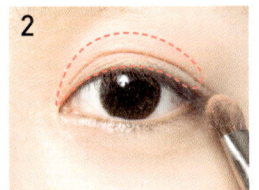

2

쌍꺼풀 라인을 살짝 넘는 너비로, 눈 앞머리에서 시작해 눈두덩 뒤쪽만 조금 남겨놓고 Ⓑ를 바른다. 오렌지 컬러가 확실히 올라오도록 4~5번 덧칠해 바르도록 한다.

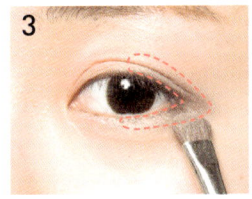

3

튀는 오렌지 컬러를 차분하게 낮춰줄 차례이다. 눈두덩 뒷부분과 애교 살 뒷부분을 이어주듯이 Ⓒ를 〉 모양으로 도톰하게 바른다. 마찬가지로 발색이 확실히 올라오도록 4~5번 덧칠해 바른다.

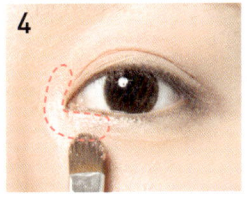

4

눈 앞머리에서 애교 살 앞부분까지 'ㄴ' 모양으로 이어 도톰하게 Ⓓ를 발라 포인트를 준다. 고개를 움직일 때마다 눈 앞이 빛나 초롱초롱한 느낌의 이미지를 만들 수 있다.

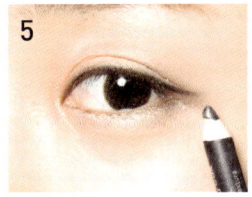

5

눈꼬리를 자연스러운 곡선 모양으로 5mm 징도 길이로 뺀다.

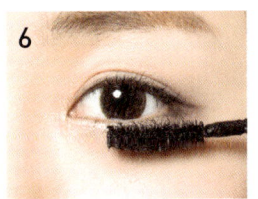

6

Ⓔ를 사용해 기본 아이라인을 그린 후, 눈꼬리를 5mm 정도 길이로 살짝 올려 그린다.

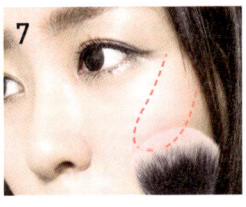

7

Ⓖ를 브러시에 묻혀 표시한 대로 넓게 사선 방향으로 바른다. 나이가 어리다면 둥글게 발라주어도 괜찮지만, 컬러가 컬러이다 보니 20대 후반의 어른이 하기에는 살짝 유치하게 보일 수 있으므로, 넓게 사선으로 바르는 것이 좋다.

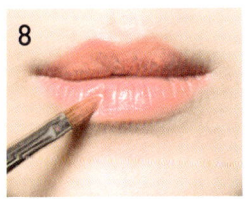

8

입술에 전체적으로 Ⓗ를 꼼꼼하게 발라 마무리한다.

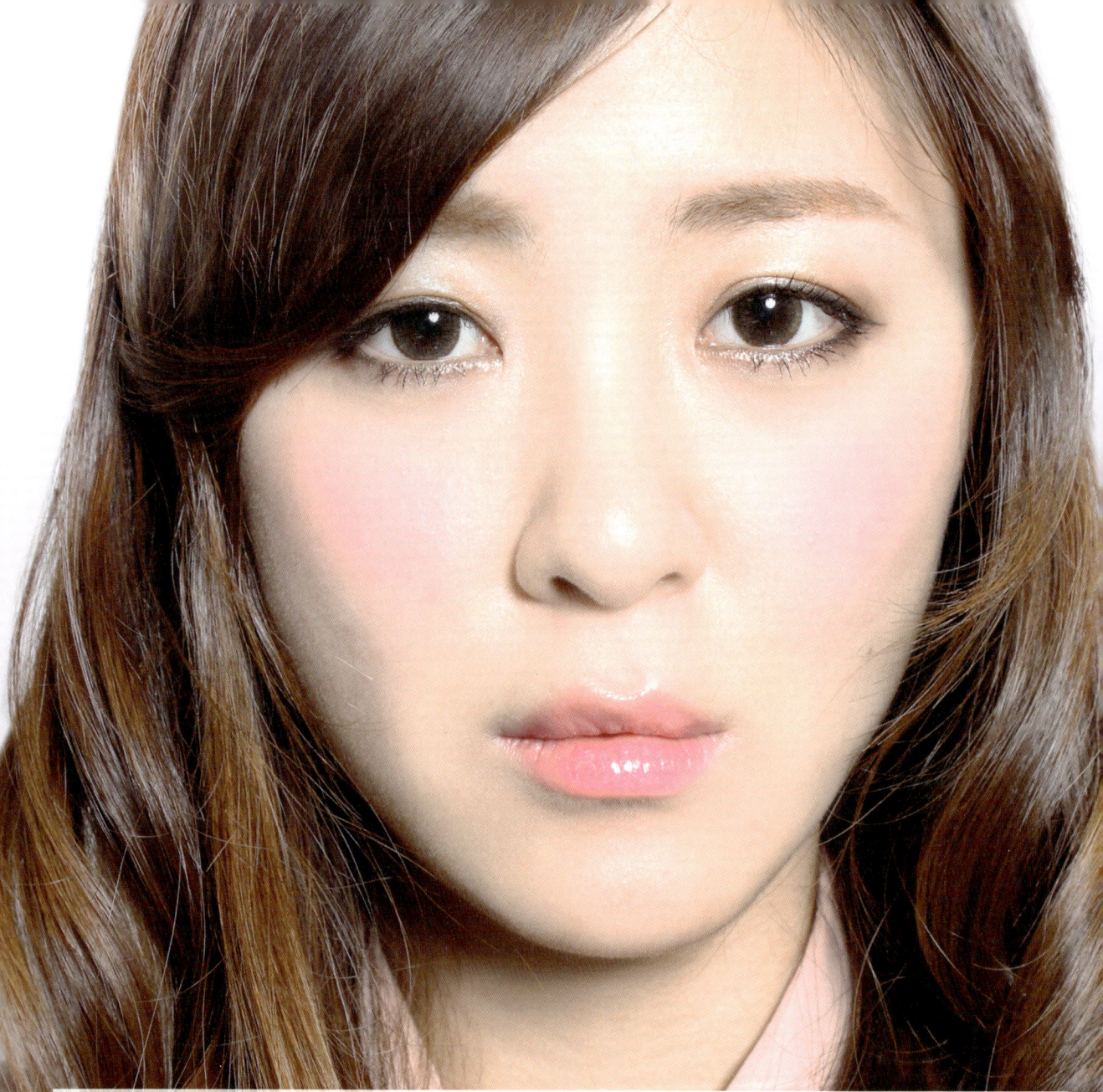

얌전하지만 나이 들어 보이지 않는 브라운 메이크업

누디 브라운

브라운은 안 어울리는 사람이 없고 그 어떤 컬러보다 자연스러운 느낌으로 메이크업을 완성시켜주는 고마운 컬러임에 틀림없지만, 컬러 자체가 차분한 느낌이 강하다 보니 혹시 나이 들어 보이지는 않을까 하여 브라운 메이크업을 기피하는 사람도 종종 있다. 얌전한 느낌을 유지하면서도 나이 들어 보이지 않도록 브라운을 좀 더 잘 활용하는 메이크업이 있다. 베이스로 펄이 자글자글한 바셀린 광 아이섀도를 발라두는 것이다. 바셀린 광 아이섀도를 먼저 바른 후 그 위에 브라운 아이섀도를 덮어 바르면 밑에서부터 은은하게 광이 뿜어져 나와 마냥 차분하지는 않으면서도 대놓고 반짝이지 않기 때문에 적당히 절제되어 있는 느낌의 아이 메이크업이 완성된다. 립과 블러셔는 센스 있게 같은 톤의 핑크 컬러로 맞춰 발라주는 것도 중요하다.

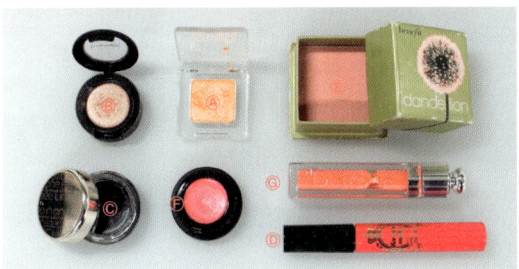

Ⓐ **바셀린 광 오렌지 펄 아이섀도** : 에스쁘아 아이섀도 스파클링 오렌지 피버
Ⓑ **옅은 베이지 브라운 컬러 아이섀도** : 맥 허니러스트
Ⓒ **블랙 컬러 아이라이너** : 미샤 더스타일 투인원 피틴 젤 라이너 01 블랙 트윙클
Ⓓ **마스카라** : 키스 미 히로인 롱 앤 컬 마스카라
Ⓔ **핑크 컬러 블러셔** : 베네피트 박스 오 파우더 단델리온
Ⓕ **핑크 컬러 립** : 아멜리 플랫 립스 핑크 보톡스
Ⓖ **핑크 컬러 립글로스** : 디올 어딕트 울트라 글로스 펄 556 코랄 판타지

How to Make up 따라해보세요

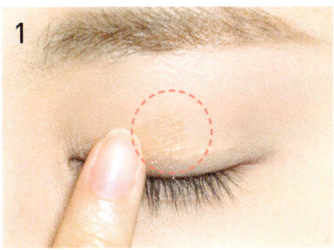

1

눈두덩 가운데 부분에 Ⓐ를 바른다. 이렇게 펄감이 많은 아이섀도를 바를 때에는 손가락으로 펄이 잘 밀착되도록 꾹꾹 눌러주며 발라야 펄도 날리지 않고 색감도 잘 표현되기 때문에 털로 이루어진 브러시보다는 손가락이나 팁 브러시를 사용하는 것이 좋다.

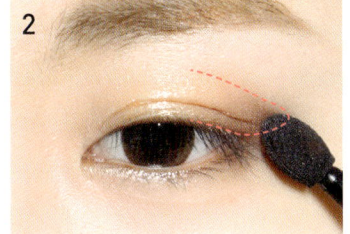

2

눈두덩 뒤쪽에서부터 가운데로 올수록 사라지도록 그러데이션하며 Ⓑ를 도톰하게 바른다.

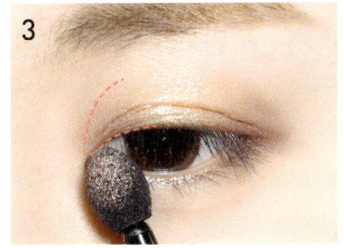

3

마찬가지로 Ⓑ를 사용해 눈두덩 앞부분에서부터 시작해 가운데로 올수록 사라지도록 그러데이션하며 바른다.

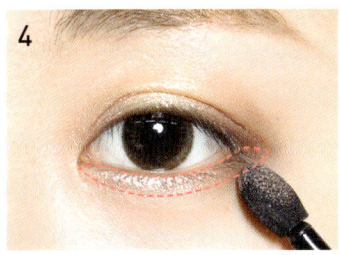

4

본인 애교 살의 반 징도 두께로 선제석으로 Ⓑ를 바른다. 이보다 넓어지면 브라운 컬러의 특성상 다크서클처럼 보일 수 있으므로 자신의 애교 살 두께에 맞춰 적당히 바르는 것이 중요하다.

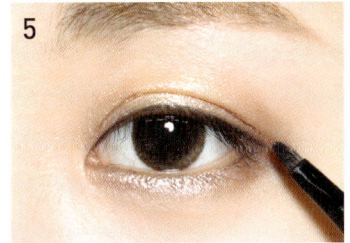

5

Ⓒ로 기본 아이라인을 그린다.

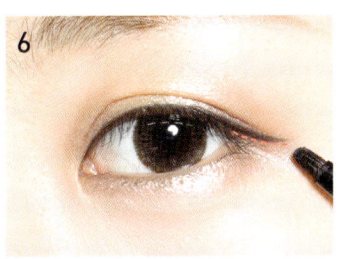

6

눈꼬리는 눈의 동선을 따라 자연스럽게 빼서 그린다.

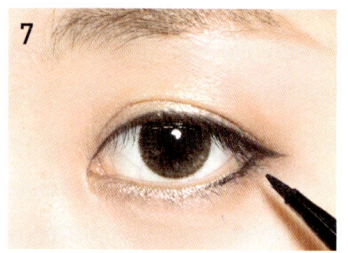

7

눈매를 강조하기 위해 ⓒ로 언더 라인 뒷 부분에 가늘게 아이라인을 그린다. 이때 에는 너무 두꺼워지지 않도록 주의한다.

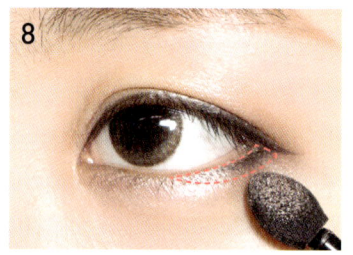

8

자연스러운 표현을 위해 ⓑ로 7에서 그린 언더 아이라인을 덮듯이 바른다. 브라운 아이섀도 밑으로 자연스럽게 블랙 아이 라인이 비쳐 눈이 살짝 커 보이는 효과가 있다.

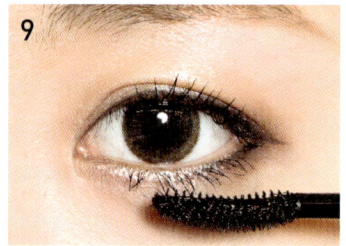

9

뷰러로 속눈썹을 컬링한 후 ⓓ를 발라 속 눈썹을 강조한다.

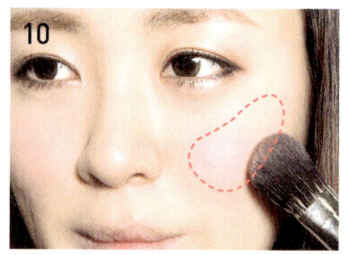

10

브라운 컬러의 지나치게 차분한 느낌을 피하기 위해 뺨은 핑크 컬러인 ⓔ로 바 른다. 둥그렇게 바르면 컬러 특성상 살짝 유치할 수 있으므로 짧은 사선 모양으로 어느 정도 색이 올라오도록 겹쳐 바른다.

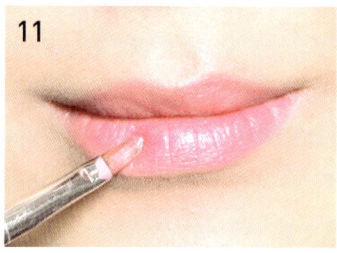

11

뺨과 비슷한 톤의 핑크 컬러인 ⓕ를 입술 전체에 바른다.

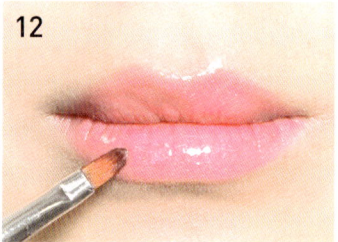

12

입술이 통통해 보이도록 ⓖ를 도톰하게 겹쳐 바르면 립 메이크업이 완성된다.

건조한 피부에 단비를!
미스트 사용하기

햇빛이 강한 여름에는 피부가 금세 달아오르고, 피부의 온도가 올라가면 모공이 쉽게 열린다. 모공이 열린 채로 놔두면 모공은 점점 크게 처져, 피부결이 울퉁불퉁해지기 쉽다. 또한 추운 겨울에는 차갑게 내려간 기온 때문에 실내에서 히터를 트는데, 그렇지 않아도 겨울의 낮은 습도에 히터까지 켜게 되면 피부가 건조해져 갈라지기 일쑤이다. 이 2가지 고민을 해결할 수 있는 가장 간단한 제품이 바로 '미스트'이다.

더운 여름에는 온천수 미스트 등 수분이 주가 되는 미스트를 뿌리면, 피부의 온도가 내려가 모공이 커지는 것을 막을 수 있다. 단, 뿌리고 그대로 놔두면 피부의 수분까지 빼앗아 갈 수 있기 때문에 톡톡 두드려주는 것이 필수이다. 파운데이션을 소량 묻힌 퍼프로 톡톡 두드려주면 수정 메이크업까지 겸할 수 있다. 건조한 겨울에는 일반 수분 미스트보다는 에센스 미스트나 오일 미스트를 뿌려주는 것이 좋다. 에센스나 오일에는 수분을 가둬주는 성분이 있어 보습에 훨씬 탁월하기 때문이다.

미스트를 뿌릴 때에는 얼굴에 가까이 대고 뿌리지 않는 것이 좋다. 물방울이 굵게 맺혀 공들여 한 메이크업이 무너질 수도 있기 때문이다. 뿌릴 때에는 고개를 살짝 위로 들고, 20cm 정도의 거리에서 뿌려 고운 물방울을 맞는 듯이 사용하는 것이 좋다.

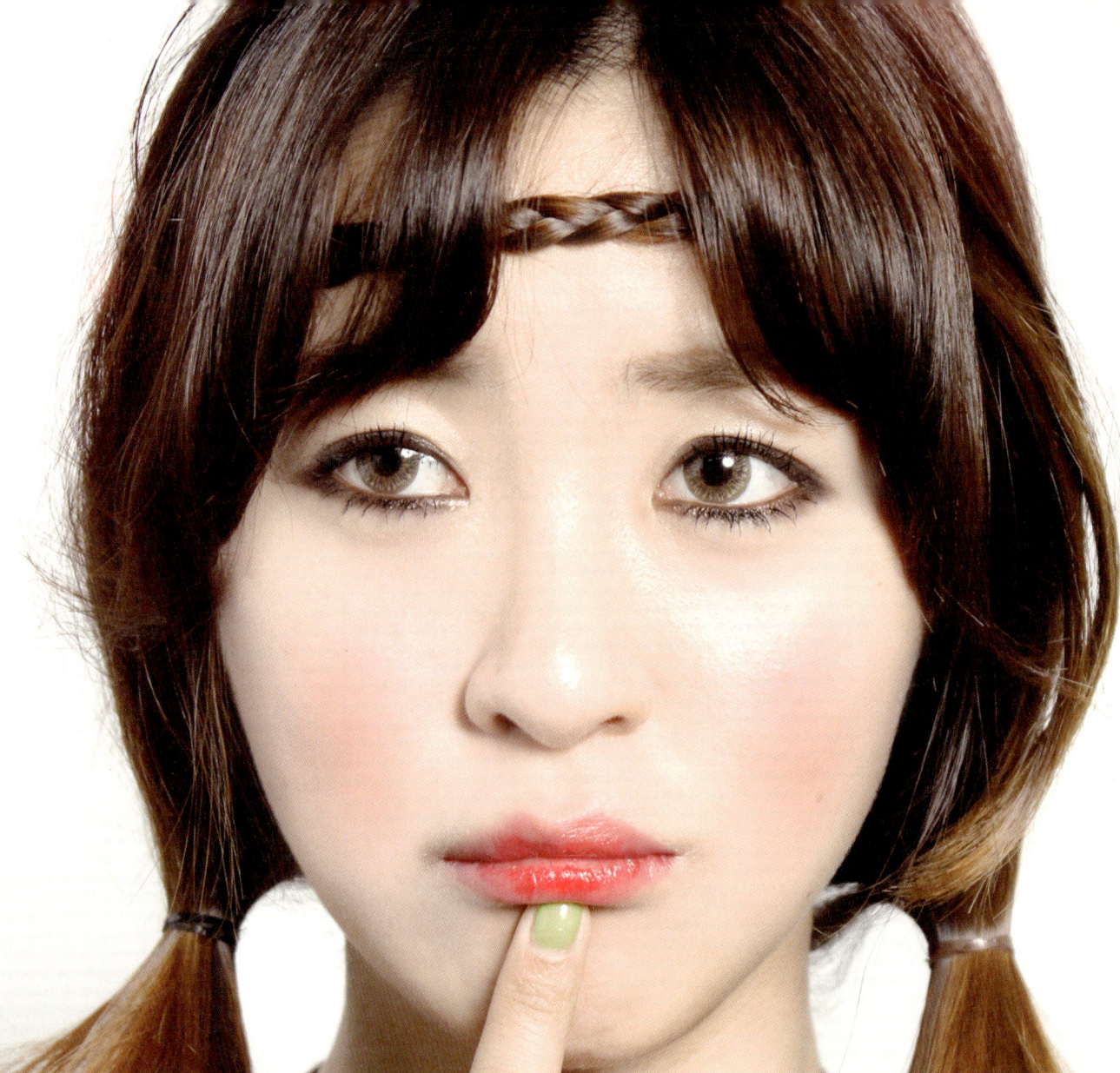

보헤미안 레드

레드 립스틱은 하나만 발라도 충분한 존재감을 선사하는 멋진 컬러이다. 어떻게, 어떤 컬러를 바르느냐에 따라 섹시함, 청순함, 우아함과 같은 여러 가지 이미지를 만들어주지만, 사실 귀여운 느낌을 내기에는 좀 어렵게 느껴지기도 하는 것도 사실이다. 혹시 노숙해 보일까봐, 혹시 나이 들어 보일까봐 주저하지만, 포기하기에는 레드 립스틱이 주는 장점이 너무 크다. 바로 레드 립스틱 하나 바르는 것만으로도 얼굴이 환해지고 맑아진다는 것이다. 특히 핑크를 바르면 둥둥 뜨고, 오렌지를 바르면 더 노랗게 보여서 립스틱을 바르기 힘든 동양인의 노란 피부에 그 어떤 컬러보다 잘 어울린다.

이런 레드 립스틱을 나이 들어 보이지 않게, 좀 더 젊게 바르는 방법은 살짝 '지저분하게' 바르는 것이다. 흔히 레드 립스틱은 립 라인을 깔끔하게 살려 꼭꼭 채워 바르는 것이 정석이라고들 말하지만, 이번만큼은 립 라인도 흐릿하게, 덕지덕지 발라보자. 귀여운 인디언 소녀 같은 또 다른 레드 립스틱의 매력을 발견할 수 있을 것이다.

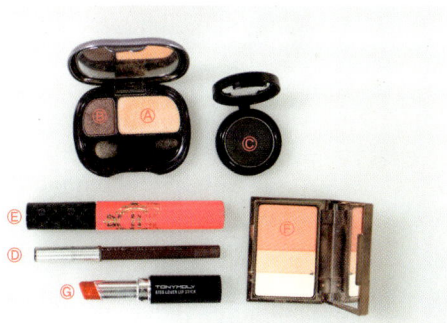

Ⓐ **베이지 컬러 아이섀도** : 에스쁘아 아이섀도 듀오 새틴

Ⓑ **짙은 브라운 컬러 아이섀도** : 에스쁘아 아이섀도 듀오 새틴

Ⓒ **블랙 컬러 아이섀도** : 보브 컬러쏭아이즈 뉴 블랙

Ⓓ **브라운 컬러 아이라이너** : 바닐라코 스타일 아이라이너 초콜릿 브라운

Ⓔ **마스카라** : 키스 미 히로인 롱 앤 컬 마스카라

Ⓕ **레드 브라운 컬러 블러셔** : 루나솔 컬러링 치크 09 미디엄 베이지

Ⓖ **레드 컬러 립** : 토니모리 키스러버 립스틱 리얼 레드

How to Make up 따라해보세요

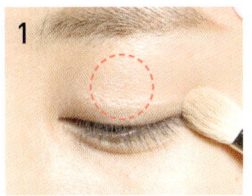	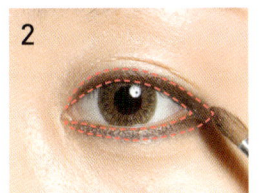	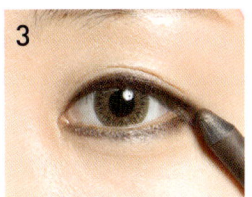	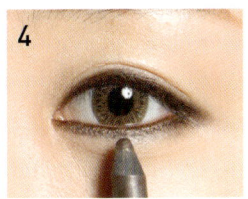

눈두덩 가운데에 Ⓐ를 바른다. 레드 립스틱을 바를 때에는 립만 강조하는 편이 예쁘기 때문에 너무 넓게 발라 펄감이 지나치지 않도록 한다.

눈 전체를 감싸듯이 Ⓑ를 도톰하게 바른다. 너무 그러데이션하지 말고, 도톰하게 아이라인을 그리듯 바른다.

아이라이너는 립으로 시선이 가도록 진한 블랙보다는 옅은 브라운 컬러를 선택한다. Ⓓ로 기본 아이라인을 그린다.

Ⓓ로 언더 라인 점막을 채운다.

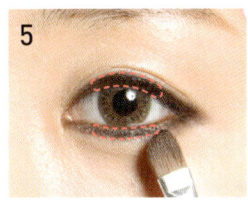	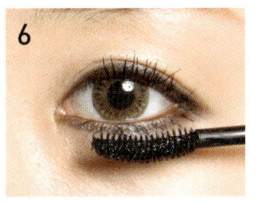	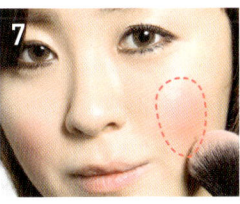	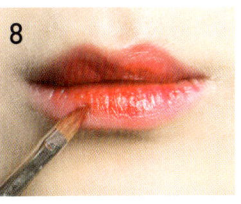

동그란 눈매는 동안의 특징이다. 표시한 곳에 Ⓒ를 발라 눈동자를 강조한다. 눈이 한층 둥글게 보이는 효과가 있다.

뷰러로 속눈썹을 컬링한 후, 마스카라를 빽빽하게 2~3회 덧칠해 발라 풍성한 속눈썹을 연출한다.

아이 메이크업도 간소하고, 립 컬러도 진하기 때문에 얼굴의 나머지 면적이 넓어 보일 수 있다. 얼굴을 좀 더 꽉 차게 만들어주기 위해 Ⓕ를 살짝 아래쪽에 넓게 세로로 바른다. 마찬가지로 립에 가장 먼저 시선이 갈 수 있도록 튀지 않는 컬러를 선택한다.

전체적으로 Ⓖ를 얇게 바른 후, 다시 한 번 가운데에 Ⓖ를 덧발라 그러데이션 립을 연출한다. 너무 라인을 깔끔히 따지 않고 살짝 번진 듯 발라도 매력 있다.

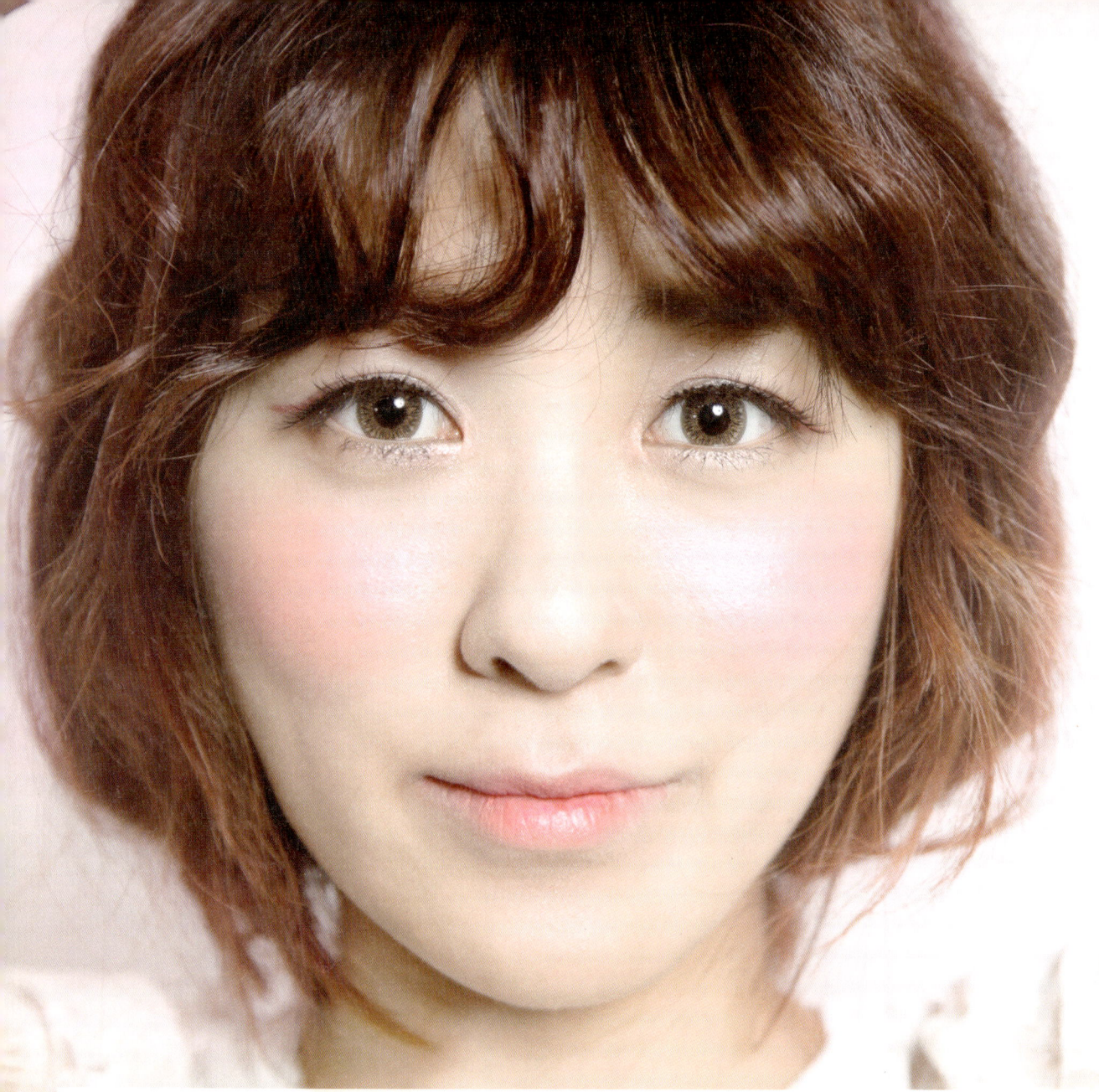

좀 더 소녀스럽고 싶은 날! 핑크가 부담스러운 어른을 위한 메이크업

핑크 빔

수많은 컬러 중에서 가장 소녀다운 컬러라고 말할 수 있는 핑크! 발랄한 느낌의 오렌지와는 달리 청순하고 여성스러운 느낌이 강해서 페미닌한 스타일에 잘 어울리는 컬러이다. 특유의 소녀스러운 이미지 때문에 예전부터 화장품의 기본 컬러로 손꼽혀 왔기 때문에 어떤 브랜드 매장에 가든 핑크 컬러 블러셔는 약방의 감초처럼 자리 잡고 있다.

이 사랑스러운 핑크 컬러를 좀 더 확실하게, 소녀 감성 200%로 표현하고 싶을 때에는 핑크빛 블러셔 위에 핑크 빔 하이라이터를 겹쳐 발라보자. 이미 발라둔 핑크 컬러 블러셔와 함께 빛을 받을 때마다 뺨이 입체감 있는 핑크빛으로 빛나 순식간에 사랑스러운 소녀 이미지가 완성될 것이다. 그 대신 뺨이 강조된 메이크업이기 때문에 아이와 립은 컬러감을 어느 정도 약하게 표현하는 것이 중요하다.

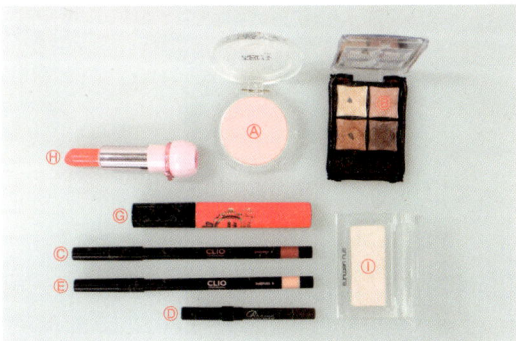

Ⓐ 연핑크 컬러 아이섀도 : 토니모리 크리스털 블러셔 1호 밀키 핑크

Ⓑ 핑크 컬러 펄 아이섀도 : 라브슈카 멜팅 아이즈 아이섀도 RD-1

Ⓒ 짙은 핑크 컬러 아이라이너 : 클리오 워터 프루프 펜슬 젤라이너 블러디 엔젤

Ⓓ 브라운 아이라이너 : 바닐라코 스타일 아이라이너 딥 브라운

Ⓔ 연핑크 컬러 펄 아이라이너 : 클리오 워터 프루프 펜슬 젤라이너 블러디 스윗

Ⓕ 인조 속눈썹 : 돌리 윙크 아이래시 9호

Ⓖ 마스카라 : 키스 미 히로인 롱 앤 컬 마스카라

Ⓗ 핫 핑크 컬러 립스틱 : 에뛰드하우스 디어 마 이 블루밍 립스 톡 숨막히는 핑크

Ⓘ 핑크 빔 하이라이터 : 슈에무라 글로온 p pink 31

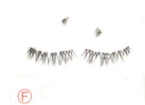

How to Make up 따라해보세요

1

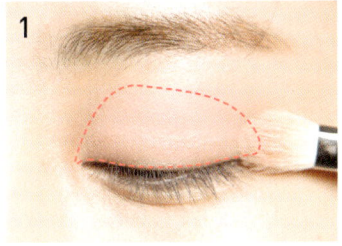

눈두덩에 전체적으로 Ⓐ를 발라 화사하 게 표현한다. 너무 두껍게 바르면 붉은 기가 지나치게 올라오기도 하고 텁텁해 질 수 있으므로 적당히 2~3번만 겹쳐 바 르는 것이 좋다.

2

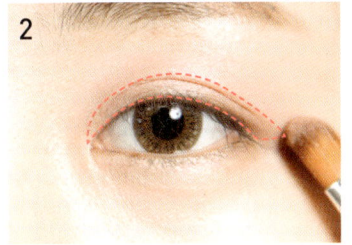

Ⓑ를 쌍꺼풀 라인을 살짝 넘는 범위로 발 라 쉬머한 펄감이 드러나도록 연출한다. 뺨이 상대적으로 강조되는 메이크업이기 때문에 아이 메이크업은 과해 보이지 않 도록 핑크빛이 진하게 올라오지 않는 제 품을 선택하는 것이 좋다.

3

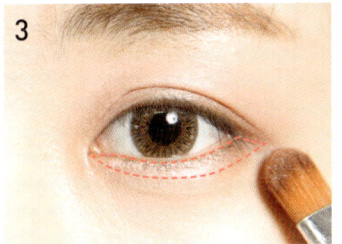

Ⓑ를 언더 애교 살에도 도톰하게 2~3번 겹쳐 바른다.

4

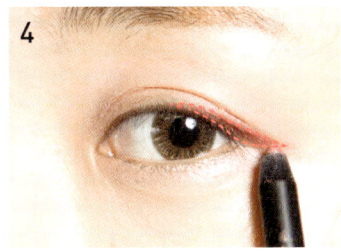

약간의 포인트를 위해 Ⓒ를 사용해 눈꼬 리에만 살짝 도톰하게 아이라인을 그린 다. 핑크빛 컬러 아이라인 때문에 독특 하면서도 사랑스러운 느낌의 메이크업이 연출된다.

5

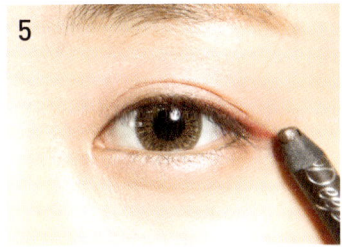

Ⓓ를 사용해 기본 아이라인을 그린다. 아 이 메이크업은 연하게 연출하기 위해 블 랙보다는 브라운 컬러 아이라이너를 선 택하는 것이 좋다.

6

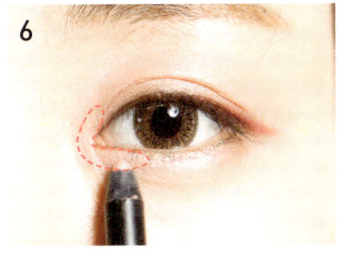

Ⓔ를 사용해 눈 앞머리에 < 모양으로 강 조한다. 펄 아이라이너가 없다면 펄 아이 섀도를 팁 브러시로 가늘게 발라 연출해 도 좋다.

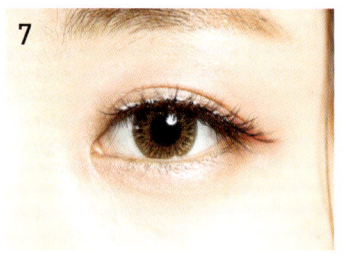

7

마스카라를 발라 속눈썹을 컬링해도 좋지만, 좀 더 독특한 느낌을 위해 특이한 디자인의 속눈썹을 붙였다. 순한 눈매를 위해 컬이 살짝 내려오도록 붙이는 것도 좋다.

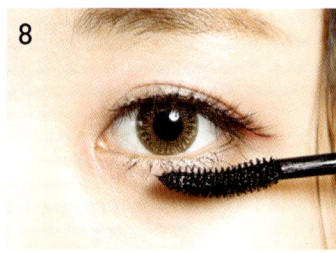

8

언더 속눈썹은 마스카라를 꼼꼼히 발라 마무리한다.

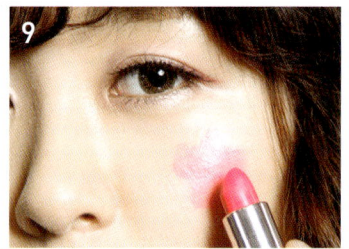

9

가루 타입 하이라이터를 사용할 것이기 때문에 텁텁한 가루 타입 블러셔보다는 촉촉한 크림 타입 블러셔를 사용해야 하이라이터 입자가 얼굴에 잘 밀착된다. 핫핑크 컬러 크림 블러셔가 없다면 립스틱을 사용해 볼 가운데 부분에 여러 번 찍는다.

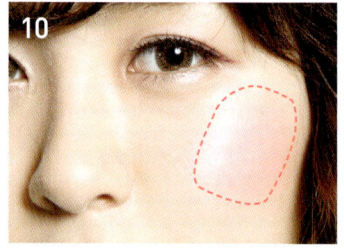

10

립스틱을 손으로 세심하게 펴서 넓게 바른다. 텁텁한 핑크 컬러보다는 진한 핫핑크 컬러를 얇게 발라야 투명감 있게 맑은 발색을 연출할 수 있다.

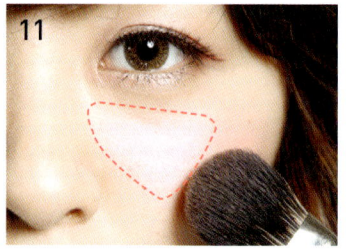

11

눈 밑 삼각존에 핑크 빔 하이라이터인 ①를 바르고, 과정 10에서 바른 핑크 컬러 블러셔와 자연스럽게 그러데이션되도록 블렌딩한다. 참고로 모공을 부각시키지 않으려면 입자감이 최대한 고운 제품을 골라야 한다.

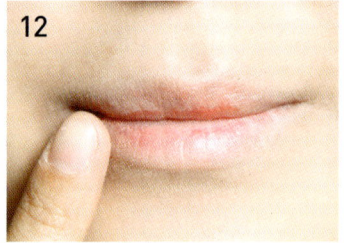

12

뺨을 강조하는 메이크업이기 때문에 입술도 옅은 느낌으로 가는 것이 좋다. 컨실러를 얇게 발라 입술의 붉은 빛을 커버한다.

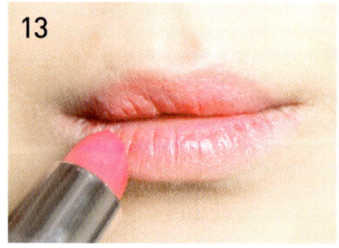

13

컬러감을 맞추기 위해 치크 메이크업에 사용했던 핫핑크 컬러 립스틱을 찍어 옅게 바른다. 입술 라인은 깔끔하지 않아도 좋으므로 살짝 번지는 수채화 느낌으로 완성되도록 한다. 이때에는 입술을 짙게 바르지 말아야 한다.

핑크 빔
제품 추천

순수하고 깨끗한 느낌을 내주는 화이트 펄이나 차가운 느낌을 내주는 실버 펄, 화려하고 우아한 느낌을 내주는 골드 펄에 질렸다면 핑크 펄에 눈길을 돌려보자. 핑크 펄(일명 '핑크 빔') 제품은 색소가 핑크 컬러인 제품이 아니라 펄감 자체가 핑크 빛으로 반짝이는 제품을 말한다. 화이트 펄이나 실버 펄, 골드 펄에 비해 훨씬 소녀답고 사랑스러운 느낌을 연출해주는 핑크 빔 제품은 동안 메이크업에 적격인 제품이라고 말할 수 있다.

파운데이션 과정 전에 발라주면 얼굴에서 전체적으로 핑크 빛이 화사하게 감도는 메이크업 베이스(A), 블러셔 위에 한 번 쓸어주는 것만으로도 뺨에 핑크 빔이 매끄럽게 번지는 핑크 빔 하이라이터(B), 눈두덩이나 애교 살에 톡 찍어 발라주면 반짝반짝 포인트가 되는 아이섀도(C) 등 핑크 빔 제품은 여러 가지가 있기 때문에 입맛대로 골라 쓸 수 있다.

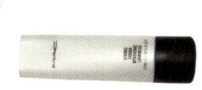

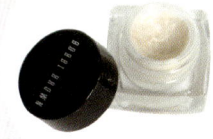

맥 스트롭 크림
자잘한 핑크빛 펄이 함유된 메이크업 베이스로, 파운데이션 전과정에 바르거나 파운데이션에 소량을 섞어 전체적으로 바르면 얼굴에 매끄러운 핑크 빔이 감돈다. 연예인들도 많이 사용하는 제품이다.

슈에무라 글로온 p pink 31 (구형)
겉보기에는 흰색이지만 브러시에 묻혀 볼에 쓸어주면 고운 입자감의 핑크 빔 하이라이터가 된다. 입자감이 곱기 때문에 요철 부각이나 모공 부각도 덜하고, 피부결이 고와 보이는 효과가 있다. 하이라이터지만 핑크 빛이기 때문에 이마, 코, 턱 부근에는 일반 아이보리 컬러 하이라이터를 사용하는 것이 좋다.

바비 브라운 메탈릭 롱웨어 크림 아이섀도우 오팔
입자감이 굵은 핑크빛 펄. 오팔 펄이 함유된 크림 아이섀도 제품으로 브러시보다는 손가락이나 팁 브러시 또는 면봉을 사용해 발색하는 것이 예쁘다. 크림 제품이기 때문에 가루 타입보다 고정력도 강해 펄 입자가 얼굴에 떨어지지 않는다는 장점이 있다.

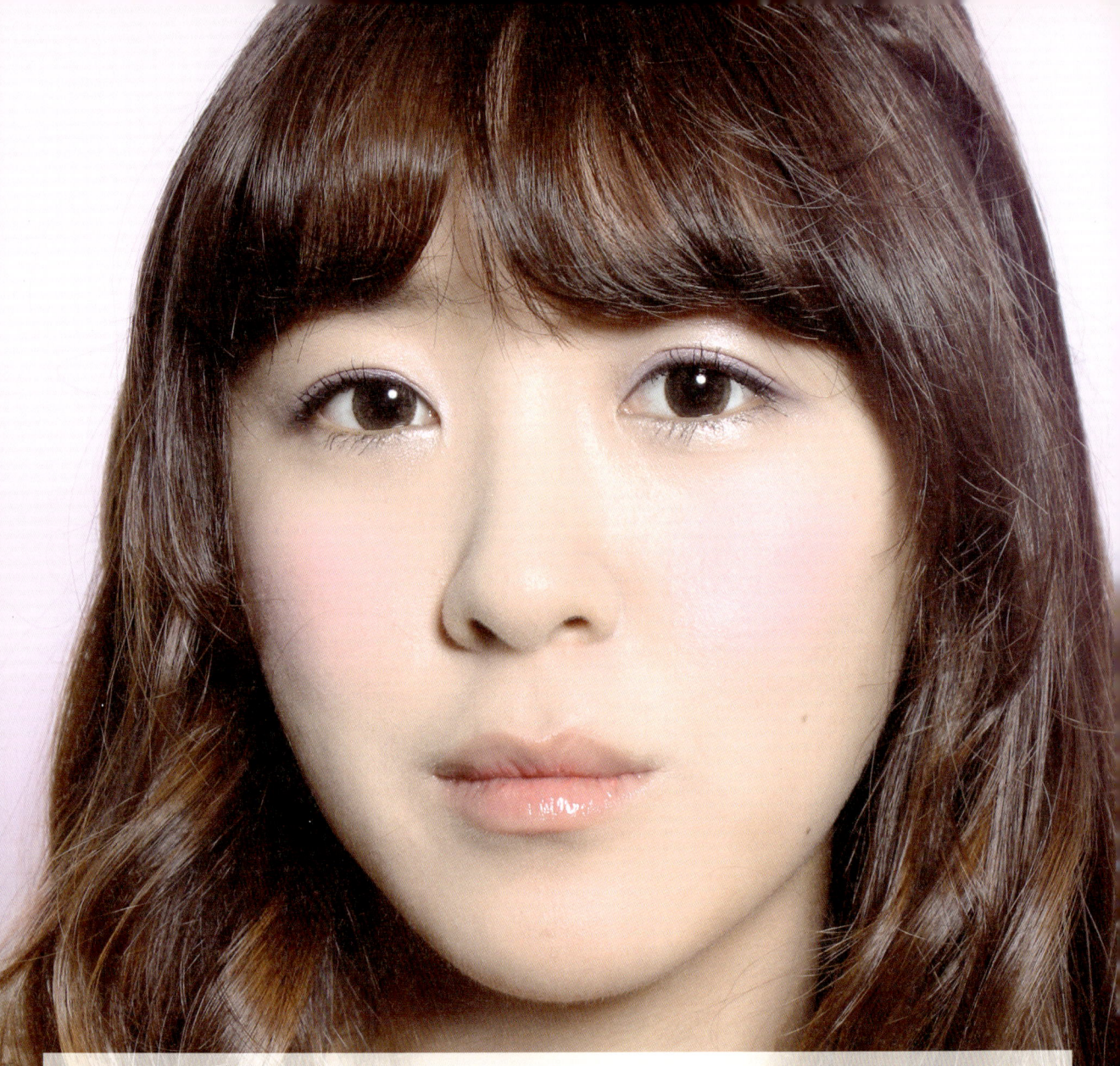

숨겨진 청순함을 200% 끌어올려주는 데이트 메이크업

데이트

어려 보이는 것도 좋지만, 때로는 손대면 톡 하고 터질 듯한 청순하고 여성스러운 이미지를 연출하고 싶어 하는 것도 여자들의 마음이다. 오랫동안 만난 남자 친구가 손을 잡아주기는커녕 헤드록을 거는 등, 너무 편하게 동성 친구 만나듯 대한다면 가끔 나도 여자라는 것을 똑똑히 새겨줄 필요가 있다. 그럴 때를 위해 청순 열매 100개쯤은 먹은 듯한 청순한 메이크업을 소개한다.

청순함을 위해서라면 아이라인 두꺼운 진한 메이크업은 금물이다. 진한 아이라이너 대신 아이섀도로 부드럽게 아이라인을 그려주면 눈매는 살면서도 부담스럽지 않다. 전체적으로 연한 계열의 아이섀도를 사용하는 것도 중요한데, 눈 전체를 감싸듯이 바르면 아이섀도 컬러의 특성상 눈이 작아 보일 수 있으므로 눈이 작아 보이지 않게 옅은 컬러를 바르려면 눈의 가운데 부분만 중점적으로 발라야 한다. 그런 후에 청순함의 대표 컬러인 연보라를 쌍꺼풀 라인에 바르고 눈물 라이너로 눈물을 머금은 듯한 눈매를 표현해주면 헤드록을 걸던 남자 친구는 어느새 청순하게 변한 내 앞에서 손도 함부로 못 잡게 될 것이다.

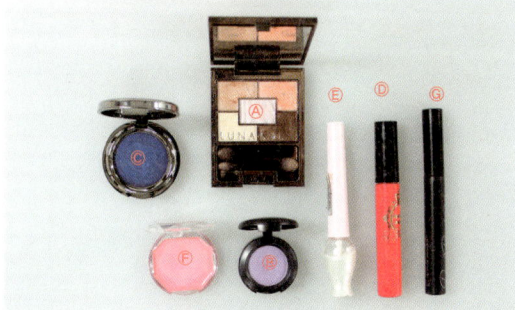

Ⓐ 화이트에 가까운 옅은 핑크 컬러 아이섀도 : 루나솔 오로라이즈드 아이즈 02 라이트 베리에이션

Ⓑ 연보라 컬러 아이섀도 : 맥 뷰티풀 아이리스

Ⓒ 네이비 컬러 아이섀도 : 아멜리 스텝 베이직 아이섀도 235 미드나잇 블루

Ⓓ 마스카라 : 키스 미 히로인 롱 앤 컬 마스카라

Ⓔ 눈물 라이너 : 에뛰드하우스 반짝 눈물 라이너 3호 진주 빛 눈물

Ⓕ 핑크 컬러 블러셔 : 캔메이크 크림 치크 03 스트로베리 휩

Ⓖ 투명 립글로스 : 아멜리 리얼리얼 글라스 투명

How to Make up 따라해보세요

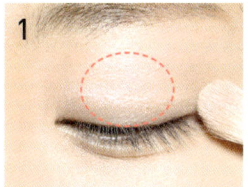

1

눈두덩 가운데 부분에 Ⓐ를 발라 눈두덩을 환하게 연출한다.

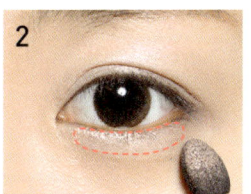

2

애교 살 가운데 부분을 위주로 도톰하게 Ⓐ를 바른다.

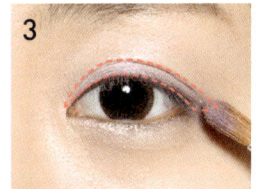

3

Ⓒ를 눈 뒤를 감싸듯이 발라 자연스럽게 음영을 넣는다.

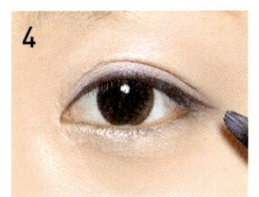

4

아이라이너 브러시에 Ⓓ를 묻혀 눈꼬리를 자연스럽게 빼면서 아이라인을 그린다.

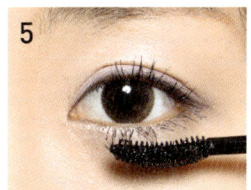

5

아이섀도가 옅고, 아이라인이 약하기 때문에 눈이 삭아 보일 수 있다. 그것을 방지하기 위해 마스카라를 3~4번 덧발라 빽빽하게 연출한다.

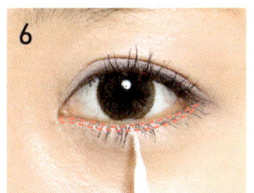

6

초롱초롱한 눈매를 위해 Ⓔ를 인더 리인 점막에 최대한 가깝게 가늘게 바른다. 이때, 옆으로 문지르듯 바르는 것보다는 콕콕 찍듯이 발라야 펄감을 더 질 표현할 수 있다.

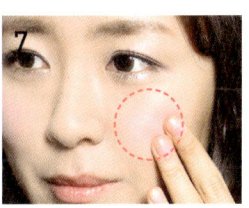

7

옅은 핑크빛 컬러인 Ⓕ를 애플 존에 둥그렇게 바른다. 가루 타입 제품일 경우 브러시로 뭉치지 않게 바르는 것이 중요하다.

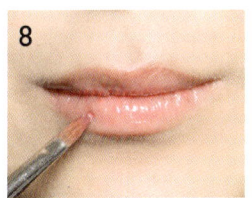

8

립 컬러가 진하면 청순함과 멀어진다. 최대한 자연스러운 느낌을 위해 투명 립글로스를 입술 전체에 도톰하게 바른다.

 MakeUp **TIP**

아이라이너 대신 짙은 컬러의 아이섀도(주로 블랙, 그레이, 브라운, 네이비 컬러 등)를 스킨에 개어 아이라인을 그리면 부담스럽지 않고 부드러운 아이라인을 연출할 수 있고, 튀는 컬러의 아이섀도는 비비드한 컬러 아이라이너로 사용할 수 있다.

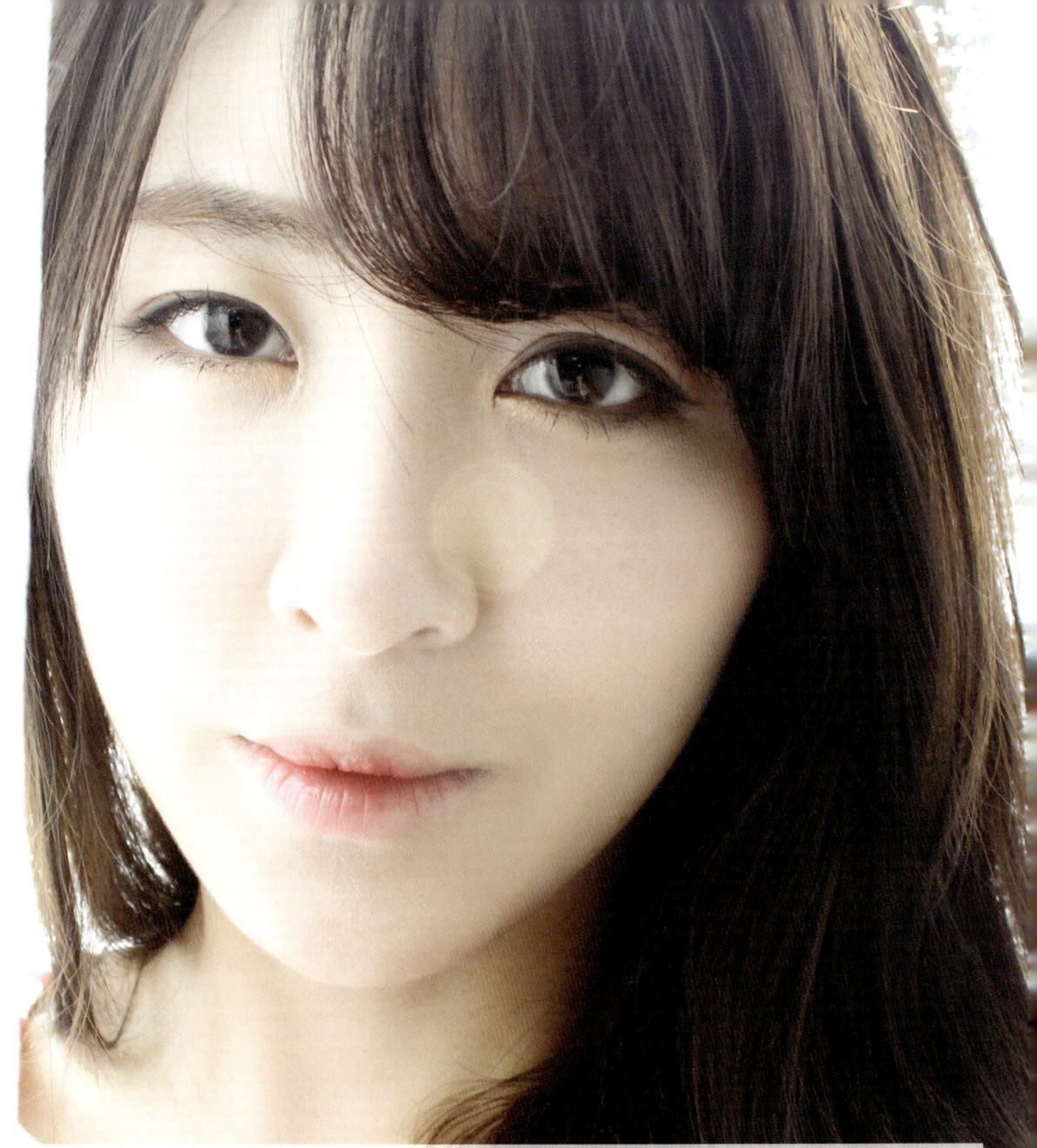

미디엄 섀도

아이섀도로 맥 소바를 사용했다는 배우 한예슬의 메이크업 사진을 필두로, 배우 박시연이나 고준희 등이 열풍을 이어간 음영 메이크업이다. 음영 메이크업이란, 채도가 낮은 무펄의 아이섀도로 얼굴의 그늘(陰影, 음영)을 강조한 메이크업으로, 특유의 그윽하고 우아한 분위기가 생기기 때문에 차분한 느낌을 선호하는 여성들 사이에서 최근 몇 년 사이에 인기가 많아졌다. 에스프레소향이 날 것만 같은 분위기 있는 메이크업이지만, 사실 주로 저채도의 칙칙한 컬러들을 위주로 하는 메이크업이기 때문에 살짝 나이 들어 보이는 것은 어쩔 수 없다. 분위기를 얻느냐, 노숙함을 얻느냐를 고민한다면 이 메이크업을 추천한다. 전체적으로 차분한 베이지 브라운 컬러의 아이섀도로 메이크업한 후, 눈 앞머리에 금펄의 오렌지 컬러를 얹는 것만으로도 노숙함은 사라지고 분위기만 남을 테니까 말이다.

Use Cosmetic 화장품 사용 순서

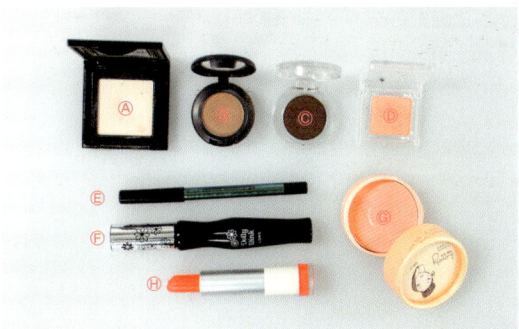

Ⓐ 아이보리 컬러 무펄 아이섀도 : 바비 브라운 본
Ⓑ 베이지 브라운 컬러 아이섀도 : 맥 소바
Ⓒ 짙은 브라운 컬러 아이섀도 : 에뛰드하우스 룩 앳 마이 아이즈 카페 카페모카
Ⓓ 금펄 오렌지 컬러 아이섀도 : 어퓨 미네랄 모노 섀도 or02
Ⓔ 블랙 펜슬 아이라이너 : 토니모리 퍼펙트 아이즈 아이라이너 블랙
Ⓕ 마스카라 : 돌리 윙크 롱 마스카라 2 블랙
Ⓖ 코랄 컬러 블러셔 : 더페이스샵 러블리 믹스 쿠션 블러셔 05 비비드 피치
Ⓗ 짙은 코랄 컬러 립스틱 : 이니스프리 크리미 틴트 립스틱 4호 상큼한 칵테일 오렌지

How to Make up 따라해보세요

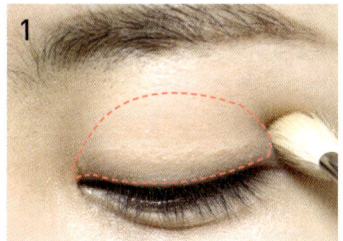

눈두덩 전체에 Ⓐ를 넓게 바른다. 뒤에 바를 음영 아이섀도들이 전부 칙칙한 느낌의 컬러들이기 때문에 베이스를 화사하게 만들어두는 것이 좋다.

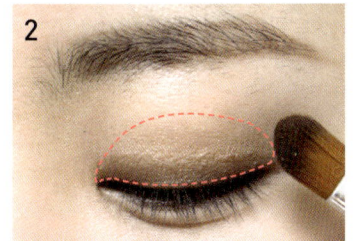

눈두덩의 반을 채우는 느낌으로 Ⓑ를 넓게 바른다. 그 다음, 먼저 발랐던 Ⓐ와 자연스럽게 그러데이션되도록 경계를 블렌딩한다.

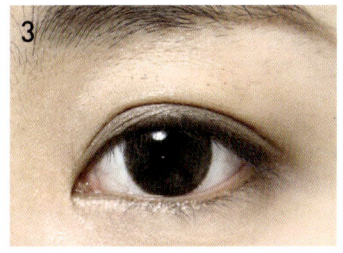

이렇게 정면을 봤을 때 쌍꺼풀 라인을 살짝 넘는 정도로 Ⓑ를 발라야 한다. 이 범위보다 좁으면 음영 메이크업의 분위기가 살지 않고, 이 범위보다 넓으면 멍든 느낌이 되기 쉽기 때문에 자주 체크하면서 메이크업하는 것이 좋다.

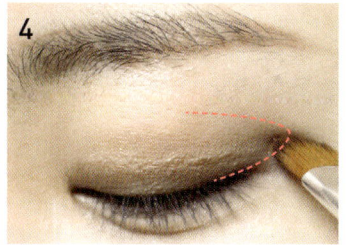

눈 끝을 살짝 넘는 범위만큼, 눈두덩 뒷부분에 넓게 Ⓑ를 덧발라 음영을 넣는다. 눈 끝으로 갈수록 살짝 진해지는 느낌으로 Ⓑ가 발라졌다면 성공이다.

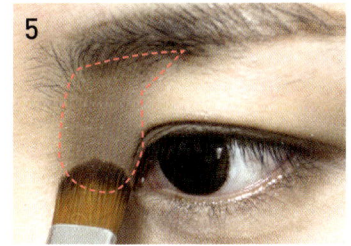

눈썹 앞부분의 밑부터 눈앞머리까지 도톰하게 내려오는 느낌으로 Ⓑ를 덧발라 노즈 섀딩한다. 너무 진해지면 남성적인 느낌이 될 수 있으므로 연하게 2~3번 겹쳐 바르는 것이 좋다.

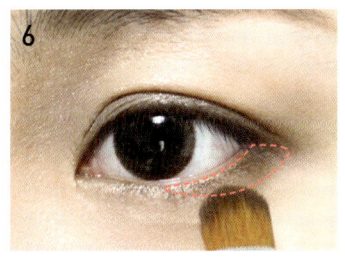

언더 뒷부분에도 Ⓑ를 도톰하게 덧바른다. 눈 끝에 음영이 져 눈이 자연스럽게 커 보이는 효과가 있다.

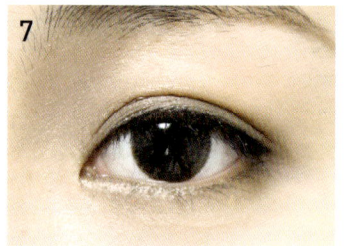

ⓔ를 사용해 기본 아이라인을 그린다.

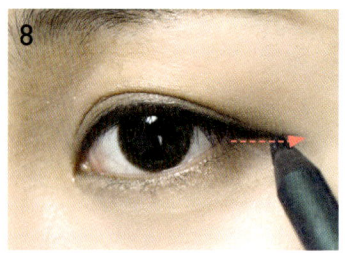

눈꼬리는 직선으로 5~6mm 정도의 길이로 뺀다. 끝이 날카롭게 처리될 수 있도록 세심하게 그린다.

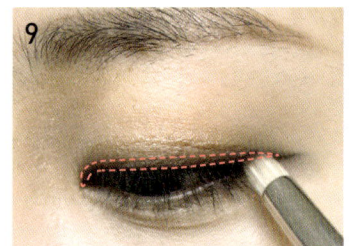

아이라인 위를 ⓒ로 덮어가듯이 가늘게 바른다. 아이라인 위에 어두운 계열의 아이섀도를 가늘게 바르면 아이라인이 블렌딩되어 좀 더 부드럽게 표현되고, 아이라인의 지속력도 높아진다.

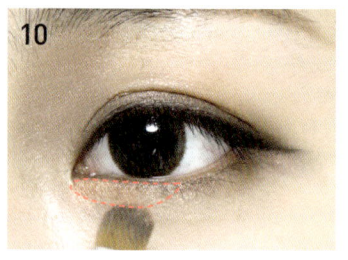

칙칙한 음영 메이크업을 화사하게 살려주는 중요한 과정이다. 눈 앞머리에 도톰하게 ⓓ를 바른다. 아이섀도의 컬러감이 확연히 올라오도록 5~6번 진하게 덧발라준다.

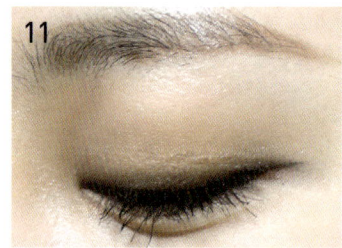

전체적으로 마스카라를 발라 아이 메이크업을 마무리한다.

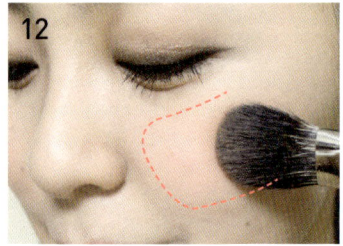

먼저 애플 존에 둥그렇게 바른 후, 가로로 빼주는 식으로 ⓖ를 바른다. 아이 메이크업의 음영을 강조해야 하기 때문에 치크는 최대한 옅게 표현하는 것이 좋다.

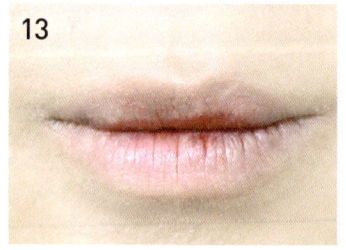

예쁜 그러데이션을 위해 컨실러나 소량의 파운데이션으로 입술 라인을 커버한다.

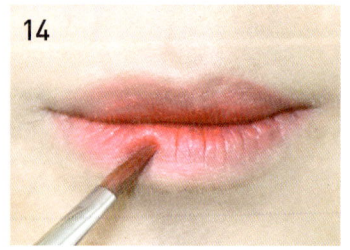

ⓗ를 그러데이션하듯 입술 전체에 바른다. 살짝 매트한 느낌으로 마무리되도록 립글로스 등은 생략한다.

여러 가지 음영 아이섀도

펄감이 거의 없고, 채도가 낮으며 브라운 톤이 섞여 피부에 부드러운 음영을 선사하는 것을 일명 '음영 아
이섀도'라고 한다. 배우 한예슬이 맥 소바를 사용한 메이크업을 선보이면서 유행을 탄 음영 아이섀도는
음영 메이크업을 하는 데에 없어서는 안 되는 아이템이 되었다. 가장 기본적인 베이지 브라운 컬러에서부
터 투명한 발색의 중간 톤 그레이 컬러, 살구 빛이 도는 브라운 컬러, 회보라 빛 컬러 등 여러 가지 컬러의
음영용 아이섀도에 대해 알아보자.

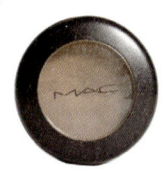
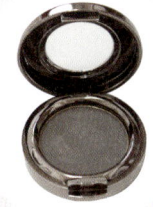
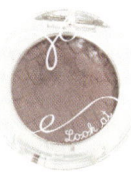
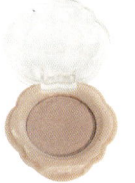

맥 소바
저렴한 가격의 음영용 아이
섀도의 대명사이다. 톤 다운
된 베이지 브라운 컬러는 눈
두덩, 콧대 등에 섀딩 제품
대신으로도 사용할 수 있다.
잔잔한 금펄 덕분에 은은한
광택감까지 표현할 수 있는
제품이다.

아멜리 소울그레이
조금 푸른 기가 도는 듯한 완
벽한 중간 톤 그레이 컬러이
다. 브라운 컬러보다는 시크
한 느낌을 낼 수 있다.

**에뛰드하우스 룩 앳 마이 아
이즈 카페 자색 고구마 라떼**
배우 박시연이 사용했다는
바비 브라운 헤더 제품을 필
두로 유명해진 회보라 빛 컬
러이다. 은은한 브라운 컬러
가 비쳐 의외로 얼굴에서 둥
둥 뜨지는 않지만 양을 잘못
조절하면 멍든 듯한 눈이 될
수도 있다.

**에뛰드하우스 룩 앳 마이 아
이즈 카페 카페라떼(구 모델)**
붉은 핑크빛이 도는 베이지
빛 아이섀도이다. 특유의 붉
은 기 때문에 잘못 바르면 눈
이 부어 보일 수도 있지만,
퀭한 느낌은 비교적 덜하다.
특히 쿨 톤에게 잘 어울리는
음영용 아이섀도로 꼽힌다.

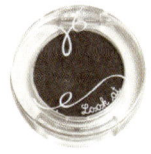
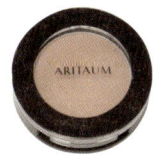

**에뛰드하우스 룩 앳 마이 아
이즈 카페 카페모카**
펄 없는 어두운 브라운 빛 아
이섀도이다. 가는 브러시에
묻혀 아이라이너 대신 사용
할 수도 있고, 스모키 메이크
업을 할 때에 유용하다.

아리따움 진저파우더
일반적인 음영용 베이지 브
라운 섀도에 비해 밝고 채도
가 높은 제품이다. 칙칙한 느
낌이 없어 화사한 음영 메이
크업이 가능하다.

 MakeUp TIP

음영용 아이섀도는 대개 펄이 아주 적거나 없는 경우가
많은데. 펄감이 있는 아이섀도에 비해 펄감이 없는 아이
섀도는 크리즈 현상(쌍꺼풀 라인에 아이섀도가 끼는 현
상)이 생기기 쉬우므로 테스트는 필수이다. 아이섀도를
바르기 전에 아이 프라이머 등을 발라 크리즈 현상을 방
지하는 것도 좋다.

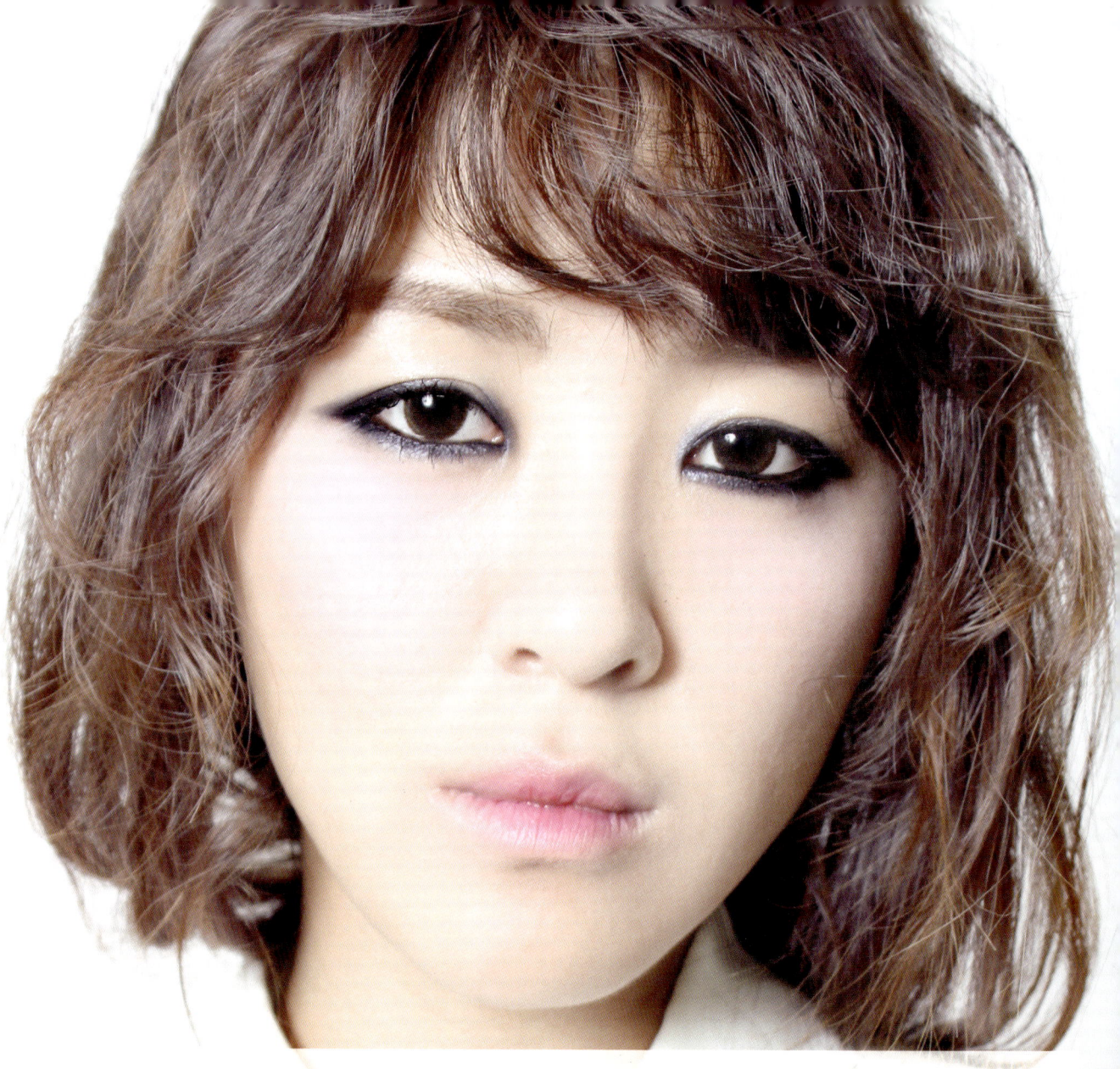

헤비 스모키

하관이 짧을수록 동안에 가까워지지만, 반대로 하관이 길면 적어도 3살은 더 먹어 보이는 듯한 얼굴이 될 가능성이 높다. 이러한 긴 하관 때문에 고민인 분들을 위한 스모키 메이그업을 소개한다. 일반적인 스모키 메이크업이란, 눈두덩 부분과 언더 라인 부분을 어두운 컬러의 아이셔도로 가득 채워 그윽한 느낌의 눈매를 만드는 방법을 일컫는데, 사실 초보자는 깔끔하게 하기도 힘들고 자칫 잘못해 밸런스를 제대로 맞추지 못하면 순식간에 너무 과한 메이크업이 되어 버리고 만다. 너무 진해 보이지 않으면서도, 하관을 짧아 보이게 만들어 주기 위해서는 눈가 전체에 아이셔도를 덮어 버리는 것이 아니라 눈두덩은 적당히 비워두면서 언더 라인을 도톰하게 칠해주는 것이 중요하다. 평소 하던 스모키 메이크업보다 언더 라인을 강조하면 눈의 위치가 아래로 내려가 보이기 때문에 하관이 짧아 보이기 때문이다. 마지막으로 진한 아이셔도 때문에 얼굴빛이 칙칙해질 것에 대비해 화사함을 업시켜주는 라벤더 컬러 블러셔를 발라주고, 아이 메이크업으로 시선을 집중시키기 위해 입술은 블러셔와 같은 톤인 옅은 라벤더 컬러로 마무리한다.

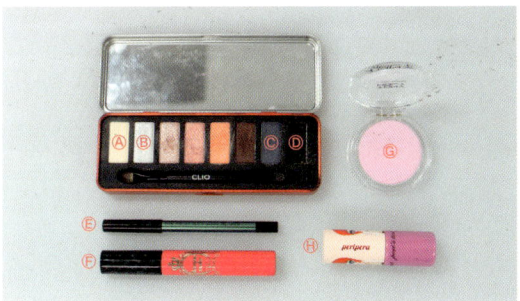

Ⓐ **아이보리 컬러 아이섀도** : 클리오 올 댓 아이 스타일러 키트 002 워크 온 더 시티

Ⓑ **화이트 컬러 글리터 펄 아이섀도** : 클리오 올 댓 아이 스타일러 키트 002 워크 온 더 시티

Ⓒ **네이비컬러 아이섀도** : 클리오 올 댓 아이 스타일러 키트 002 워크 온 더 시티

Ⓓ **블랙 컬러 아이섀도** : 클리오 올 댓 아이 스타일러 키트 002 워크 온 더 시티

Ⓔ **블랙 아이라이너** : 토니모리 퍼펙트 아이즈 아이라이너 블랙

Ⓕ **마스카라** : 키스 미 히로인 롱 앤 컬 마스카라

Ⓖ **라벤더 컬러 블러셔** : 토니모리 크리스털 블러셔 4호 밀키 바이올렛

Ⓗ **라벤더 컬러 틴트** : 페리페라 페리스 틴트 밀크 3호 밀키 라벤더

How to Make up 따라해보세요

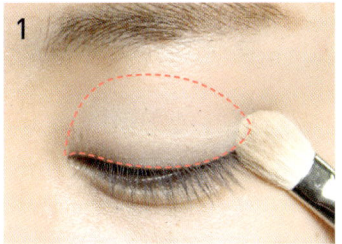

스모키 메이크업의 경우, 아이섀도 컬러가 짙기 때문에 블렌딩이 깔끔하지 않으면 지저분해 보이기 쉬운데, 눈두덩이 파운데이션으로 끈적하면 아이섀도의 블렌딩이 깔끔하게 되지 않는다. 깔끔한 블렌딩을 위해 Ⓐ를 전체적으로 발라 눈두덩을 매트하게 만드는 과정을 거친다.

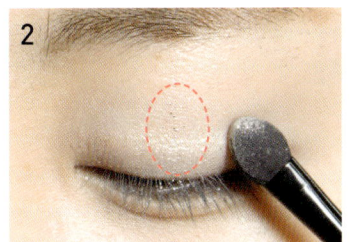

청순한 느낌을 내기 위해 눈두덩 가운데 부분에 Ⓑ를 바른다. 펄감이 화려하게 빛나도록 3~4번 진하게 바르는 것이 좋다.

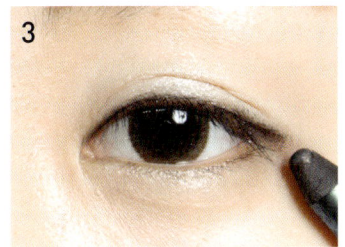

Ⓔ로 기본 아이라인을 그려준다. 나중에 섀도로 덮기 때문에 살짝 지저분해도, 삐뚤어져도 상관없다.

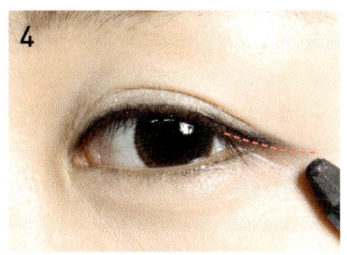

눈의 동선을 따라 아이라인의 눈꼬리를 길게 빼서 그린다. 길이는 1cm 정도로 길게 그려도 좋다.

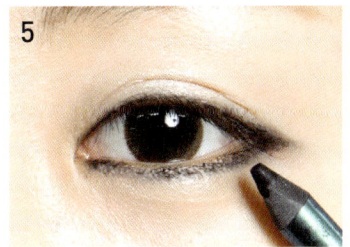

언더 라인 또한 Ⓔ를 사용해 살짝 도톰하게 그려준다. 이때, 언더 점막이 아닌 속눈썹 난 길을 따라 아이라인을 그려주는 것이 포인트이다.

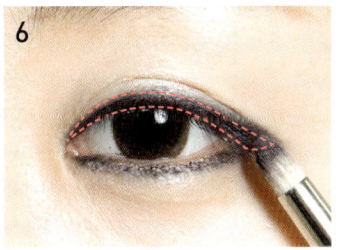

위쪽 아이라인을 덮어주듯 가늘게 Ⓒ를 발라준다. 총알 브러시를 사용해 여러 번 짧게 터치하며 톡톡 찍듯이 발라야 가루 날림을 최소화할 수 있다.

7

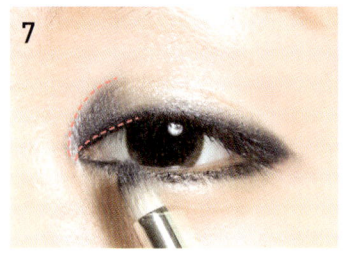

눈두덩을 전부 채우지 않으면서도 충분히 스모키 메이크업 느낌을 내줄 수 있는 방법이다. 눈 앞머리에서 시작해 눈두덩이 앞쪽 1/3 정도를 ⓒ로 채워준다. 이때 눈두덩 가운데로 갈수록 ⓒ가 자연스럽게 사라지도록 발라야 한다.

8

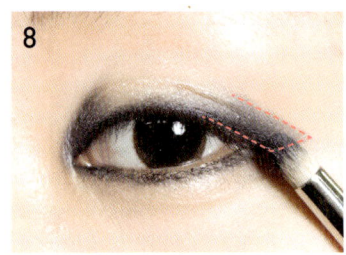

눈두덩 뒤쪽 1/3도 ⓒ로 채워주는데, 표시한 대로 앞서 그렸던 아이라인의 눈꼬리 부분의 각에 맞추어 끝을 날렵하게 발라준다. 역시 눈두덩 가운데로 올수록 ⓒ가 사라지듯 그러데이션하며 바른다.

9

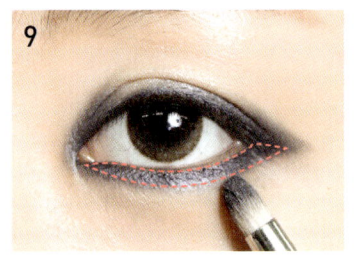

과정 5에서 그린 언더 아이라인을 덮어주듯 가늘게 ⓒ를 바른다. 확실히 컬러감이 나오도록 4~5번 덧칠하며 진하게 발라야 한다.

10

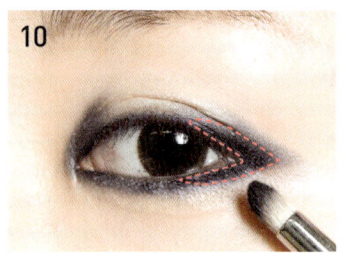

아이 메이크업을 좀 더 풍부한 느낌으로 완성하기 위해 짙은 블랙 컬러인 ⓓ를 눈꼬리에서 언더 뒷부분까지 이어 〉 모양으로 덧발라준다. 역시 눈꼬리는 날렵한 모양으로 유지되어야 한다.

11

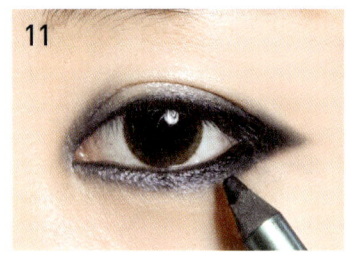

ⓔ로 언더 라인 점막을 꼼꼼히 채운다.

12

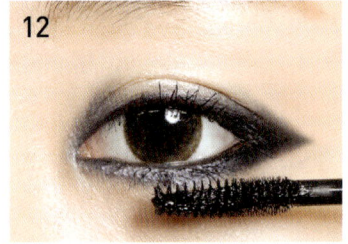

뷰러로 속눈썹을 컬링하고, 마스카라를 발라 마무리한다.

13

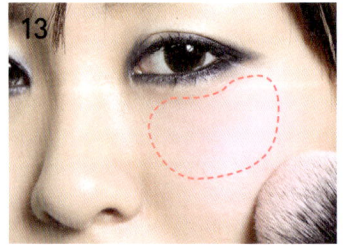

보통 블러셔를 바르는 애플 존이 아니라 눈 바로 아래쪽에서부터 넓게 ⓖ를 바른다. 짙은 아이 메이크업 때문에 눈가가 칙칙해지는 것을 화사하게 보정하는 과정이다.

14

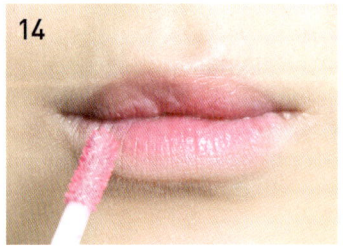

가벼운 느낌을 내기 위해 텁텁한 립스틱보다는 투명감 있는 틴트를 선택한다. ⓓ를 입술 가운데를 중심으로 그러데이션하듯 발라 마무리한다.

스모키 메이크업의 시크함을 방해하는
크리즈 현상 방지하기

스모키 메이크업이란, 눈두덩에 짙은 컬러의 아이섀도를 바르고, 언더 점막을 꼼꼼히 채워 완성하는 메이크업 방법을 말한다. 시크한 느낌이 나기 때문에 몇 년이 지나도 유행이 가시지 않는 방법 중 하나이다.

스모키 메이크업을 할 때에는 까다로운 점이 하나 있다. 바로 '크리즈 현상'이다. 크리즈 현상이란, 눈을 깜박임 때문에 발생하는 마찰 때문에 눈가의 유분이 아이섀도와 섞여 쌍꺼풀 라인에 뭉쳐 끼이는 현상으로, 주로 짙은 컬러의 아이섀도를 사용하는 스모키 메이크업을 했을 때에 눈에 띄기 쉽다. 매우 볼썽사납고 지저분해 보이기 때문에 크리즈 현상이 생기지 않는 아이섀도를 찾는 데 혈안이 되는 사람도 꽤 많다. 이번에는 이 크리즈 현상을 최소화할 수 있는 방법을 알아보자.

1. 아이 프라이머를 사용한다.

아이 메이크업의 고정력을 높여주는 아이 프라이머를 사용하는 것이 좋다. 아이 프라이머가 없다면 일반 프라이머 제품을 파운데이션을 바르기 전에 살짝 발라두어도 도움이 된다.

2. 파우더를 사용해 눈두덩을 매트하게 만든다.

크리즈 현상은 눈의 유분과 아이섀도가 섞여 발생한다. 아이 메이크업 전 파우더를 눈두덩에 발라 매트하게 만들어두면 유분 생성이 더뎌져 크리즈 현상을 늦출 수 있다. 고운 입자의 루스 파우더를 사용하는 것이 좋다.

3. 크림 아이섀도 보다는 가루 타입을 사용한다.

크림 아이섀도는 촉촉한 느낌으로 발색된다는 장점이 있지만, 그만큼 크리즈 현상도 발생하기 쉽다. 크림 아이섀도보다는 가루 타입 아이섀도를 사용하는 것이 크리즈 현상의 방지에 도움이 된다.

4. 무펄 아이섀도보다는 펄이 있는 아이섀도를 사용한다.

무펄 아이섀도는 최근 들어 음영 메이크업이 유행하면서 많은 사람들이 사용하고 있다. 그중 진한 컬러의 무펄 아이섀도는 크리즈 현상이 특히 심하게 눈에 띈다. 아이 메이크업을 할 때에는 무펄보다는 펄감이 어느 정도 있는 아이섀도를 사용하는 것도 도움이 된다.

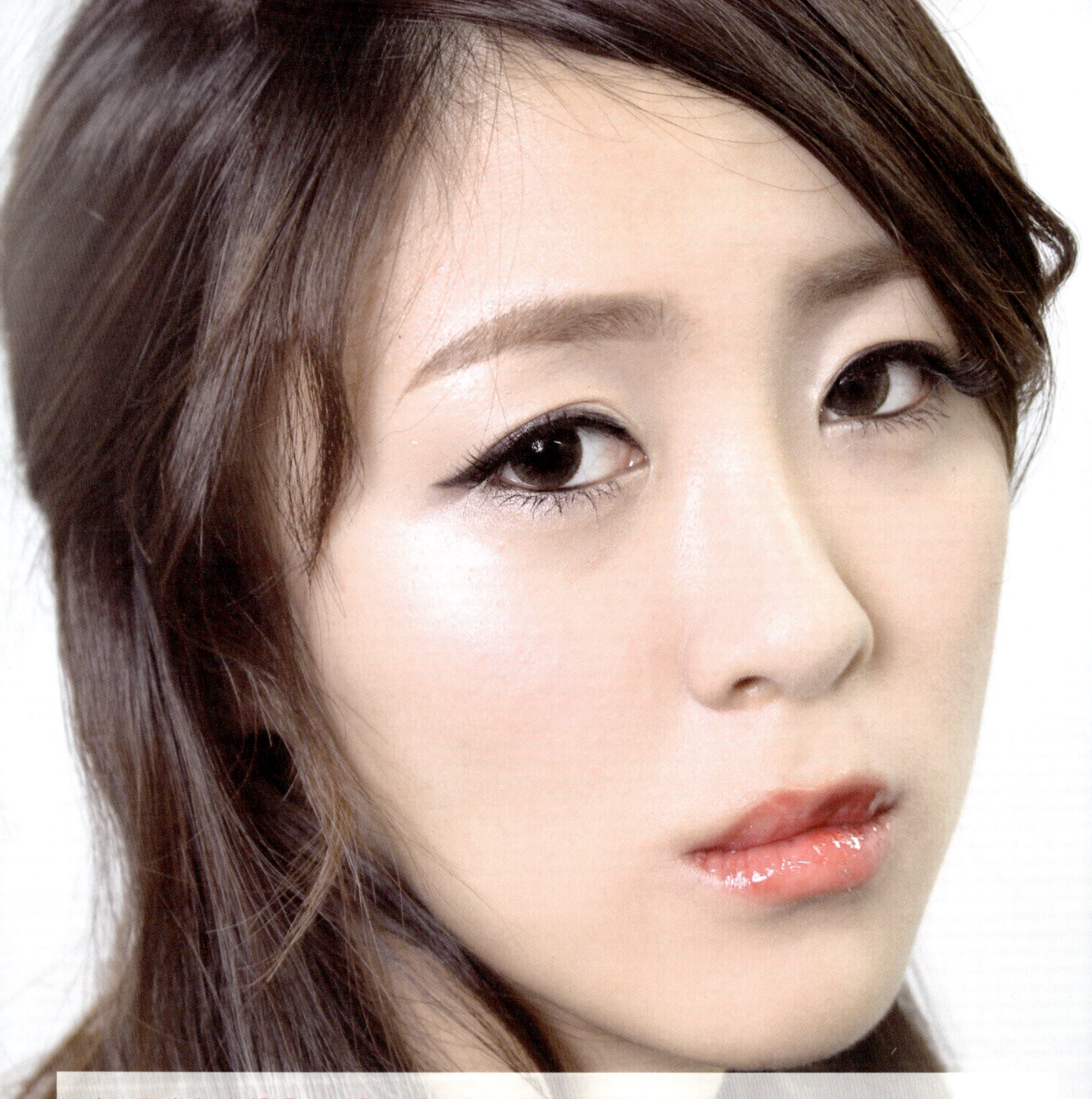

로즈

피부가 처지고 모공이 늘어나며 눈가와 입가에 주름이 하나둘씩 생기기 시작하는 30대. 이러한 30대에는 사실 과한 컬러와 펄감이 들은 색조 메이크업은 오히려 나이 들어 보이게 할 수 있다. 발그스레한 생기를 기대하고 바른 과한 컬러는 피부와 둥둥 떠서 어우러지지 않고, 초롱초롱함과 입체감을 기대하고 바른 화려한 펄감은 주름과 모공을 강조해 메이크업을 더 지저분하게 보이게 만들 수 있다. 이러한 화려한 색조나 펄감을 배제한 후, 속눈썹과 아이라이너로 눈매를 깔끔하게 강조하고 레드 컬러 립글로스로 자연스럽게 입술 색을 표현한 심플한 메이크업으로 30대만이 가질 수 있는 분위기를 강조해보자. 과하고 부자연스럽게 어려 보이는 것을 노리기보다는 자연스럽게 나이에 걸맞은 동안으로 거듭나는 것, 그것이 바로 이 메이크업의 목표이다.

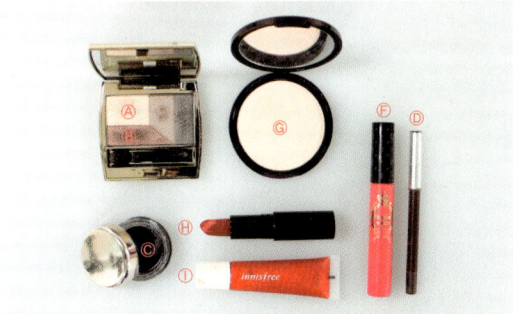

Ⓐ **아이보리 컬러 아이섀도** : 미샤 시그너처 벨벳 아트 섀도 09 미니멀 콤비네이션

Ⓑ **채도 낮은 브라운 컬러 아이섀도** : 미샤 시그너처 벨벳 아트 섀도 09 미니멀 콤비네이션

Ⓒ **블랙 젤 아이라이너** : 미샤 더스타일 투인원 피팅 젤라이너 01 블랙 트윙클

Ⓓ **브라운 컬러 펜슬 아이라이너** : 바닐라코 스타일 아이라이너 초콜릿 브라운

Ⓔ **하프 인조 속눈썹** : 돌리 윙크 아이래시 no.15 퓨어걸

Ⓕ **마스카라** : 키스 미 히로인 롱 앤 컬 마스카라

Ⓖ **하이라이터** : 에뛰드 얼굴선 브라이트너

Ⓗ **레드 컬러 립스틱** : 헤라 로즈브리앙 클래식 레드

Ⓘ **레드 컬러 립글로스** : 이니스프리 에코 리얼컬러 립글로스 10호 제주동백레드

How to Make up 따라해보세요

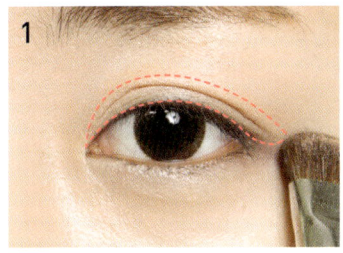

1 쌍꺼풀 라인을 살짝 넘는 범위로 넓게 Ⓐ를 바른다. 너무 하얗게 발색되지 않도록 2~3번만 덧칠해 자연스럽게 연출한다.

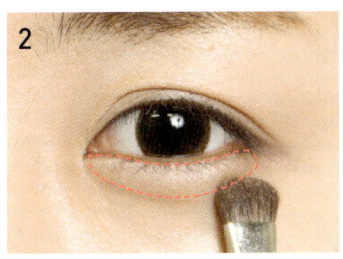

2 애교 살에 전체적으로 도톰하게 Ⓐ를 3~4번 덧칠해 볼륨을 강조한다.

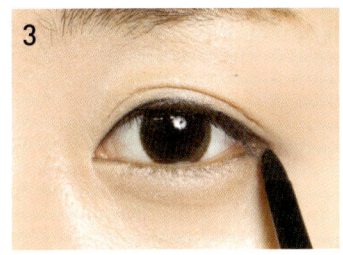

3 Ⓒ를 사용해 기본 아이라인을 그린다.

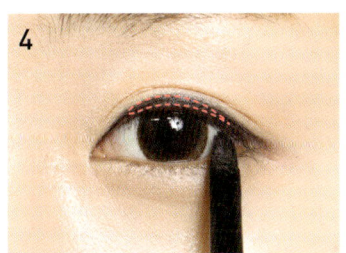

4 Ⓒ로 표시한 가운데 부분에만 아이라인을 덧그려 도톰하게 연출한다. 이렇게 하면 눈동자가 확장되어 보이는 효과가 있어 마치 서클 렌즈를 낀 듯이 눈동자가 동그랗게 보인다.

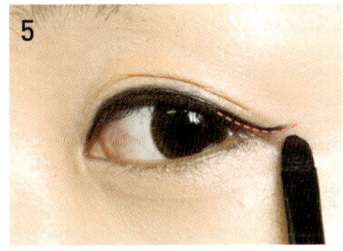

5 눈꼬리는 눈 끝에서 6mm 정도로 길게, 살짝 곡선으로 위를 향해 꺾어 그린다. 부자연스럽지 않도록 아이라인 끝은 날카롭게 유지하는 것이 중요하다.

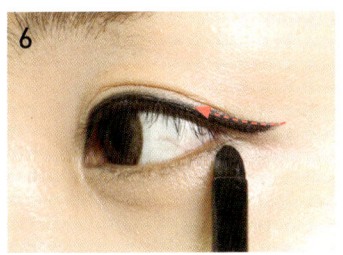

6 과정 5에서 위로 올려 그린 눈꼬리의 끝에서 그대로 안쪽을 향해 아이라인을 도톰하게 덧그린다.

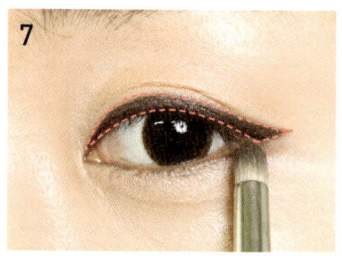

7

그린 아이라인 위에 전체적으로 ®로 아이라인을 덮듯이 바른다. 이렇게 아이라인을 덮듯이 아이섀도를 바를 때에는 모가 짧은 쇼트 브러시, 총알 브러시 등을 사용해 콕콕 찍듯이 발라주어야 가루 날림도 덜하고 발색도 잘 된다.

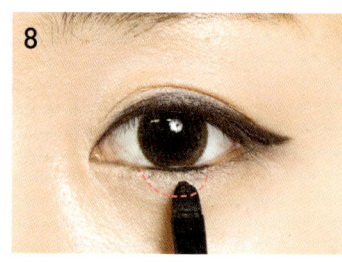

8

언더 점막을 3등분 했다고 가정하고, 가운데 부분에만 ©를 사용해 점막을 채운다. 눈동자가 동그랗게 보이는 효과를 노릴 수 있다.

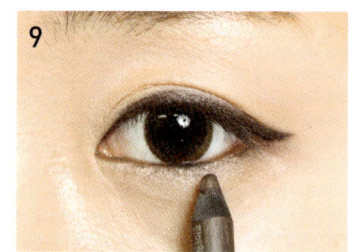

9

과정 8에서 비워두었던 언더 점막의 앞부분과 뒷부분을 ⑩로 꼼꼼하게 채운다. 블랙 컬러로 모두 채워 버리면 너무 강한 이미지가 되지만, 이렇게 브라운 컬러로 언더 점막을 채우면 또렷해 보이면서도 블랙 컬러에 비해 부드러운 느낌이 나기 때문에 데일리 스모키 메이크업으로 적절하다.

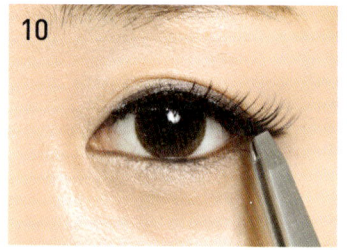

10

아이라인으로 눈의 세로 길이를 연장했다면, 이제는 가로 길이를 연장할 차례이다. 하프 타입 인조 속눈썹을 붙여 눈매가 길어 보이도록 연출한다. 하프 타입이 없다면 일반 속눈썹을 반으로 잘라 가운데의 모가 긴 부분이 눈 끝으로 오도록 붙이면 된다.

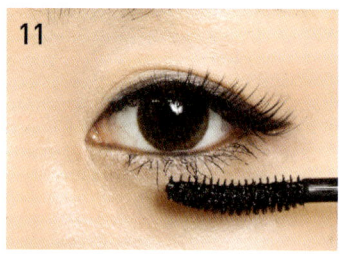

11

부족한 속눈썹의 숱은 마스카라를 발라 풍성하게 연출한다. 위, 아래로 빽빽하게 발라주어야 풍성함도 살고, 눈도 커 보인다.

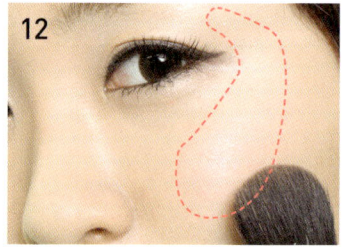

12

보통 얼굴 앞부분을 화사하게 연출하겠다고 앞볼에 하이라이팅을 하는데, 모공이 처지기 시작한 30대에게는 하이라이터의 펄감이 모공을 더 강조할 수 있으므로 금물이다. 그 대신 모공이 작은 눈 옆의 C존을 강조해 ©를 바른다.

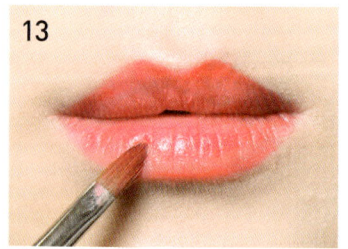

13

레드 컬러 립스틱은 나이가 들어야 비로소 잘 어울리는 아이템이다. 입술에 전체적으로 ⑭를 고르게 바른다. 너무 짙지 않게, 투명감 있게 발색되도록 얇게 발라야 나이 들어 보이지 않는다.

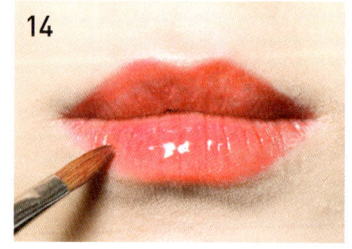

14

①를 입술에 전체적으로 발라 볼륨감을 보충한다.

레드라고 해서
다 같은 레드가 아니다!

마릴린먼로는 라인을 살려 채워 바른 글램한 레드 립으로 섹시함을 풍기고, 중국인 모델 장신위안은 파우더리한 레드 립으로 청순함을 부각시키며, 팝스타 테일러 스위프트는 나이대에 맞는 발랄한 느낌으로 연출한다. 옛날부터 클래식 아이템의 대명사로 손꼽혀온 레드 컬러 립은 메이크업을 즐긴다면 반드시 갖고 있어야 하는 제품으로 손꼽히는데, 어떤 제품을 골라야 할지 모르겠다면 참고해보자.

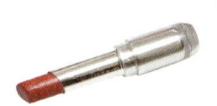 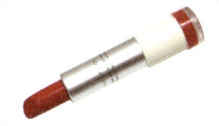 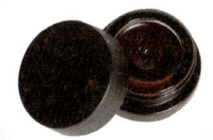

가벼운 데일리용 레드 립, 슈에무라 루즈 언리미티드 rd160
적당히 촉촉하면서 투명감 있게 발색되는 가벼운 레드 컬러이다. 꽉 채워 발라도 부담스럽지 않게 연출할 수 있다.

이니스프리 크리미틴트 립스틱 꽃봉오리 핑크
일반적인 레드 컬러에 비해 핑크빛이 도는 제품이라 옅게 톡톡 두드려 바르면 핑크빛 입술로도 연출할 수 있다. 매트한 마무리감은 청순한 느낌을 더욱더 살려준다.

아멜리 플랫 립스 뱀파이어
최근 몇 년 사이 유행을 타고 있는 짙은 핏빛 컬러의 버건디 레드 컬러이다. 짙게 채워 바르면 고급스러운 느낌이 나는 반면, 노숙해 보일 수 있다. 톡톡 두드려 바르면 본래 입술의 핏기처럼 자연스럽게 발색된다.

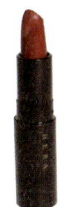 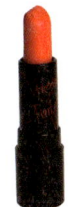

헤라 로즈브리앙 클래식 레드
채도와 명도 모두 살짝 낮은 레드 컬러이다. 라인을 살려 꽉 채워 바르는 것만으로도 하얀 셔츠에 잘 어울리는 클래식한 무드의 메이크업이 완성된다.

클리오 버진키스 틴티드 립 버진 오렌지
오렌지 컬러가 살짝 섞인 팝한 토마토 레드 컬러이다. 발랄한 느낌이 강하고 오렌지색 기가 돌기 때문에 웜 톤에 특히 잘 어울린다.

| 3 |

까만 피부를 위한
스페셜 메이크업

옅은 살구빛 블러셔를 아무리 발라도 컬러가 올라오지 않거나
웬만한 밝은 컬러의 립스틱을 발랐다 하면 토인이 되어 버려 슬
퍼하는 까만 피부의 여성을 위해 마련한 장이다. 청순함이나 야
리야리함보다는 까만 피부만이 가질 수 있는 특유의 섹시미와
건강미를 추구하는 동안 메이크업을 해보자.

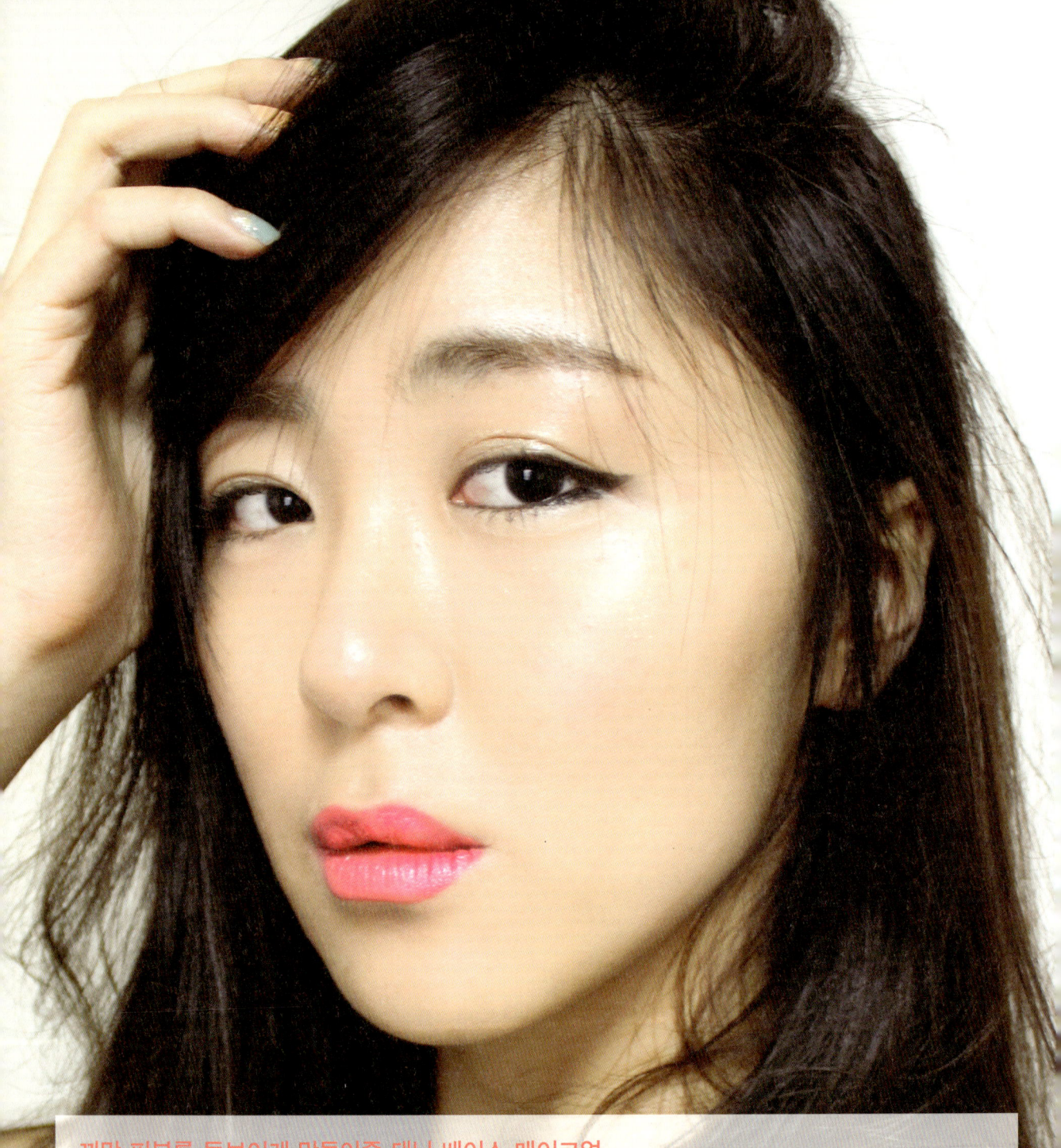

까만 피부를 돋보이게 만들어줄 태닝 베이스 메이크업

태닝

일반적으로 모찌 같은 하얀 피부가 인기이기는 하지만, 여름 햇볕에 그을린 브론즈 빛 피부의 글램함과 탱탱함은 그 어떤 피부도 따라올 수가 없다. 예쁘기는 하지만 노숙해 보일까 망설였다면 더 이상 고민하지 말자. 부담스러운 브론즈 빛과 과한 하이라이팅 대신 촉촉한 윤기를 살려 섹시함과 동시에 동안도 놓치지 않는 만능 태닝 베이스 메이크업, 다가오는 이번 여름에는 브론즈 빛 피부를 즐겨보자.

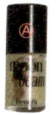 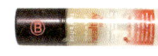 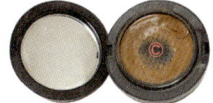

Ⓐ 리퀴드 하이라이터 : 베네피트 문 빔
Ⓑ 피부 톤보다 진한 컬러의 파운데이션 : 부르조아 헬씨 믹스 파운데이션 54호
Ⓒ 진한 갈색 파운데이션 : 맥 미네랄 라이즈 파운데이션 NC 45

How to Make up 따라해보세요

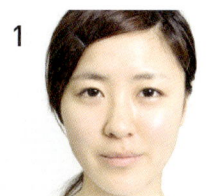

1

기초 화장 후, 촉촉한 타입의 선크림을 발라 마무리한다. 전체적으로 촉촉한 느낌의 제품을 사용해야 베이스 메이크업이 얼룩질 가능성이 낮아진다.

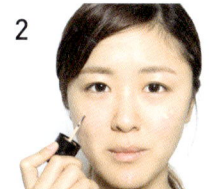

2

피부에서 은근히 스며 나오는 광을 표현하기 위해, 리퀴드 하이라이터를 얼굴의 튀어나온 곳(이마, 코, 광대, 턱) 위주로 콕콕 찍어 바른다. 하이라이터는 화이트 컬러의 펄감보다는 골드 핑크 컬러나 골드 컬러 펄감의 제품을 선택하는 것이 브론즈 베이스에 더 어울린다.

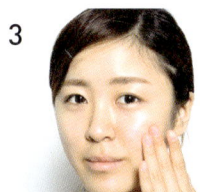

3

리퀴드 하이라이터가 뭉치지 않도록 잘 펴서 바른다. 파운데이션을 바른 후에 하이라이터를 바르면 너무 반짝거려서 부담스럽지만, 이렇게 파운데이션 전에 하이라이터를 바르면 은은하게 광이 스며 나오기 때문에 과하지 않은 느낌의 동안용 베이스 메이크업이 가능하다.

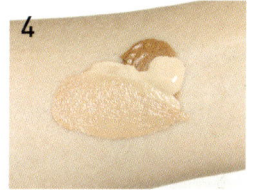

4

보통 한 톤 정도 짙은 컬러의 파운데이션을 바르면 진한 베이스 메이크업이 가능하지만, 햇볕에 잘 그을린 느낌을 위해서는 채도 높은 브라운 컬러의 파운데이션을 믹스하는 것이 좋다. 브라운 컬러 파운데이션을 조금씩 믹스해 가며 원하는 컬러를 만든다. 얼굴은 몸보다 살짝 밝아도 좋으므로 너무 짙어지게 하는 말아야 한다.

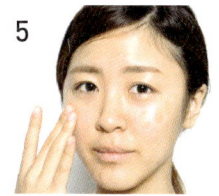

5

과성 4에서 만든 파운데이션을 얼굴에 적당량 찍어 바른다. 컬러가 뭉치지 않도록 고르게 찍어주는 것이 중요하다.

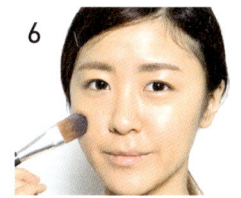

6

찍어둔 파운데이션을 미스트에 적신 파운데이션 브러시를 사용해 고르게 잘 펴 바른다. 베이스가 어둡기 때문에 다크서클이 옅은 사람이라면 굳이 컨실러를 사용하지 않아도 다크서클이 커버된다.

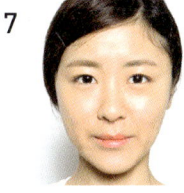

7

태닝 베이스 메이크업이 완성된 모습이다. 하이라이터로 번쩍거리는 느낌이 나는 브론즈 메이크업이 아니고, 자연스럽게 피부 빛을 강조하는 베이스 메이크업이기 때문에 부담스러운 느낌이 들지 않는다.

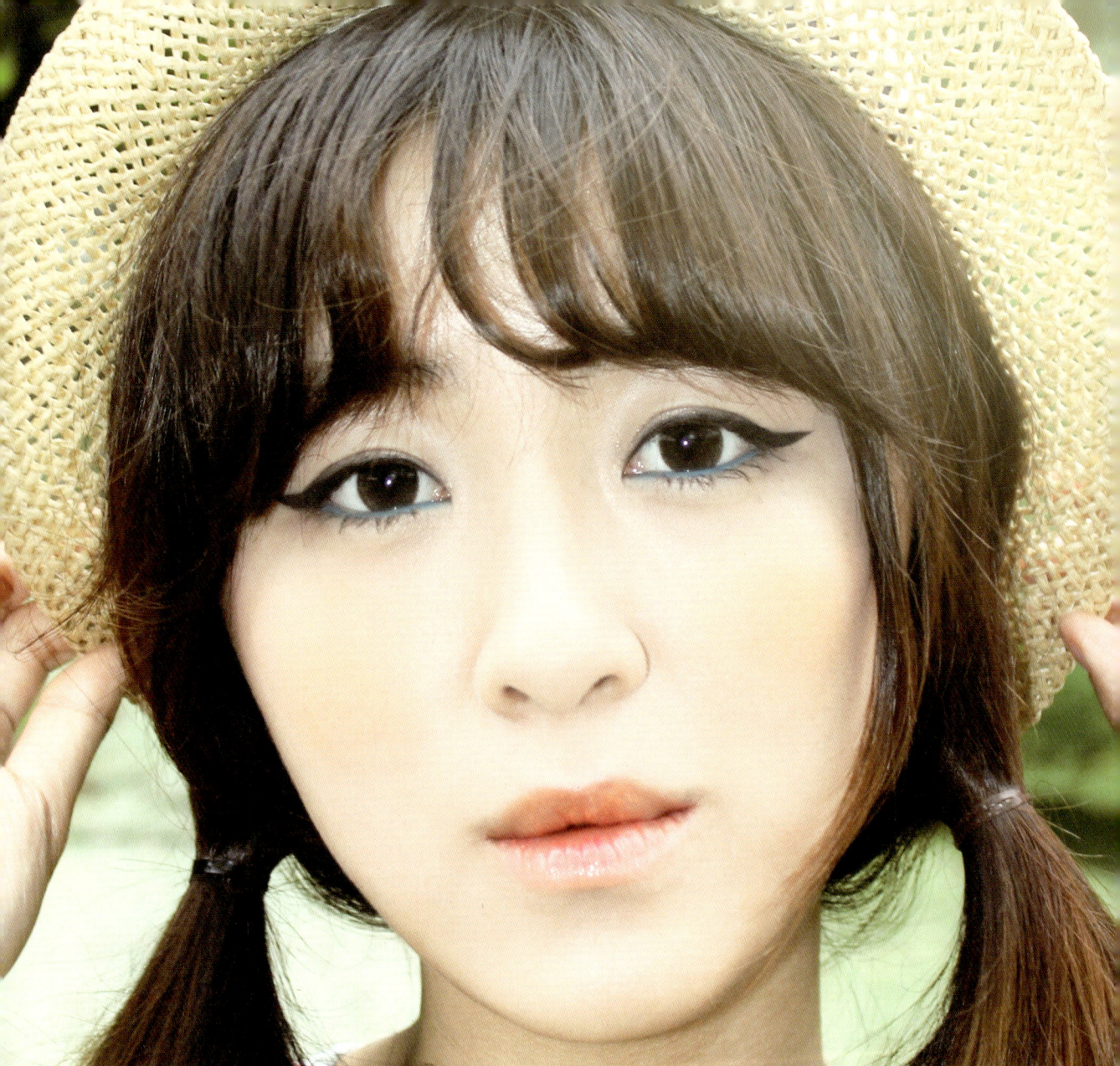

주시 오렌지

여름이면 여러 브랜드마다 노랑, 연두, 블루 계열의 비비드하고 팝한 컬러의 아이라이너를 출시하곤 한다. 그냥 보기에 색이 예쁘니까, 화보에 찍힌 연예인처럼 될까 싶어, 또는 남들이 사니까 따라 홧김에 구입하기는 했는데 사실 비비드 컬러 아이라이너만큼 메이크업에 적용하기 힘든 제품이 없는 것도 사실이다. 눈두덩에 무턱대고 바르자니 런웨이 모델이 된 것마냥 너무 튀어서 밖에 나갈 수 없는 상황이 되어 버려, 서랍 안쪽 구석에 방치한 채로 먼지만 쌓여 가는 비비드 컬러 아이라이너를 구출해보자.

구출 방법은 바로 언더 라인 점막에 좁게 바르는 것이다. '너무 좁아서 제대로 보이기나 할까?' 싶겠지만, 컬러가 튀기 때문에 좁게 발라도 충분히 존재감이 있고, 언더 라인에만 바르는 것이기 때문에 부담스럽지 않게 비비드 컬러를 표현할 수 있다. 무엇보다 까만 브론즈 피부에 어울리는 톡톡 튀는 오렌지 컬러의 블러셔와 립 컬러에 조합해 바르면 발랄한 여름 메이크업을 간단하게 완성할 수 있다.

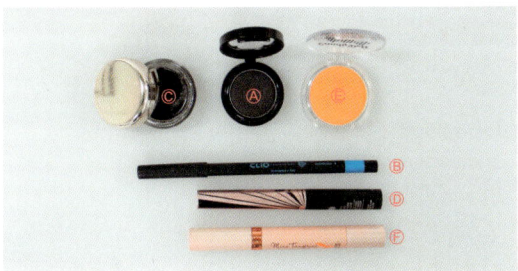

Ⓐ **블랙 컬러 젤 아이라이너** : 미샤 더스타일 투인원 피팅 젤라이너 01 블랙트 윙클

Ⓑ **젤프레소** : 워터프루프 펜슬 젤 라이너 딥씨 블루

Ⓒ **블랙 컬러 아이섀도** : 보브 컬러쑝 아이즈 딥 블랙

Ⓓ **마스카라** : 지베르니 스윗 위시 센스티브 마스카라

Ⓔ **옐로 오렌지 컬러 블러셔** : 캔디돌 치크 컬러 캐롯 오렌지

Ⓕ **옐로 오렌지 컬러 립** : 에뛰드하우스 미스 탠저린 스윗 샤워 립스 4호 탠저린

How to Make up 따라해보세요

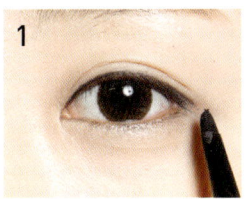

1

이 메이크업은 튀는 컬러를 포인트로 하기 때문에 포인트 컬러 이외에는 색을 최대한 자제하는 것이 좋다. 먼저 Ⓐ를 사용해 기본 아이라인을 그린다.

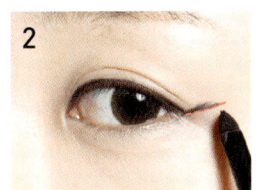

2

눈꼬리는 위를 향해 1cm 정도로 길게, 직선으로 올려 그린다.

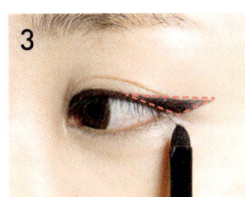

3

과정 2에서 올려 그린 눈꼬리의 끝을 다시 눈 안쪽을 향해 직선으로 그려, 전체적으로 긴 삼각형 모양의 눈꼬리가 되도록 표현한다.

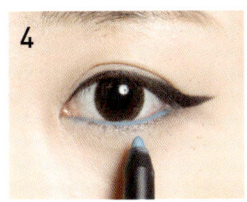

4

Ⓑ를 사용해 언더 점막을 꼼꼼하게 채운다. 본래 눈물이 많아 아이라인이 지워질까 염려된다면, 바르기 전에 면봉으로 눈물을 꼼꼼하게 제거한 후에 메이크업하면 지속력이 길어진다.

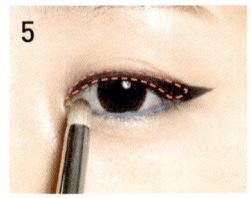

5

아이라인의 번짐을 방지하고, 너무 딱딱하지 않고 부드럽게 연출하기 위해 위의 아이라인을 덮듯이 Ⓒ를 가늘게 바른다.

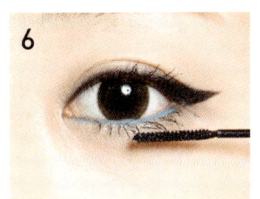

6

전체적으로 마스카라를 발라 마무리한다. 특히 언더의 포인트 컬러가 눈에 너 띌 수 있도록 아래 속눈썹에 마스카라를 여러 번 발라 풍성하게 연출하도록 한다.

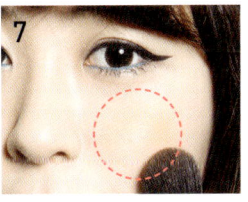

7

옐로 컬러가 섞인 오렌지 컬러는 일반적인 오렌지 컬러에 비해 더 빌랄힌 느낌이 난다. Ⓔ를 애플 존에 둥글게, 4~5번 겹쳐 발라 진하게 연출한다. 본래 튀는 컬러이기 때문에 어중간하게 연출하는 것보다는 튀게 연출하는 것이 더 귀엽다.

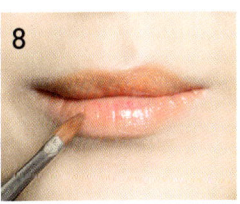

8

블러셔의 컬러에 맞게 Ⓕ를 입술 전체에 바른다. 약간 투명감 있는 제품을 선택해 발라야 가볍게 연출할 수 있다.

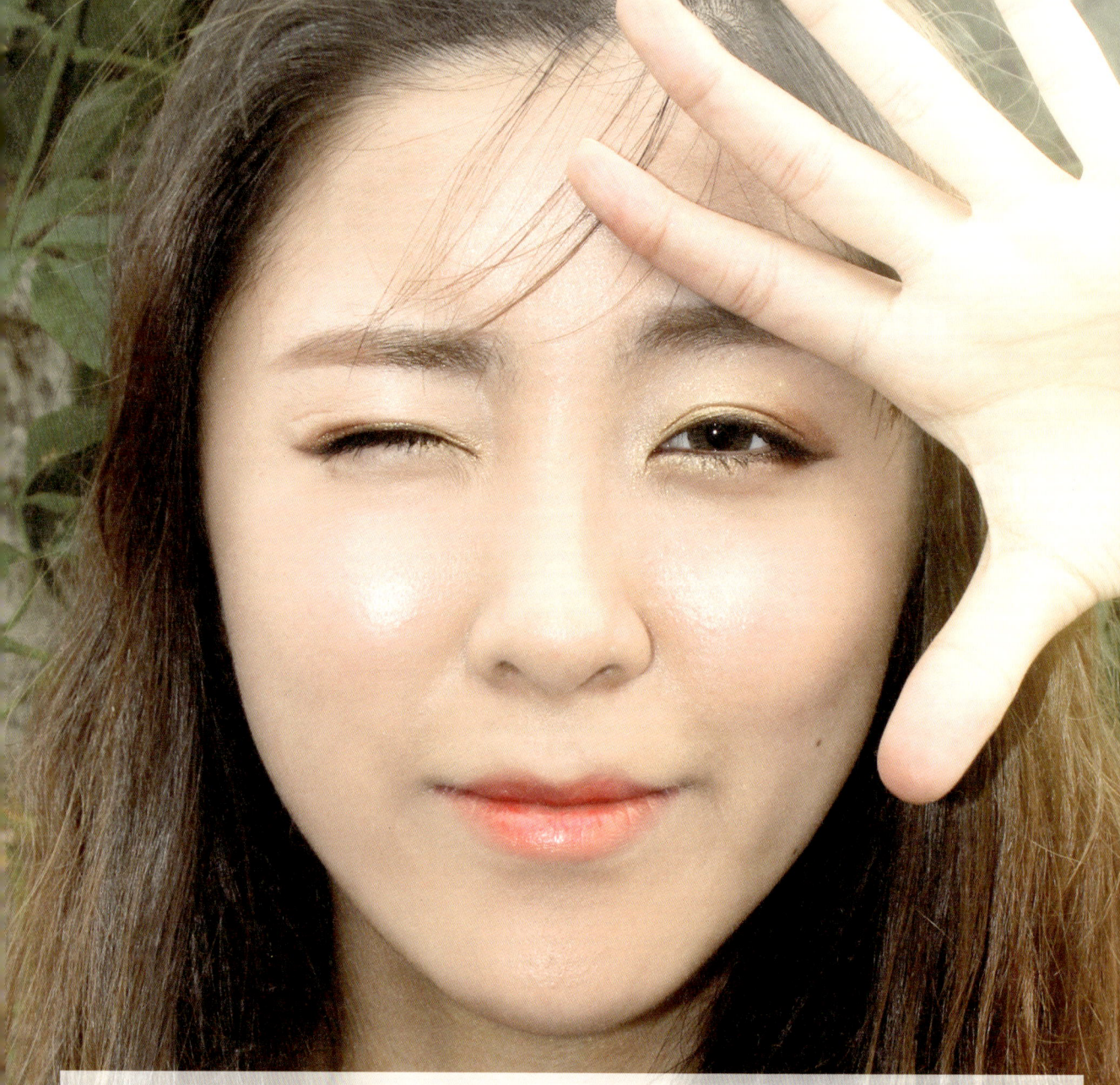

버블 팝

바다에 가기 위해 촌스러운 하얀 피부도 구릿빛으로 태닝하고, 섹시한 디자인의 비키니도 샀다. 여름에 가장 잘 어울리는 브론즈 메이크업을 해볼까 했는데, 잡지나 인터넷에 나와 있는 브론즈 메이크업들은 어째 모두 나이 들어 보이는 건 기분 탓일까?

분명 브론즈 메이크업들은 귀엽고 어린 느낌보다는 섹시하고 성숙한 느낌이 강하다. 하지만 구릿빛으로 태닝한 피부에 그 어떤 메이크업보다 멋지게 어울리는 것도 사실! 단지 어려 보이는 것만 좇기 위해 이를 포기하기에는 너무 매력적인 메이크업이라는 것이다. 스모키 메이크업이나 브론즈 메이크업 같이 본래 메이크업의 분위기 자체가 성숙한 느낌에 가까운 메이크업들은, 하이라이팅 방법을 바꿔 얼굴형 자체를 어려 보이게 만들면 나이 들어 보이지 않게 연출할 수 있다. 이와 더불어 샴페인 골드 빛 하이라이터는 까무잡잡한 브론즈 피부녀들에게 가장 잘 어울리는 아이템이다. 탱탱한 동안, 하이라이터로 만들어보자!

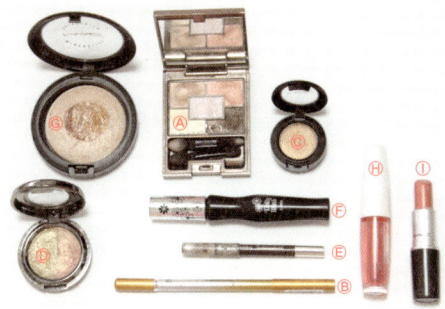

Ⓐ **옅은 골드 컬러 아이섀도** : 루나솔 오로라이즈드 아이즈 02 라이트 바리에이션

Ⓑ **골드 컬러 아이 펜슬** : 아리따움 라인 앤 섀도 골드 펄리

Ⓒ **캐러멜 컬러 아이섀도** : 루나솔 제미네이트 아이즈 01 캣츠 아이

Ⓓ **골드 글리터 아이섀도** : 아멜리 스파클 스팟 아이섀도 샴페인

Ⓔ **브라운 펜슬 아이라이너** : 크리니크 크림 셰이퍼 포 아이즈 초콜릿 러스터

Ⓕ **마스카라** : 돌리 윙크 롱 마스카라 2 블랙

Ⓖ **하이라이터** : 미네랄라이즈 스킨 피니시 세미 프레셔스 펄

Ⓗ **레드 컬러 틴트** : 더페이스샵 러블리 믹스 틴트 체리 에이드

Ⓘ **코랄 컬러 립스틱** : 맥 래비싱

How to Make up 따라해보세요

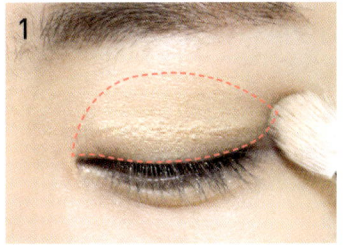

1

눈두덩에 전체적으로 Ⓐ를 바른다. 펄감이 큰 아이섀도를 사용하면 화려한 느낌으로 완성되고, 펄감이 작은 아이섀도를 사용하면 데일리 메이크업으로 완성할 수 있으므로 원하는 느낌대로 선택하여 바르면 된다.

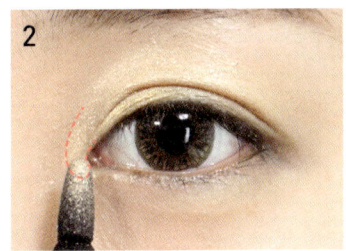

2

Ⓐ를 눈 앞머리까지 이어서 도톰하게 바른다. 눈 앞머리에 바를 때에는 살짝 진하게 꼭꼭 누르듯이 발라야 브론즈 메이크업 특유의 글램한 느낌으로 연출된다.

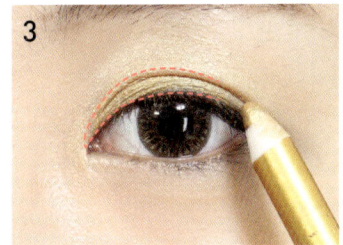

3

Ⓑ를 사용해 쌍꺼풀 라인의 앞쪽 반 정도를 채운다. 샛노란 황금색의 컬러를 사용해도 되고, 일반 프레스드 타입의 아이섀도를 사용해도 된다. 단, 프레스드 타입의 아이섀도를 쓸 때에는 노란 발색이 확실히 나오도록 진하게 여러 번 덧바르도록 한다.

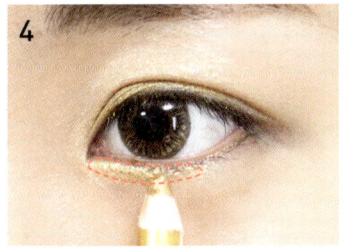

4

눈 중간 부분까지 애교 살 앞부분에 B를 가늘게 바른다.

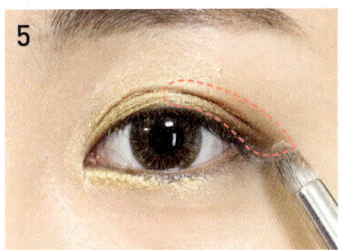

5

눈두덩 뒤쪽 1/2 정도 범위에 Ⓒ를 바른 후, 앞쪽의 골드 컬러 아이섀도와 자연스럽게 그러데이션되도록 블렌딩한다.

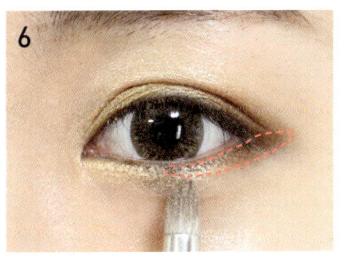

6

마찬가지로 언더 뒷부분에도 도톰하게 Ⓒ를 바른다.

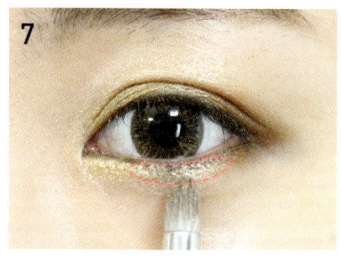

7

애교 살 가운데에 ⒟를 톡톡 찍어 바른 다. 빛을 받을 때마다 화려하게 빛나 초 롱초롱한 눈매를 연출할 수 있다.

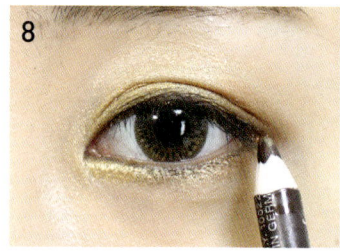

8

Ⓔ를 사용해 기본 아이라인을 그린다. 블 랙 컬러가 아닌 부드러운 브라운 컬러이 기 때문에 살짝 도톰하게 그려주어야 아 이라인의 존재감이 생긴다.

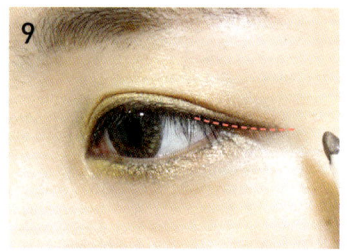

9

눈꼬리는 눈의 동선을 따라 수평으로 부 드럽게 그리는데, 길이는 살짝 과한 느낌 으로 8mm 정도 길게 빼준다.

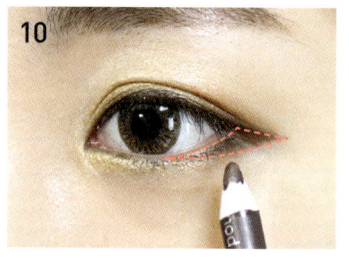

10

과정 9에서 연장한 눈꼬리의 끝과 맞물 리도록. 언더 뒷부분에 표시한 삼각형 모 양으로 아이라인을 덧그린다. 삼각형의 끝이 눈동자가 위치한 눈의 중간 부분까 지 오도록 그려준다.

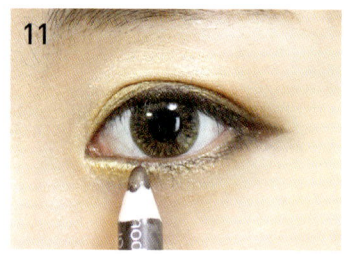

11

마찬가지로 Ⓔ를 사용해 언더 점막의 앞 부분 1/2 정도만 채운다.

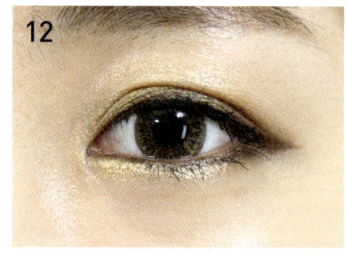

12

뷰러로 속눈썹을 컬링하고, 마스카라를 발 라 아이 메이크업을 마무리한다.

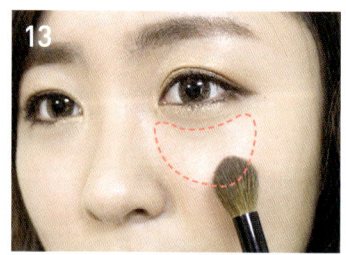

13

앞으로 튀어나온 앞 볼은 사랑스러운 느 낌을 준다. 얼굴에 볼륨과 입체감을 부여 하기 위해 앞 볼에 Ⓖ를 사용해 하이라이 팅한다.

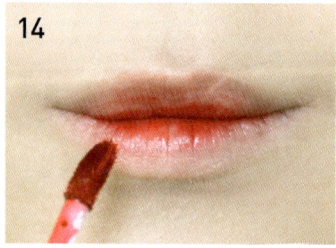

14

입술 가운데 부분을 중심으로 Ⓗ를 사용 해 그러데이션하듯 바른다.

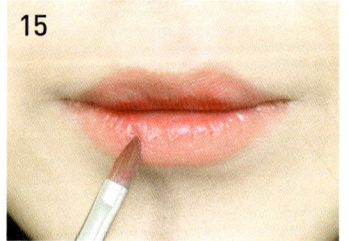

15

전체적으로 Ⓘ를 덧발라 립 메이크업을 완성한다.

탄력 있는 피부 표현,
바디 메이크업을 손쉽게 할 수 있는 바디 밤

노출이 흔해진 지금, 여자 아이돌들은 매끈한 팔, 다리를 내보이며
노래를 부르곤 한다. 그런 여자 아이돌들의 팔, 다리를 자세히
보면 매끈매끈 윤기가 나는 것을 확인할 수 있는데, 바디 밤
만 있으면 그런 팔, 다리를 쉽게 가질 수 있다.

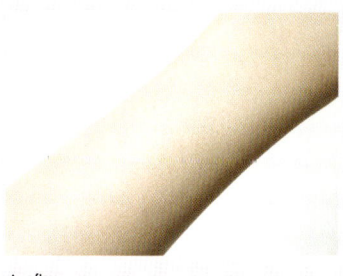

가인이나 현아가 사용하는 제품은 고가의 베네피트 제품
이지만, 요즘에는 저렴한 로드샵에도 바디 밤이 많이 나와
있다. 부드럽고 실키한 크림 제형에 자잘한 펄감이 들어 있
어 내장된 퍼프로 팔, 다리에 고르게 발라주기만 하면 될 정
도로 사용법 또한 간단하다. 컬러는 대개 핑크빛과 골드 빛의 2
가지인데, 대개 흰 피부는 핑크빛, 까만 피부는 골드 빛 제품을 선택하
면 된다.

고르게 팔, 다리의 튀어나온 뼈 부분을 위주로 발라주면 자잘한 펄감 덕분에 피부는 더욱 매끄럽게, 건강
하게, 섹시하게 연출된다. 하이라이팅 효과가 있기 때문에 바르지 않았을 때보다 팔, 다리가 더욱 슬림하
게 보이기도 하기 때문에 팔, 다리를 내놓는 여름에 없어서는 안 되는 아이템이다. 대부분의 제품이 자외
선 차단 효과마저 있어 팔, 다리에 선크림 대신 바디 밤을 발라주어도 좋다.

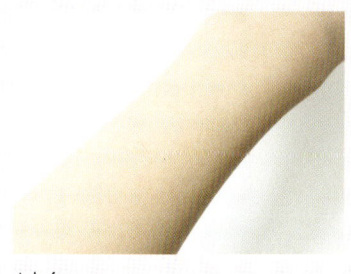

▲ before

▲ after

| 4 |

누구보다 메이크업을 고민하는 당신에게,
홑꺼풀 메이크업

눈두덩 살이 안으로 말려들어 가기 때문에 눈이 부어 보이고, 아이라인을 두껍게 그려도 표시도 나지 않고, 눈두덩 살 때문에 마찰하는 부분이 많기 때문에 메이크업이 지저분하게 번지기도 쉬운 홑꺼풀의 여성은 메이크업을 하는 데에 진땀을 빼곤 한다. 이번 장은 그런 홑꺼풀을 위한 동안 메이크업들을 모아보았다.

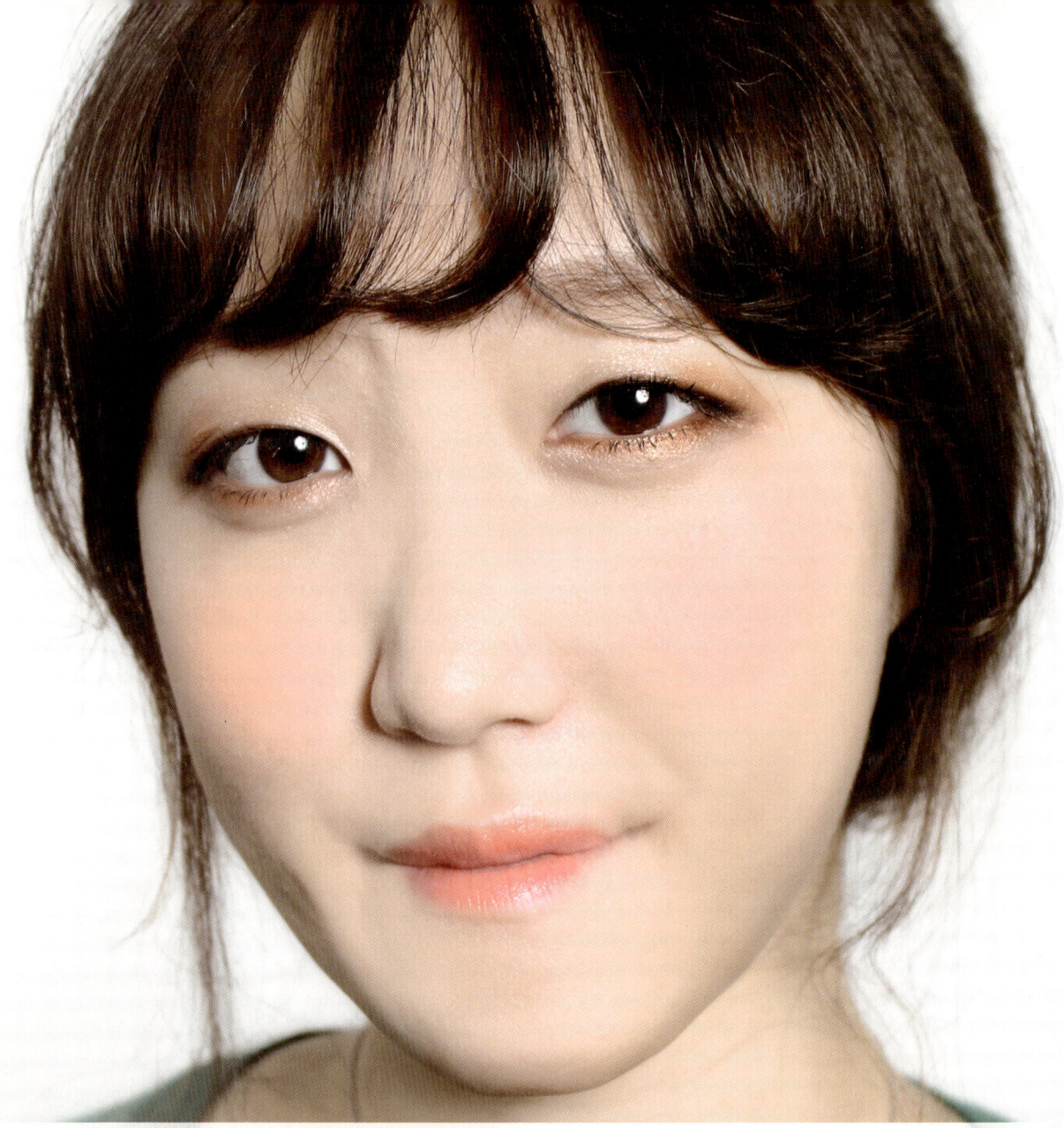

달콤한 느낌의 캐러멜 컬러를 사용한 홑꺼풀 그러데이션 메이크업

밀크 캐러멜

브라운 컬러는 아이 메이크업 시 가장 보편적으로 쓰이는 컬러인 만큼, 그 종류가 수없이 많다. 여성스러운 느낌이 강한 벽돌 빛의 레드 브라운, 아이라이너 대용으로도 쓸 수 있는 블랙에 가까운 세피아 브라운, 채도가 낮아 차분한 느낌이 드는 애시 브라운, 음영 메이크업에 쓰이는 베이지 브라운 등……. 이 수많은 브라운 컬러 중 이번 메이크업에 쓰이는 컬러는 그 이름부터가 달콤한 캐러멜 브라운 컬러이다.

캐러멜 컬러는 노란 기와 붉은 기가 적당히 들어간 채도 높은 브라운 컬러라서 전혀 노숙해 보이지 않기 때문에, 노숙함을 피해야 하는 동안 메이크업을 할 때에도 유용하다. 일반 브라운 컬러와 달리 두껍게 발라도 퀭하거나 짙은 느낌이 없기 때문에 아이섀도를 두껍게 발라야 하는 홑꺼풀들에게 특히 추천하는 컬러이다. 그 때문인지 블랙 스모키 메이크업을 주로 하던 여자 연예인 가인 또한 최근에는 캐러멜 컬러를 사용한 메이크업을 즐겨 하고 있는 것을 볼 수 있다.

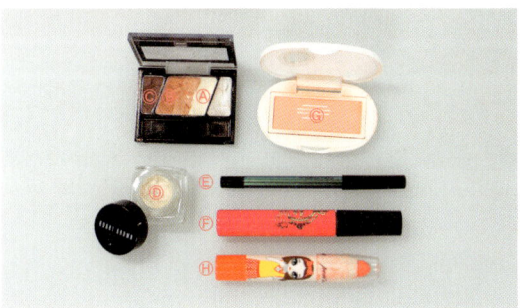

Ⓐ **아이보리 컬러 아이섀도** : 케이트 그라디컬 아이즈 BR-3

Ⓑ **짙은 캐러멜 컬러 아이섀도** : 케이트 그라디컬 아이즈 BR-3

Ⓒ **브라운 컬러 아이섀도** : 케이트 그라디컬 아이즈 BR-3

Ⓓ **핑크 컬러 글리터 아이섀도** : 바비 브라운 메탈릭 롱웨어 크림 섀도 오팔

Ⓔ **블랙 아이라이너** : 토니모리 퍼펙트 아이즈 아이라이너 블랙

Ⓕ **마스카라** : 키스 미 히로인 롱 앤 컬 마스카라

Ⓖ **옅은 피치 컬러 블러셔** : 더페이스샵 러블리 믹스 블러셔 or 201

Ⓗ **피치 컬러 립** : 페리페라 페리스틴트 크레용 2호 프루티 오렌지

How to Make up 따라해보세요

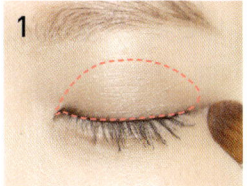

1
눈두덩에 Ⓐ를 3~4번 덧칠해
발라준다.

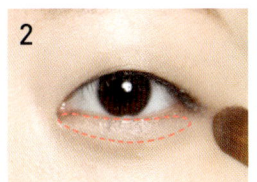

2
통통한 애교 살을 표현하기
위해 애교 살에도 Ⓐ를 도톰
하게 바른다.

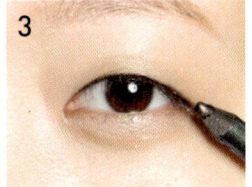

3
Ⓔ를 사용해 적당히 도톰한
굵기로 기본 아이라인을 그린
다. 눈꼬리는 3~4mm로 짧게
뺀다.

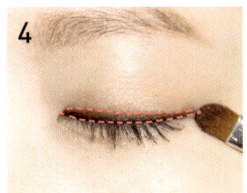

4
Ⓒ로 3에서 그렸던 블랙 아이
라인을 덮어주듯 발라 부드럽
게 연출한다.

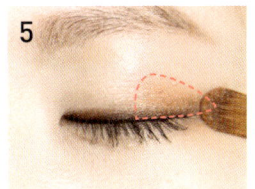

5
Ⓑ를 눈두덩 뒤쪽 1/2 정도 범
위로 바르되, 너무 짙지 않게
2~3번 정도 앓게 덧칠해 가며
바른다.

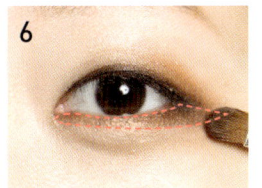

6
Ⓑ를 언더에 도톰하게 바른다.
이때 눈두덩에 발랐던 것보다
좀 더 컬러가 올라오도록 4~5
번 덧칠해 바른다.

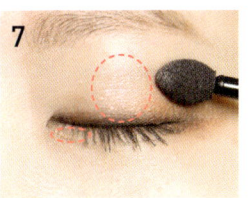

7
초롱초롱한 눈매를 위해 핑크
펄감의 Ⓓ를 눈두덩 가운데와
눈 앞머리에 바른다.

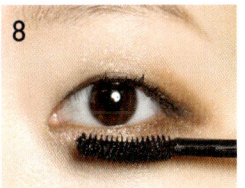

8
마스카라로 속눈썹을 강조한
후 마무리한다.

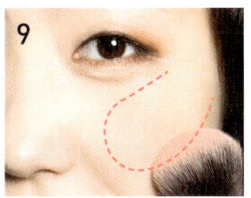

9
Ⓖ를 사용해 넓은 사선형으로
치크를 바른다.

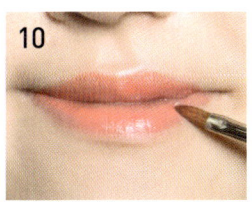

10
촉촉한 제형의 피치 컬러 립스
틱을 발라 마무리한다.

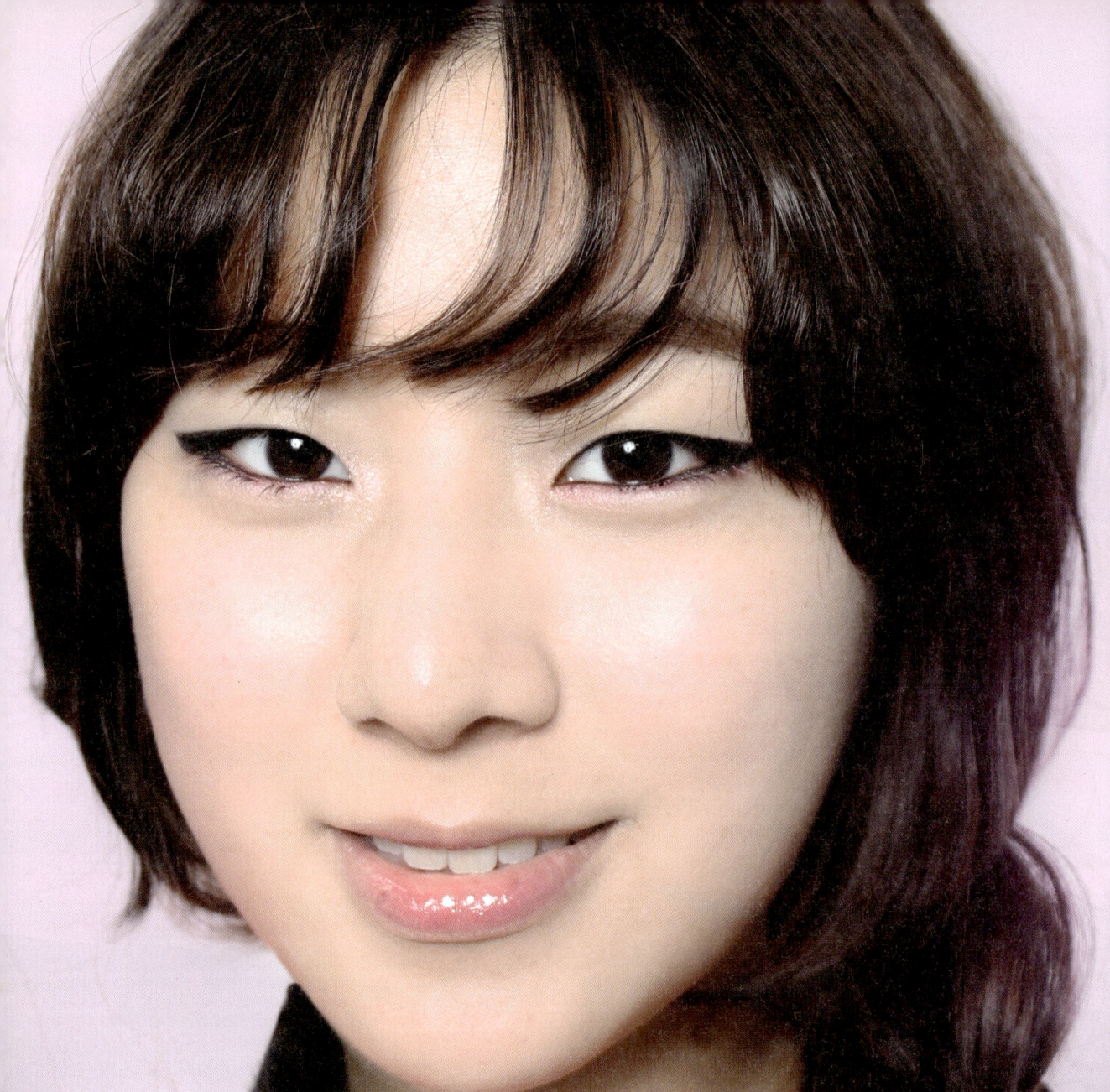

눈두덩에 바르기 부담스러운 컬러는 언더에! 언더 강조 메이크업

핫 핑크

베이지, 브라운, 블랙, 그레이……. 메이크업을 하는 데에 없어서는 안 되는 중요한 컬러들이지만 사실 칙칙한 컬러들이다. 차분함은 있어도 상큼함은 없고, 평범함은 있어도 독특함이 없으며, 남들에게도 무난히 어울리는 그런 개성 없는 컬러들……. 개성을 중요시하는 요즘 여성들에게는 좀 더 톡 쏘는 그런 컬러가 필요하다. 예를 들면 핫 핑크 같은…….

핫 핑크 같이 보기에는 예쁘지만 눈두덩에 바르기 힘든 튀는 컬러들은, 블랙 컬러 아이라인과 조합해 언더 라인에 바르면 유니크한 느낌으로 마무리된다. 중요한 것은 어정쩡하게 넓고 연하게 바르지 말고 작은 브러시를 이용해 좁게, 선명하게 발라 존재감을 어필하는 것이다. 기존의 블랙 스모키 메이크업에서 언더 라인에 핫 핑크를 추가하는 것만으로도, 심심하고 지루했던 오늘을 새롭게 바꿔줄 것이다.

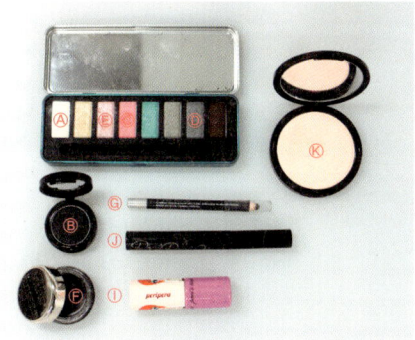

Ⓐ **무펄 아이보리 컬러 아이섀도** : 클리오 올 댓 아이 스타일러 키트 001 라이 온 더 비치

Ⓑ **블랙 컬러 아이섀도** : 보브 컬러쏭아이즈 딥 블랙

Ⓒ **핑크 컬러 아이섀도** : 클리오 올 댓 아이 스타일러 키트 001 라이온 더 비치

Ⓓ **그레이 컬러 아이섀도** : 클리오 올 댓 아이 스타일러 키트 001 라이 온 더 비치

Ⓔ **핑크 컬러 글리터 아이섀도** : 클리오 올 댓 아이 스타일러 키트 001 라이 온 더 비치

Ⓕ **블랙 젤 아이라이너** : 미샤 더스타일 투인원 피틴 젤라이너 01 블랙 트윙클

Ⓖ **블랙 컬러 펜슬 아이라이너** : 크리니크 크림 셰이퍼 포 아이즈 블랙 다이아몬드

Ⓗ **언더 인조 속눈썹** : 돌리 윙크 아이래시 no.5 리얼 누드

Ⓘ **핑크 컬러 틴트** : 페리페라 페리스 틴트 밀크 3호 밀키 라벤더

Ⓙ **립글로스** : 아멜리 리얼리얼 글라스 투명

Ⓚ **하이라이터** : 에뛰드하우스 얼굴선 브라이트너

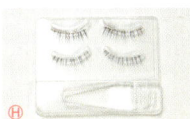

How to Make up 따라해보세요

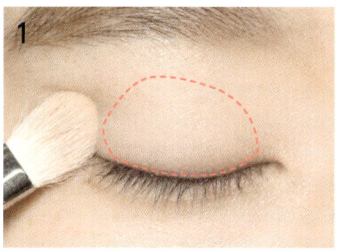

눈두덩에 Ⓐ를 발라 깔끔하게 표현한다. 이때, 눈 양쪽 가장자리까지 꼼꼼하게 메울 필요는 없고, 가운데 부분 위주로 발라 자연스럽게 입체감이 살도록 연출한다.

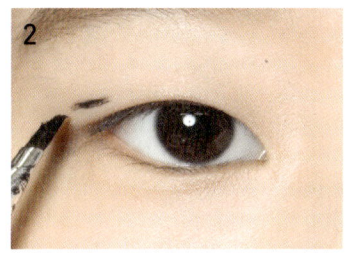

눈을 뜬 후, 눈두덩 뒤쪽 눈가에서 위로 4mm 정도 띄운 지점에 아이라인을 그릴 범위를 표시한다.

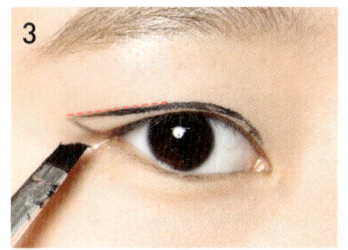

과정 2에서 표시한 범위를 기준으로, 눈을 뜬 채 사진과 같이 살짝 치켜 올라간 느낌으로 아이라인을 그린다. 흰 선처럼 아이라인은 직선으로 빼주는 것이 세련되어 보인다.

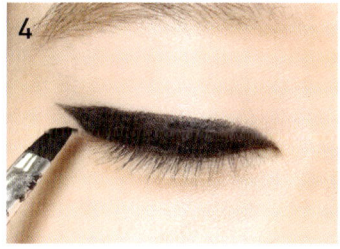

눈을 감은 후, 과정 3에서 그린 아이라인으로 생긴 빈 공간을 아이라이너로 꼼꼼히 채운다.

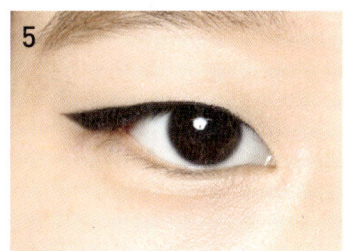

눈을 뜨면 이런 느낌이 된다. 살짝 고양이 같은 눈매를 만들어주는 것이 중요하다.

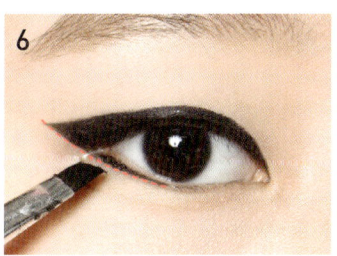

과정 5에서 그린 위쪽 아이라인과 자연스럽게 이어지도록 언더 라인 뒷부분에도 도톰하게 아이라인을 덧그린다. 표시한 대로 1/2 정도만 눈매의 동선을 따라 자연스럽게 그린다.

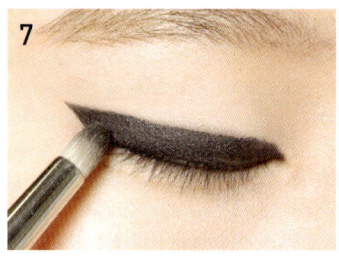

7

아이라인이 망가지지 않도록 조심하면서 아이라인 위를 덮듯이 ⓑ를 바른다. 블랙 컬러가 풍부하게 표현되면서 아이라인 번짐을 방지할 수 있다.

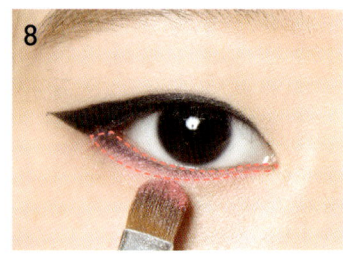

8

언더에 전체적으로 가늘게 ⓒ를 바른다. 작은 브러시로 좁게, 그리고 색이 확연히 올라오도록 4~5번 덧칠하며 바른다.

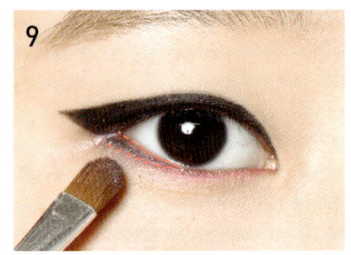

9

위의 블랙 아이라인과 핑크 컬러를 자연스럽게 연결시켜주는 느낌으로, 표시한 대로 눈 뒤쪽에 ⓓ를 바른다. ⓒ를 바를 때처럼 좁게 발라야 예쁘다.

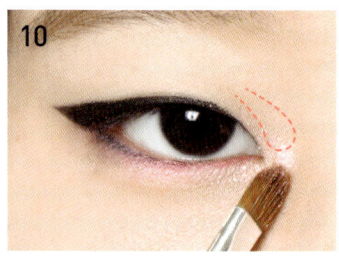

10

눈 앞머리 코너에 ⓔ를 3~4번 덧칠해 바른다. 포인트도 되고, 좀 더 부담스럽지 않은 느낌으로 메이크업이 완성된다.

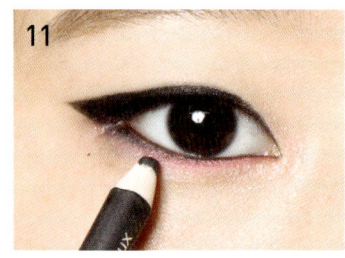

11

ⓖ를 사용해 언더 점막을 채운다. 젤 아이라이너를 사용해 채워도 상관 없다.

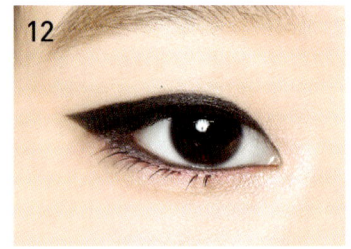

12

눈두덩 위쪽은 아이라인이 두껍고 열심히 마스카라를 해도 별 차이가 나지 않기 때문에 아래 속눈썹을 강조하는 것이 효과적이다. 숱이 많다면 마스카라를 꼼꼼히 발라서 강조하고, 숱이 없다면 언더용 인조 속눈썹을 붙인다.

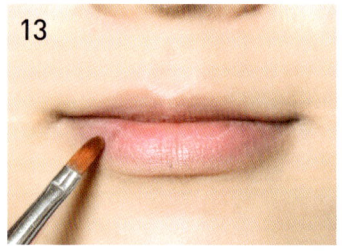

13

눈을 강조하는 메이크업이기 때문에 입술은 적당히 생기가 도는 정도로 표현해야 예쁘다. 립스틱보다는 투명하게 발색되는 핑크 컬러 틴트를 입술에 전체적으로 바른다.

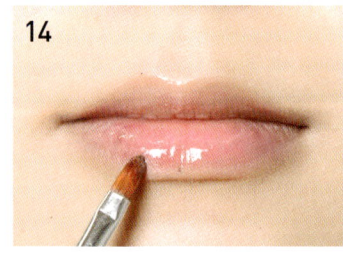

14

전체적으로 투명 립글로스를 덧발라 마무리한다.

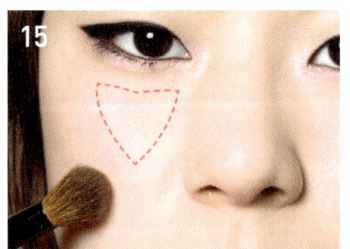

15

마찬가지로 눈이 강조되는 메이크업이기 때문에 컬러감 있는 블러셔도 생략한다. 그 대신, 표시한 삼각 존에 ⓚ를 발라 하이라이팅한다. 얼굴이 좀 더 입체감 있어 보이는 효과가 있다.

깔끔하게
라인 치켜 올려 그리기

앙칼진 느낌의 캣 아이라인을 그리고 싶지만, 양쪽 눈의 대칭을 맞춰 가면서, 일정한 굵기로, 깔끔한 직선으로 눈 꼬리를 그리기 어려워하는 사람들이 꽤 많다. 이러한 사람들을 위해 캣 아이라인을 쉽게 그릴 수 있는 방법을 소개한다. 준비물은 아이라이너와 조금 도톰한 종이 2가지이다. 종이는 명함 정도의 두께라면 딱 좋다. 얇은 A4 용지 정도밖에 없다면 2번 정도 접어서 두께를 도톰하게 만들어 사용하면 된다.

How to Make up 따라해보세요

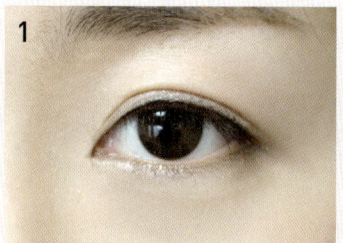

1

기본 아이라인만 그린 상태의 눈

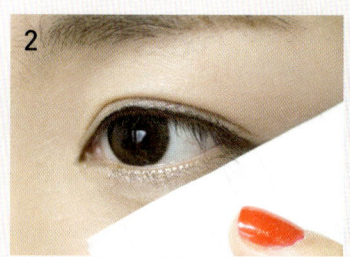

2

눈 꼬리를 어느 정도의 각도로 그릴 것인지 가늠해 가면서 눈 꼬리 부근에 종이를 대본다.

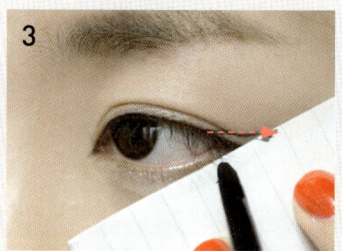

3

눈 꼬리는 눈 끝 아이라인에서 5mm 정도 앞부분에서 시작하는 것이 자연스럽다. 그려두었던 아이라인에서 시작하여 종이가 있는 곳까지 최대한 직선으로 이어 그린다.

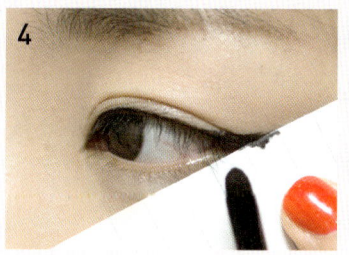

4

그리고 종이를 덧댄 채로, 아랫부분의 빈 곳을 아이라이너로 꼼꼼히 채운다.

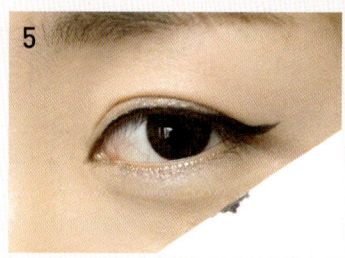

5

종이를 살짝 떼보면, 깔끔한 캣 아이라인이 완성된다. 종이를 덧대 그렸기 때문에 깔끔한 라인이 나오면서도 양쪽 눈의 대칭을 맞춰 그리기가 쉬워진다.

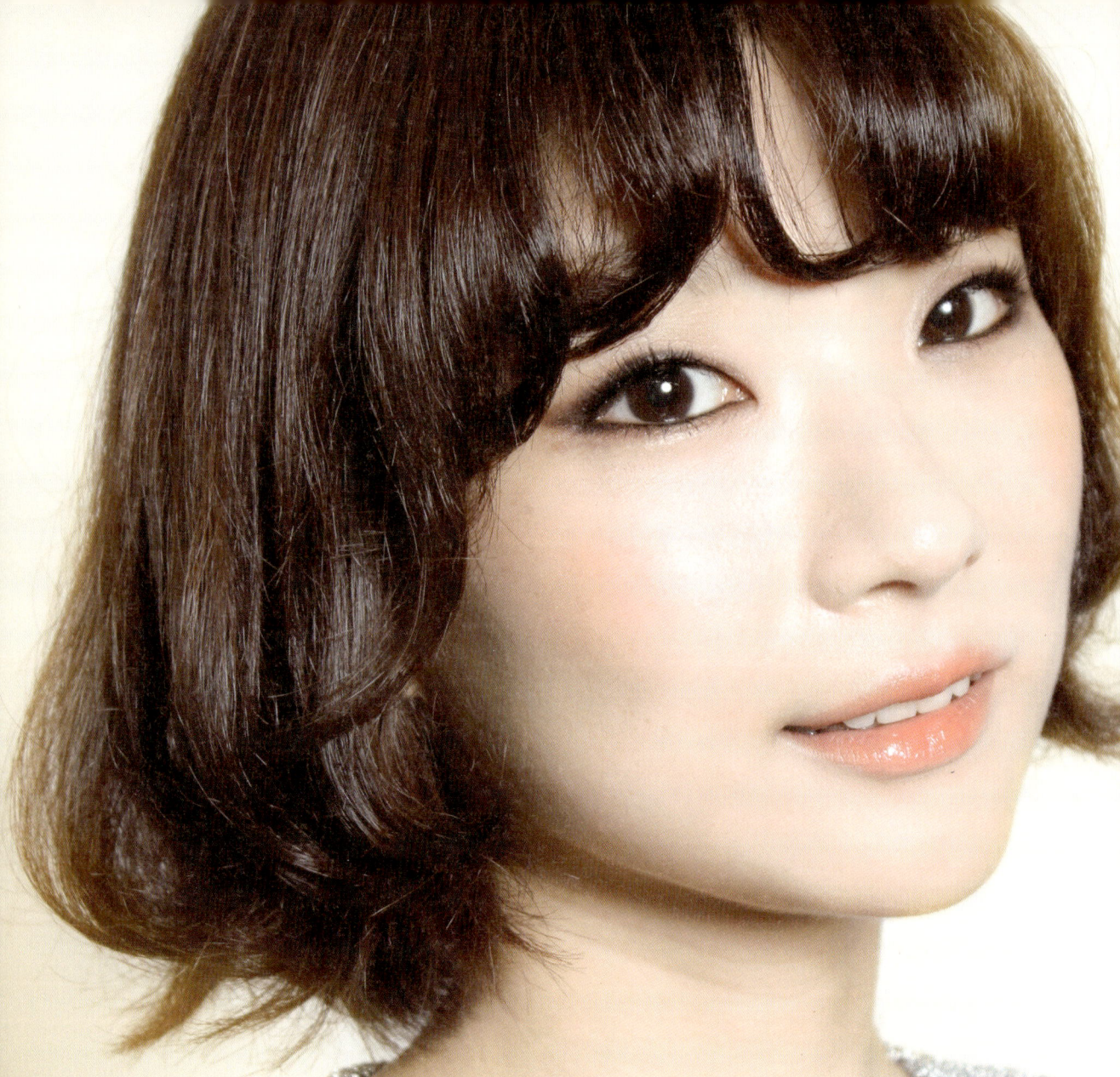

만다린 스모키

"스모키 메이크업을 할 때에는 밸런스를 맞추기 위해 립은 누디한 베이지 컬러로 발라주세요." 2~3년 전만 해도, 대부분의 스모키 메이크업 튜토리얼을 보면, 진한 아이 메이크업에 립 메이크업까지 진하면 너무 과한 메이크업이 되므로 립 컬러는 베이지나 연핑크 계열의 연한 컬러로 맞추라는 말이 많았다. 그 덕분에 딸기 우유 컬러의 립스틱이 불티나게 팔리기는 했지만, 사실 스모키와 누드 립의 조화는 살짝 나이 들어 보이는 메이크업이기도 하다. 눈은 퀭하게, 입술은 핏기를 없애는 것이기 때문에 생기 있게 표현되는 메이크업은 아니기 때문이다.

그렇다고 스모키에 비비드한 립 컬러와 블러셔를 바르기에는 사실 데일리 메이크업으로는 살짝 무리가 있기도 한데, 그럴 때에는 텁텁한 컬러보다 채도가 높은, 야리야리한 물 먹은 컬러의 블러셔와 립 컬러를 발라보자. 피부 톤이 비치면서 투명한 수채화 같은 느낌으로 표현되기 때문에 진한 스모키 메이크업과 매치해도 전혀 부담스럽지 않고, 오히려 맑고 상큼한 느낌의 메이크업이 완성된다.

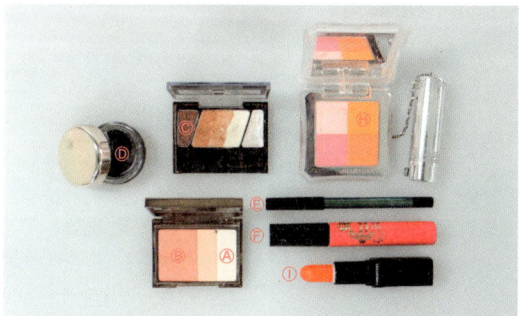

(A) **아이보리 컬러 아이섀도** : 루나솔 컬러링 치크 09 미디엄 베이지

(B) **코랄 브라운 컬러 아이섀도** : 루나솔 컬러링 치크 09 미디엄 베이지

(C) **짙은 브라운 컬러 아이섀도** : 케이트 그라디컬 아이즈 br-3

(D) **블랙 젤 아이라이너** : 미샤 더스타일 투인원 피틴 젤라이너 1호 블랙 트윙클

(E) **블랙 펜슬 아이라이너** : 토니모리 퍼펙트 아이즈 아이라이너 01 블랙

(F) **마스카라** : 키스 미 히로인 롱 앤 컬 마스카라

(G) **인조 속눈썹** : 보브 인조 속눈썹 49호

(H) **투명한 오렌지 컬러 블러셔** : 질스튜어트 믹스 블러시 콤팩트 12호 캔디 오렌지

(I) **투명한 오렌지 컬러 립** : 스리 콘셉트 아이즈 립 컬러 #404 글라스 오렌지

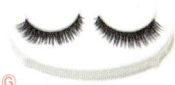

How to Make up 따라해보세요

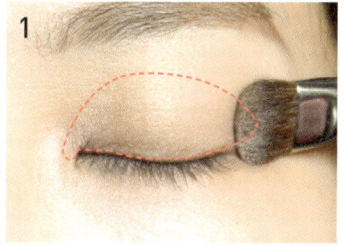

눈 앞머리부터 시작해 눈두덩에 전체적으로 Ⓐ를 바른다.

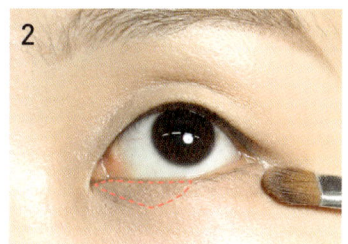

언더 앞부분에도 Ⓐ를 바른다. 스모키 메이크업 특유의 퀭한 느낌을 보완하는 과정이므로 살짝 도톰하게 발라주어도 좋다.

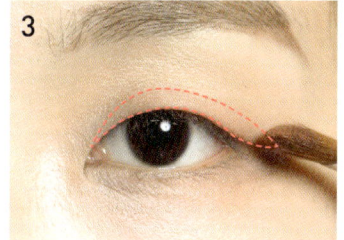

눈두덩 1/2 정도 높이로 Ⓑ를 바른다. Ⓑ 같은 채도가 낮은 코랄 컬러 섀도 대신 블러셔를 사용해도 좋다. 그 대신 펄감이 크지 않고 자잘해야 눈이 부어 보이지 않는다.

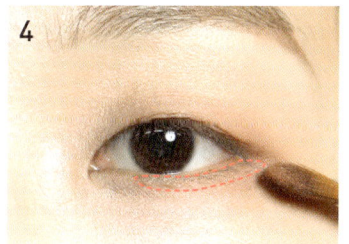

마찬가지로 애교 살에도 뒤쪽에서 시작해 2/3 지점까지 Ⓑ를 도톰하게 바른다.

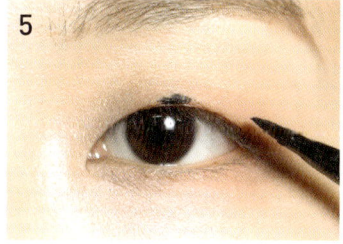

스모키 메이크업의 꽃, 아이라인 그리기이다. Ⓓ를 사용해 눈을 뜬 채로 눈 라인에서 1~2mm 정도 올라오는 곳에 표시를 한다. 아이라인을 그릴 때 가장 높은 곳이 되는 지점이다.

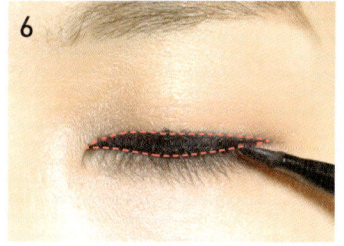

과성 5에서 표시한 곳을 기준으로, 일정한 두께로 Ⓓ를 사용해 아이라인을 도톰하게 그린다. 나중에 아이섀도로 덮기 때문에 경계선은 너무 깔끔하게 처리하지 않아도 좋다.

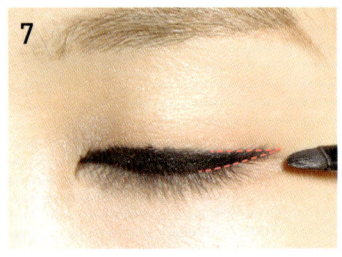

7

답답하지 않은 눈매를 표현하기 위해 눈꼬리는 본인의 눈 라인보다 4mm 정도 길게 빼서 그리도록 한다.

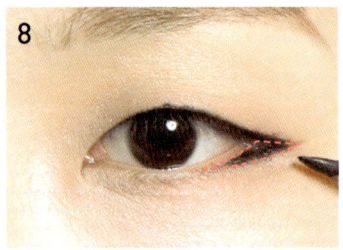

8

과정 7에서 그린 눈꼬리와 맞물리도록 언더 뒷부분에도 아이라인을 도톰하게 그린다.

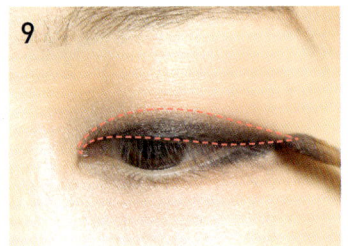

9

미리 그려두었던 아이라인보다 1mm 정도 더 두껍게 ⓒ를 전체적으로 바른다. 경계선은 너무 그러데이션하지 말고 어느 정도 경계가 눈에 보여야 눈이 부어 보이지 않는다.

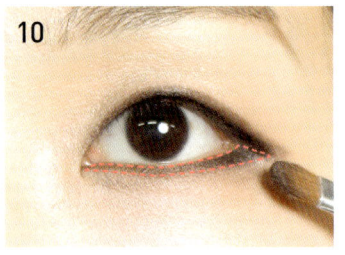

10

언더에도 가늘게, 그리고 4~5번 덧칠하며 진하게 ⓒ를 바른다. 뒤로 갈수록 살짝 도톰해지는 게 좋다.

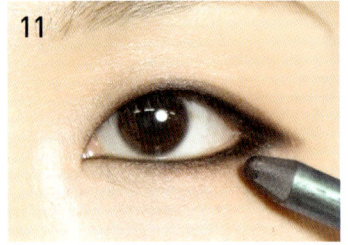

11

ⓔ로 언더 점막을 꼼꼼하게 채운다. 물론 젤 아이라이너를 사용해도 상관없다.

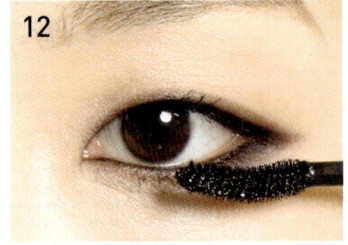

12

뷰러로 속눈썹을 확실히 컬링하고, 마스카라를 꼼꼼히 바른다. 홑꺼풀은 속눈썹이 눈두덩 살에 묻혀 안 보이는 경우가 있기 때문에 길이감이 확실하게 드러나도록 롱래시 마스카라를 사용하는 것이 좋다.

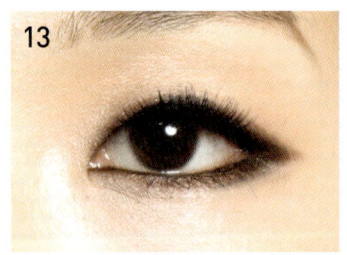

13

속눈썹 숱이 적거나 길이가 짧아서 마스카라를 발라도 속눈썹이 눈에 띄지 않는다면, 인조 속눈썹을 잘라 눈동자가 위치한 눈 가운데 부분에만 붙인다. 눈 가운데 부분에만 붙이면 동그란 눈매로 표현되기 때문에 동안 메이크업 연출에 도움이 된다.

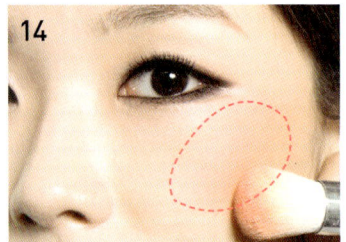

14

블러셔는 화이트가 섞인 파스텔 톤 컬러를 두껍게 바르는 것보다는 살짝 진한 감의 블러셔를 옅게 발라 피부 톤이 비치도록 맑게 표현해 주는 것이 좋다. 진한 블러셔를 사용할 때에는 지나치게 과해지지 않도록 브러시에 묻힌 후 몇 번 털어, 한 번에 발색을 내려 하지 말고 원하는 발색이 나올 때까지 여러 번 겹쳐 바르도록 한다. ⓗ를 사용해 광대뼈의 바깥 부분에 달걀 모양으로 바른다.

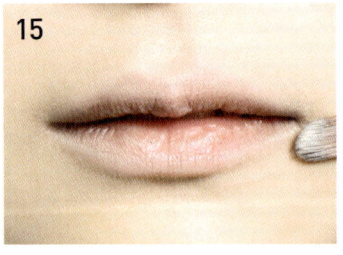

15

입술 라인이 비쳐 나오면 지저분해 보이기 때문에 투명한 컬러의 립스틱을 바를 때에는 컨실러로 입술 라인을 완벽하게 커버하는 것이 좋다.

동그란 눈매를
길어 보이도록 연출하기

동그란 눈매는 동안의 조건에 부합하기는 하지만, 세로 길이에 비해 가로 길이가 짧은 눈은 살짝 답답해 보이는 감도 있다. 앞서 가로로 긴 눈을 동그랗게 연출하는 법을 익혔다면 이번에는 동그란 눈을 답답하지 않게 길어 보이도록 연출해보자.

How to Make up 따라해보세요

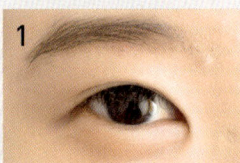

세로 길이에 비해 가로 길이가 짧아 전체적으로 동그란 형태의 눈. 귀여운 느낌이 들지만 좀 더 시원하게 트인 눈매를 만들어보자.

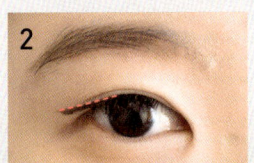

아이라인을 가운데 부분에서 그리기 시작한다. 가운데 부분은 최대한 눈 라인에 가깝게 밀착한 상태로, 직선으로 뒤쪽을 이어 아이라인을 그린다.

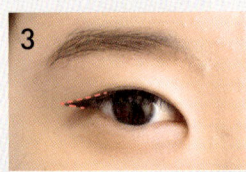

과정 2에서 그린 아이라인의 끝을 눈꼬리와 이어 삼각형 모양의 눈꼬리가 되도록 그린다. 역시 직선으로 긋는 것이 중요하다.

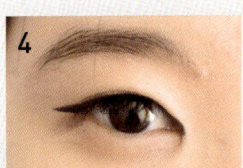

눈 앞머리에 1~2mm 정도 앞쪽에 아이라인을 덧그린다. 눈 길이를 가로로 연장하는 부분이다.

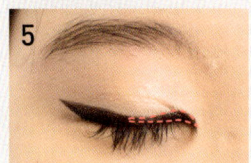

과정 4에서 그린 아이라인을 앞서 그린 과정 3의 아이라인과 자연스럽게 잇는다. 이때 가운데 부분이 가장 가늘고 양 옆의 아이라인이 도톰해야 눈매외 양쪽이 강조되어 길어 보이는 효과가 있다.

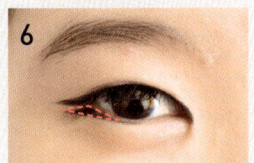

언더 아이라인은 위쪽 아이라인과 수평을 맞추는 느낌으로 삼각형 형태로 그려 물고기 아이라인을 그린다. 뒤쪽을 막지 않아야 눈매가 시원하게 트인 느낌이 들기 때문이다.

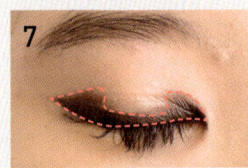

아이섀도를 바를 때 역시 가운데부분은 비워두고, 눈두덩 양쪽을 높게 발라 양쪽 높이를 높인다. 비워둔 가운데부분에는 펄감이 강조되지 않는 연한 컬러를 발라 눈의 세로가 강조되지 않도록 한다.

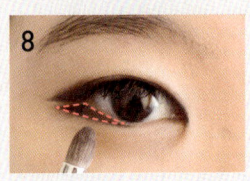

언더에도 아이섀도를 발라 마무리한다.

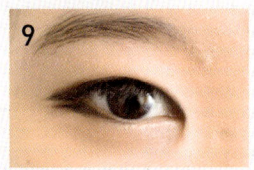

동그란 눈은 이렇게 눈의 가운데 부분을 제외한 양쪽 높이를 높여주고, 앞뒤를 길게 터줘야 눈이 답답해 보이지 않는다.

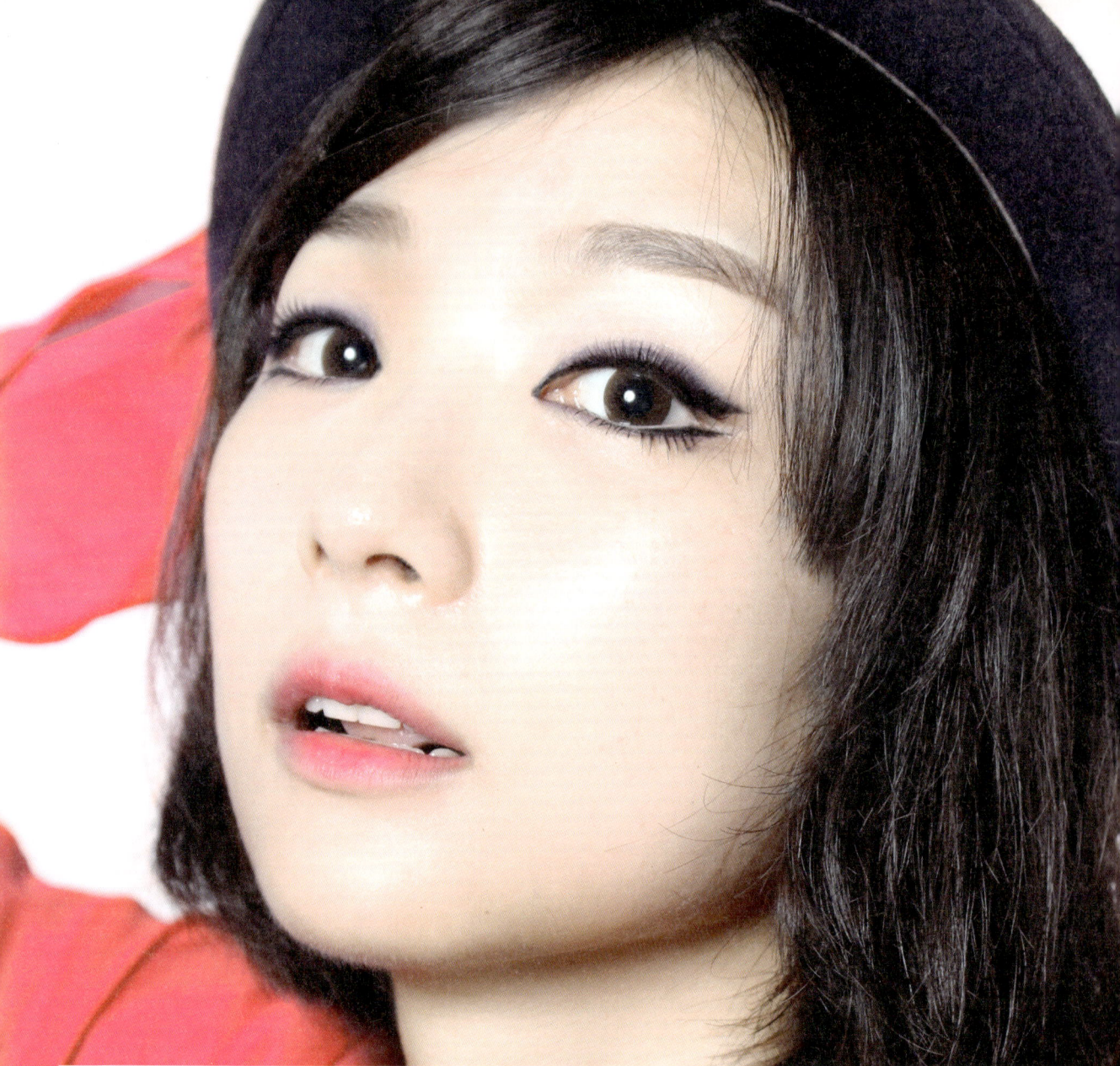

인조 속눈썹과 아이라인으로 작은 눈 크게 만들기

페이크 아이

눈이 크면 상대적으로 하관이 작아 보여 동안에 가까워진다. 하지만 눈두덩이 드러나는 쌍꺼풀과 달리 홑꺼풀은 아이라인을 한참 두껍게 그려야 간신히 드러나고, 그렇게 아이라인을 두껍게 그리다 보면 눈을 감았을 때 마치 눈이 하나 더 있는 것처럼 무서워지기 일쑤이다. 심지어 뷰러로 속눈썹을 꼭꼭 집어 마스카라를 열심히 발라도 눈을 똑바로 뜨면 눈두덩이 다 말려들어가 보이지도 않는다. 수줍은 듯 절대로 드러나지 않는 아이라인과 속눈썹을 밖으로 드러내 눈을 크게 만들어주는 일등 공신은 바로 짙은 컬러의 아이섀도와 인조 속눈썹이다. 아이라이너로만 아이라인을 그리는 것이 아닌, 아이섀도로 아이라인을 한 번 더 그리듯 덮어 눈의 가로 길이를 좀 더 길게 만들어주고, 무거운 눈두덩에도 굴하지 않고 빳빳이 서 있는 인조 속눈썹을 붙여 눈의 세로 길이를 연장시켜주면 어느새 본래 자신의 초라한 눈보다 2배는 더 커져 있는 눈을 발견할 수 있을 것이다. 이와 아울러 흰자위를 확장시켜 주는 화이트 언더 라인도 잊지 말자.

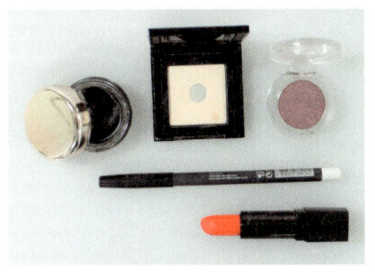
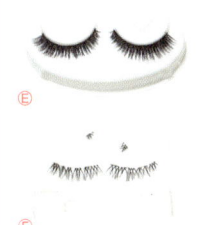

Ⓐ **아이보리 컬러 아이섀도** : 바비 브라운 본

Ⓑ **무펄 회보라 컬러 아이섀도** : 에뛰드하우스 룩 앳 마이 아이즈 카페 pp 501 자색 고구마 라떼

Ⓒ **블랙 젤 아이라이너** : 미샤 더스타일 투인원 피틴 젤라이너 01 블랙 트윙클

Ⓓ **화이트 컬러 펜슬 아이라이너** : 미샤 더스타일 아이라이너 펜슬 화이트

Ⓔ **위 인조 속눈썹** : 보브 인조 속눈썹 49호

Ⓕ **아래 인조 속눈썹** : 돌리 윙크 아이래시 8호 퓨어 리틀

Ⓖ **체리 레드 컬러 립** : 바닐라코 드 라 루즈 RG11 crazy

How to Make up 따라해보세요

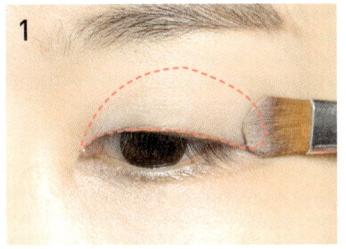

1

Ⓐ를 눈두덩 전체에 발라 화사하게 표현한다. 눈에 살이 많은 홑꺼풀의 경우 펄 아이섀도를 쓰면 눈두덩이 더 부어 보일 수 있으므로 펄이 아주 적거나 없는 제품을 사용하는 것이 좋다.

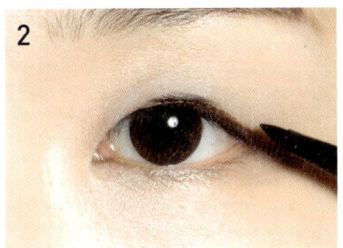

2

눈을 뜬 채로, 눈 라인에서 1~2mm 정도 올라오는 곳에 아이라인을 그릴 범위를 표시해준다.

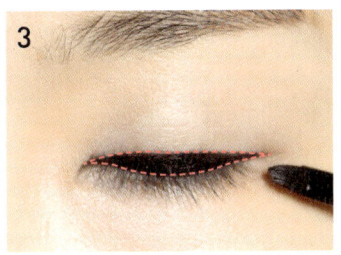

3

과정 2에서 그린 범위를 기준으로 아이라인을 도톰하게 채워 그린다.

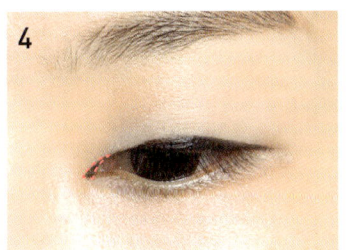

4

미간이 넓은 사람은 눈 앞머리에 1~1.5mm 정도 나오도록 이이라인을 덧그려준다. 앞트임 효과가 있어서 눈이 가로로 커 보이지만, 미간이 좁은 사람이라면 더 좁아 보이기 때문에 그리지 않는 것이 좋다.

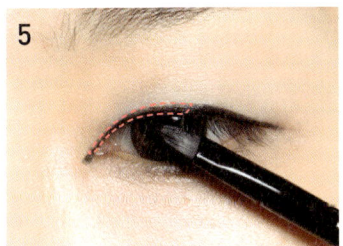

5

과정 3에서 그린 기본 아이라인과 과정 4에서 그린 앞트임 아이라인을 도톰하게 이어준다. 마찬가지로 눈을 떴을 때 눈 라인에서 1mm 정도 올라오도록 체크하면서 그리는 것이 좋다.

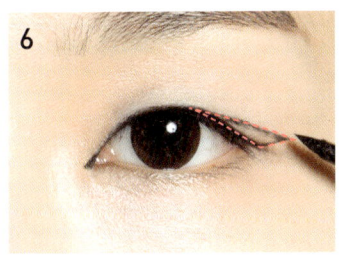

6

눈 뒤쪽에 큰 삼각형을 그리듯이 아이라인을 그린다. 눈꼬리는 살짝 올라가도록 마무리한다.

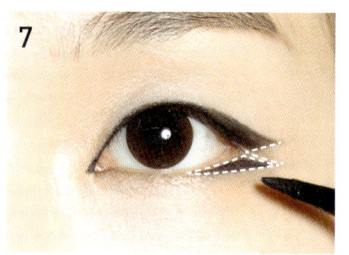

7

언더 라인 뒤쪽에도 작은 삼각형을 그리
듯이 아이라인을 그리는데, 이때 중요한
것은 눈이 시원하게 뒤로 트인 듯한 느
낌이 나도록 하얀 선의 < 모양대로 공간
을 살짝 비워, 물고기 라인을 그리는 것이
다. 눈 둘레를 전부 아이라인으로 메꿔
버리면 답답한 느낌이 날 수 있다.

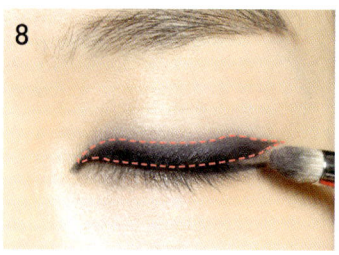

8

아이라인 위를 ⓑ로 얇게 덮듯이 블렌딩
하며 바른다. 지나치게 그러데이션되면
눈이 덜 커 보일 수 있으므로 적당히 경계
를 그리듯이 블렌딩하는 것이 중요하다.

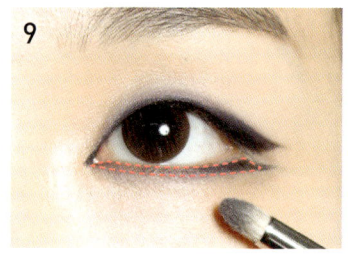

9

언더 라인에도 ⓑ를 가늘게 바른다.

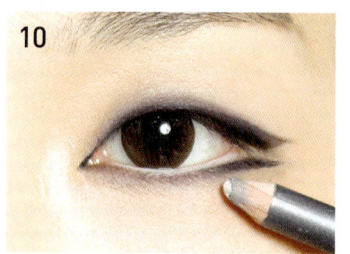

10

언더 점막을 ⓓ로 꼼꼼히 채운다. 흰자가
확장되어 보이는 효과가 있어 눈이 커 보
이는 효과가 있다.

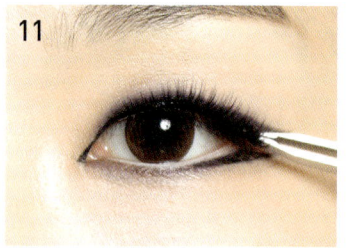

11

마스카라를 해도 말려들어가서 속눈썹이
보이지 않는 홑꺼풀에게는 인조 속눈썹
이 답이다. 윗 라인에 전체적으로 풍성한
느낌의 인조 속눈썹을 붙인다. 시선이 위
로 확장되어 눈이 더 커 보인다.

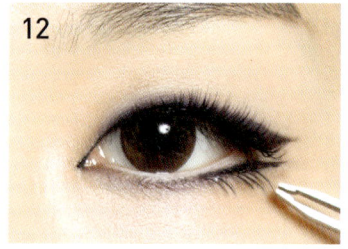

12

언더에도 마찬가지로 자연스러운 디자인
의 인조 속눈썹을 붙인다. 전체적으로 붙
여주어도 좋지만, 좀 더 자연스러운 느낌
을 원한다면 먼저 언더 뒤쪽 부분에만 인
조 속눈썹을 붙인다.

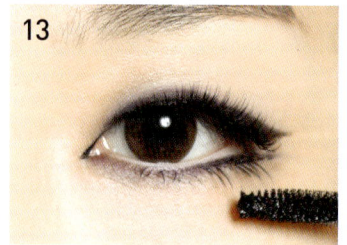

13

그 다음, 앞쪽의 아래 속눈썹에는 마스카
라를 꼼꼼하게 바르면 언더 전체에 통째
로 인조 속눈썹을 붙이는 것보다 자연스
럽게 연출된다.

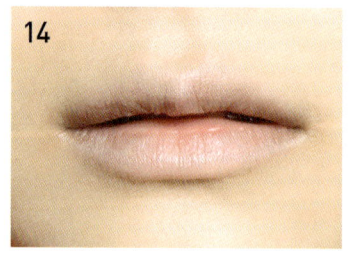

14

입술에 전체적으로 컨실러를 발라 컬러
를 낮춘다.

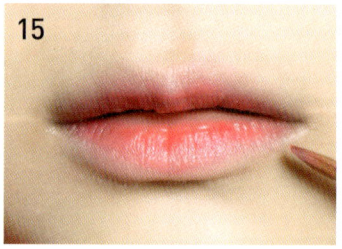

15

ⓖ를 그러데이션하듯 발라 상대적으로 입
술보다는 눈에 시선이 가도록 연출한다.

언더 인조 속눈썹
붙이는 방법

유난히 속눈썹 숱이 없는 사람들이 간혹 있다. 이러한 사람들은 특히 아래 속눈썹이 셀 수 있을 정도로 없는 경우가 많다. 빈곤한 아래 속눈썹을 갖고 있는 사람들에게 필요한 언더 인조 속눈썹 붙이는 방법을 소개한다. 시선이 아래로 확장되기 때문에 눈이 커 보이는 효과도 있고, 붙이는 것만으로도 메이크업의 퀄리티가 높아지므로 포기하지 말자. 초보자는 실패할 확률이 높으므로 인내심을 가지고 여러 번 연습해 보는 것이 좋다.

How to Make up 따라해보세요

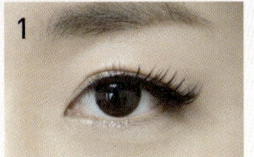

1 언더 속눈썹을 붙이기 전의 눈매

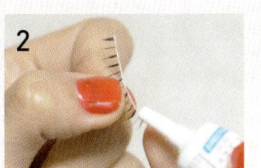

2 언더 인조 속눈썹에 풀을 바를 때에는 최대한 얇게 올리는 것이 좋다. 듬뿍 발라 버리면 눈 밑에 잔뜩 묻을 수 있으므로, 전체적으로 풀을 한번 얇게 올리고, 앞부분과 끝부분에 한 방울 정도만 얇게 한번 더 올린다.

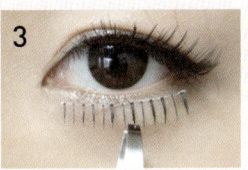

3 인조 속눈썹을 손으로 붙이면 둔하기 때문에 예쁘게 붙지 않을 확률이 높아진다. 족집게를 사용해 인조 속눈썹을 집은 후, 언더의 어느 쪽에 붙일지를 가늠하면서 가운데 부분부터 붙인다.

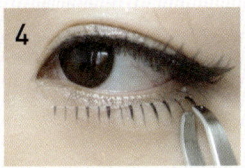

4 이어서 뒷부분을 붙인다. 뒷부분을 붙일 때 눈 라인에서 살짝 떨어뜨려 붙이면 눈이 처져 보이는 효과가 난다.

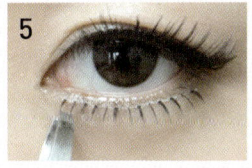

5 앞부분을 붙인다. 앞부분은 떨어지기 쉽기 때문에 풀이 완전히 굳을 때까지 족집게로 앞쪽을 붙여주는 것이 좋다. 이 과정들은 풀이 마르기 전에 재빨리 진행하는 것이 좋다.

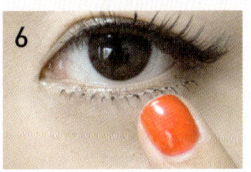

6 풀이 살짝 굳어 인조 속눈썹이 고정되었다고 생각될 때, 손가락으로 인조 속눈썹을 받쳐 들어 완전히 굳을 때까지 기다린다. 중력에 의해 인조 속눈썹이 서서히 내려가기 때문에 처음부터 아래로 처지게 붙이면 나중에는 인조 속눈썹이 거의 살에 붙을 듯 내려가 예쁘지 않기 때문이다.

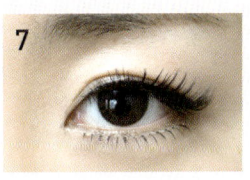

7 언더 인조 속눈썹 완성!

● MakeUp TIP
위쪽 인조 속눈썹은 본인의 속눈썹 바로 위에, 언더 인조 속눈썹은 속눈썹 아래쪽에 밀어 넣듯이 붙인다.

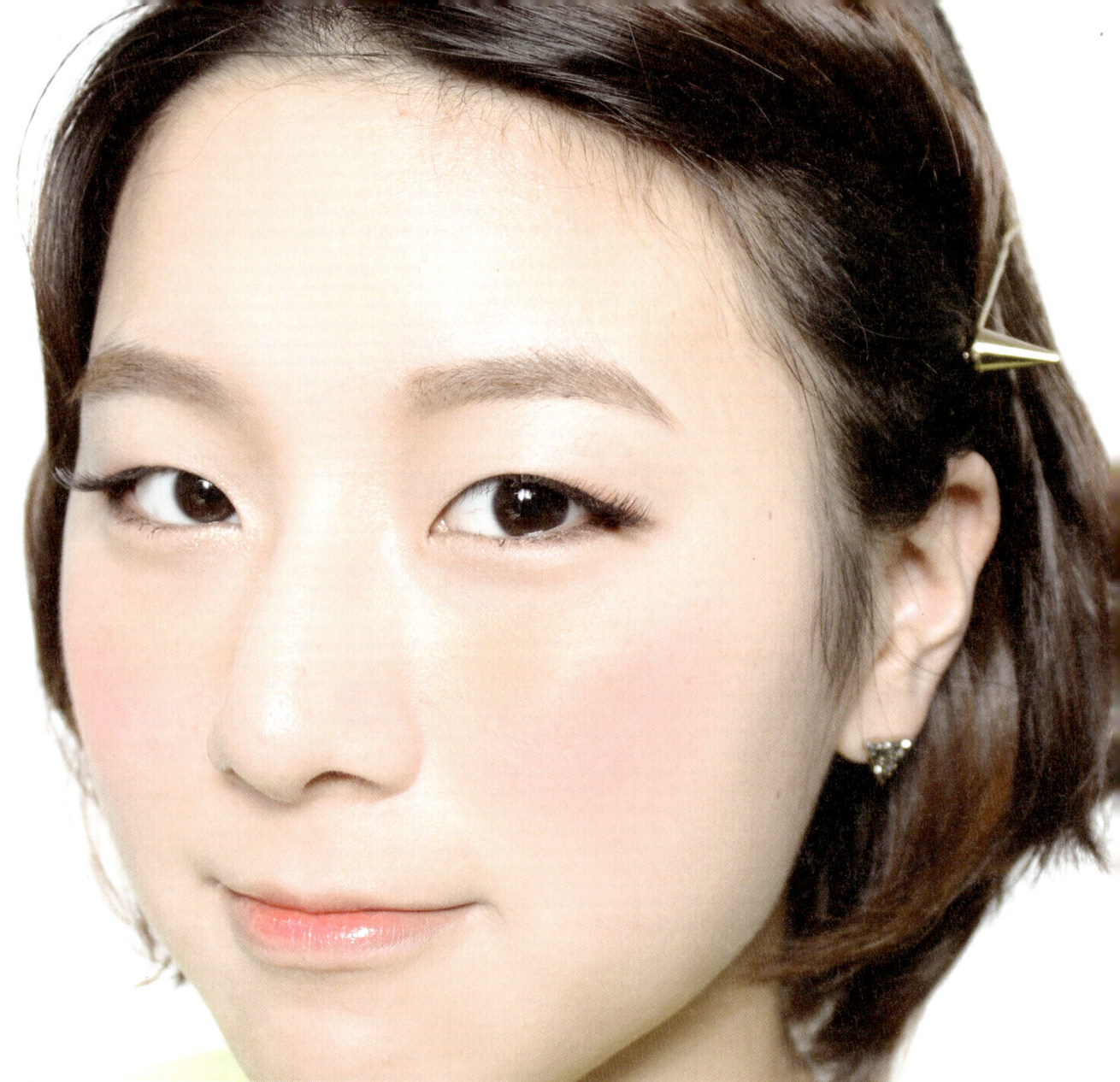

눈이 부어 보일까 걱정하는 홑꺼풀을 위한 생기 있는 코랄 메이크업

코랄 판타지

핑크와 오렌지가 섞인 듯한 코랄 컬러는 사랑스러움과 여성스러움을 동시에 갖고 있기도 하고, 불그스름하게 생기가 피어오르는 듯한 매력적인 컬러이기 때문에 치크 메이크업과 립 메이크업을 할 때 자주 쓰인다. 하지만 눈이 부어 보인다는 이유로 아이 메이크업에는 사용하기 꺼려지는 것이 현실이다. 통통한 눈두덩 살을 갖고 있는 홑꺼풀 여성들에게는 더더욱 그러하다.

하지만 코랄 컬러는 포기하기에는 아까울 만큼 너무나도 예쁜 컬러이다. 이런 코랄 컬러를 부어 보이지 않게 표현하기 위해서는 좁게, 그리고 확실하게 표현해주는 것이 중요하다. 넓게 바르면 넓게 바른 면적만큼 부어 보이고, 옅고 어정쩡하게 바르면 전체적으로 붉은 기가 올라온 것처럼 보이기 때문이다. '좁게 바르면 눈을 떴을 때 안 보이지 않을까?'라고 걱정할 필요도 없다. 생각보다 눈을 똑바로 뜨고 다니는 사람은 사실 별로 없으니까 말이다. 오히려 눈을 내려 뜰 때 은근히 비치는 코랄 컬러에 남자 친구가 반해 버릴지도 모른다.

Use Cosmetic 화장품 사용 순서

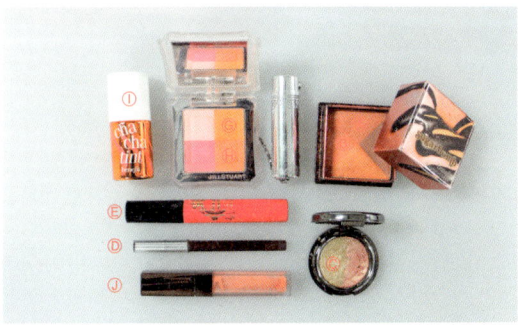

Ⓐ **옅은 핑크 컬러 아이섀도** : 베네피트 박스 오 파우더 슈가 밤

Ⓑ **코랄 컬러 아이섀도** : 베네피트 박스오 파우더 슈가 밤

Ⓒ **골드 컬러 글리터 아이섀도** : 아멜리 스파클 스팟 아이섀도 샴페인

Ⓓ **브라운 아이라이너** : 바닐라코 스타일 아이라이너 초콜릿 브라운

Ⓔ **마스카라** : 키스 미 히로인 롱 앤 컬 마스카라

Ⓕ **인조 속눈썹** : D.U.P eyelash 410

Ⓖ **옐로 오렌지 컬러 블러셔** : 질스튜어트 믹스
블러시 콤팩트 캔디 오렌지

Ⓗ **코랄 컬러 블러셔** : 질스튜어트 믹스 블러시
콤팩트 캔디 오렌지

Ⓘ **코랄 컬러 틴트** : 베네피트 차차 틴트

Ⓙ **립글로스** : 루나솔 풀 글래머 글로스 소프트 코랄

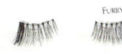

How to Make up 따라해보세요

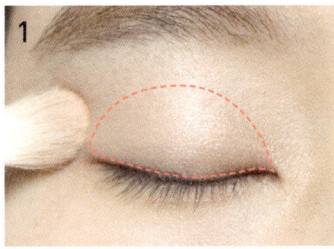

눈두덩 전체에 Ⓐ를 바른다. 핑크 컬러가 진하게 올라오지 않도록 1~2번만 쓸 듯이 야리야리하게 발라야 눈두덩이 부어 보이지 않는다.

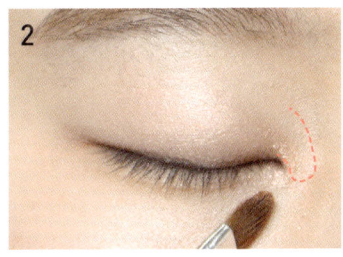

눈 앞머리 코너에도 마찬가지로 Ⓐ를 이어서 바르는데, 눈두덩에 발랐던 것보다 3~4번 덧칠하며 강조해 바른다.

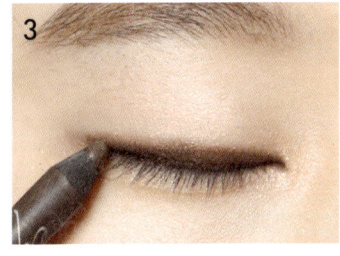

Ⓓ를 사용해 아이라인을 그린다. 눈을 떴을 때 보일 정도로 두툼하게 그리는 것은 아니지만, 옅은 브라운 컬러이기 때문에 어느 정도 도톰하게 그려야 눈매가 강조된다.

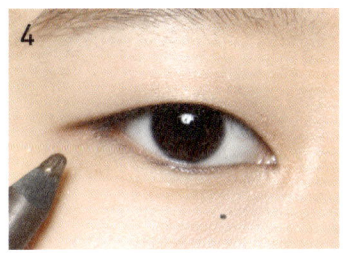

눈꼬리는 눈 끝에서 5~7mm 정도로 살짝 아래를 향해 길게 뺀다.

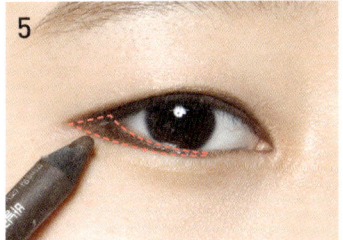

과정 4에서 연장한 눈꼬리와 맞물리도록 언더 라인 뒤쪽에 도톰하게 삼각 아이라인을 그린다.

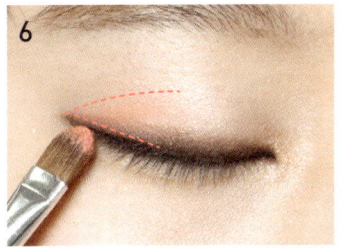

Ⓑ를 눈두덩 뒤쪽에 눈두덩 가운데로 올수록 사라지도록 그러데이션하며 바른다. 이때, 빨간 선으로 표시된 부근은 지나치게 그러데이션하지 말고, 어느 정도 경계진 느낌으로 발라야 눈두덩이 덜 부어 보인다. 색이 확실히 올라오도록 3~4번 덧칠하며 바른다.

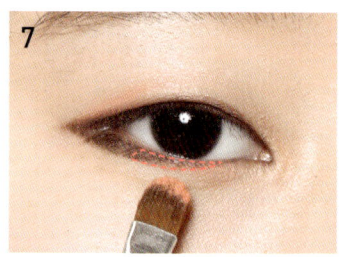

애교 살 가운데 부분에도 Ⓑ를 좁게 바른다.

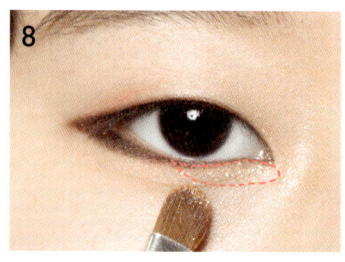

애교 살 앞부분에는 ⒸC를 발라 반짝임을 추가한다. 이런 글리터류의 아이섀도를 바를 때에는 브러시로 문지르기보다는 꼭꼭 눌러 고정하듯 발라야 펄이 잘 떨어지지 않는다.

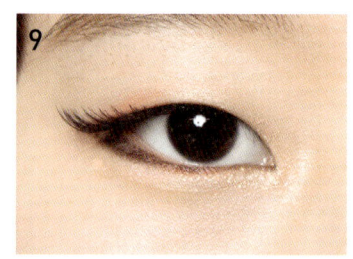

하프 인조 속눈썹을 붙여 눈매를 강조한다. 하프 인조 속눈썹이 없다면 일반 인조 속눈썹을 반으로 자른 후, 긴 부분이 뒤로 가도록 양쪽 눈에 나눠 붙이면 된다. 이렇게 하면 인조 속눈썹에 코랄 컬러가 살짝 가려지기도 하고 눈두덩을 들어 올려주는 효과가 있기 때문에 생각보다 눈이 부어 보이지 않는다.

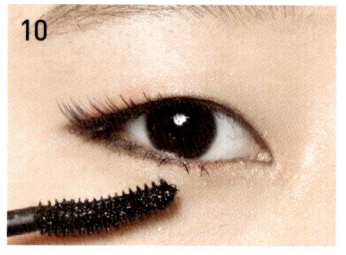

마스카라로 아래 속눈썹을 강조한 후 마무리한다.

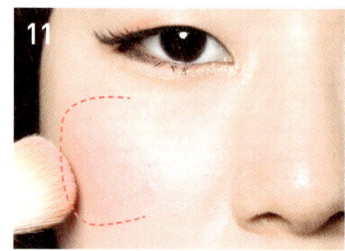

먼저 Ⓗ를 살짝 바깥쪽 볼에 넓게 바른다. 컬러감이 맑게 발색되도록 브러시에 블러셔를 묻힌 후 공중에서 살짝 털어내고 바르는 것이 좋다.

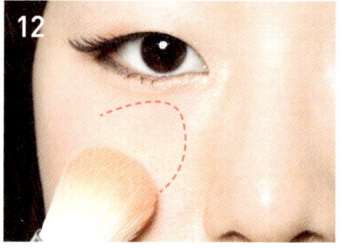

Ⓖ를 앞쪽 볼에 바른다. 이때, 앞서 발랐던 코랄 컬러 블러셔와 경계가 생기지 않도록 그러데이션에 주의한다. 두 컬러를 그러데이션해 바르면 심심하지 않고 유니크한 치크 메이크업이 완성된다.

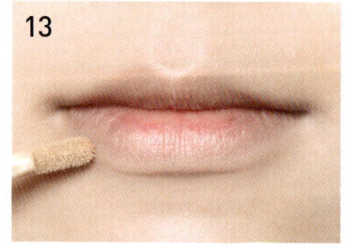

컨실러로 입술 라인을 커버한다. 전체적으로 바르면 틴트가 잘 물들지 않을 수 있으므로 라인만 자연스럽게 커버하는 것이 좋다.

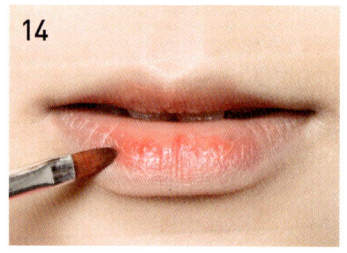

입술 가운데 부분을 중심으로 Ⓘ를 바른다. 살짝 얼룩덜룩하게 물들어도 괜찮다.

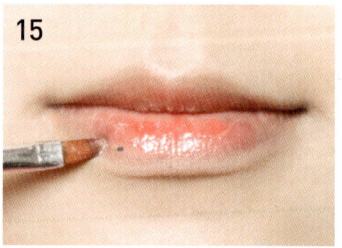

마찬가지로 입술 가운데 부분을 중심으로 Ⓙ를 덧발라 립 메이크업을 완성한다.

틴트 그러데이션 노하우

로션 같은 질감의 틴트라면 모를까, 물과 같이 주르륵 흐르는 제형의 틴트를 사용할 때마다 입술 주름을 타고 흘러내린다거나, 너무 빨리 스며들어 버려 그러데이션을 할 수 없다는 식의 고민을 호소하는 여성들이 적지 않다. 하지만 그렇다고 해서 맑은 발색의 물 틴트를 포기할 수는 없는 법이다. 자연스럽고 예쁜 틴트 그러데이션 노하우를 소개한다.

컨실러 : 캔메이크 커버 앤 스트레치 컨실러
물 틴트 : 에뛰드하우스 디어달링틴트 리얼레드
투명 립글로스 : 아멜리 리얼리얼 글라스 투명

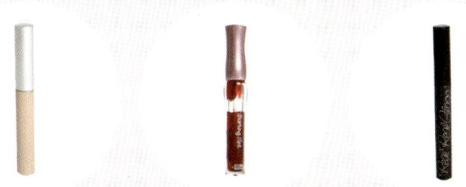

How to Make up 따라해보세요

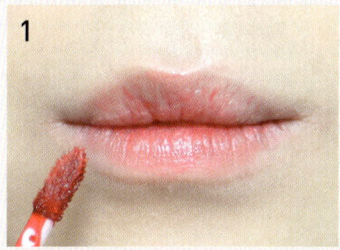

1
본래의 입술 컬러를 낮추는 용으로 입술 전체에 컨실러 또는 파운데이션을 발라 버리면, 방수로 인해 틴트가 제대로 스며들지 않아 얼룩지기 쉽다.

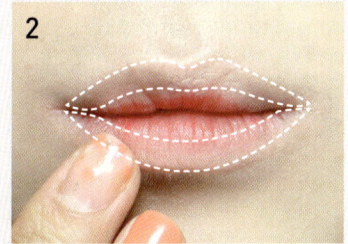

2
틴트를 바르기 전에 입술 컬러를 낮추고자 한다면, 입술 가장자리 위주로 컨실러(또는 파운데이션)을 바른다.

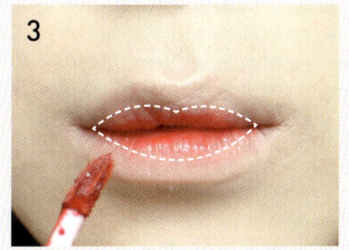

3
그리고 컨실러가 닿지 않은 안쪽 부분을 위주로 틴트를 바른다. 가장자리에 컨실러를 발라두었기 때문에 방수 효과가 되어 아래로 쉽게 흘러내리지 않는다.

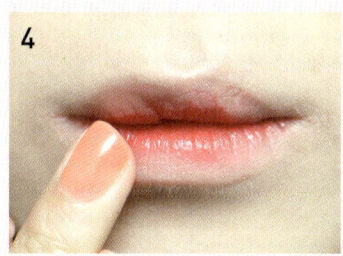

4
틴트 그러데이션의 생명은 속도이다. 스며들기 전에 깨끗한 손가락으로 틴트가 자연스럽게 그러데이션되도록 가장자리를 톡톡 두드려 퍼뜨린다.

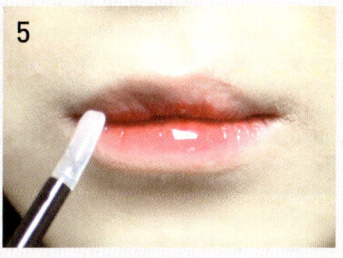

5
틴트가 살짝 얼룩졌다면 입술 위에 투명 립글로스를 도톰하게 바른다. 볼륨감이 살아 보이는 동시에 립글로스의 광택 때문에 얼룩이 눈에 띄지 않는다.

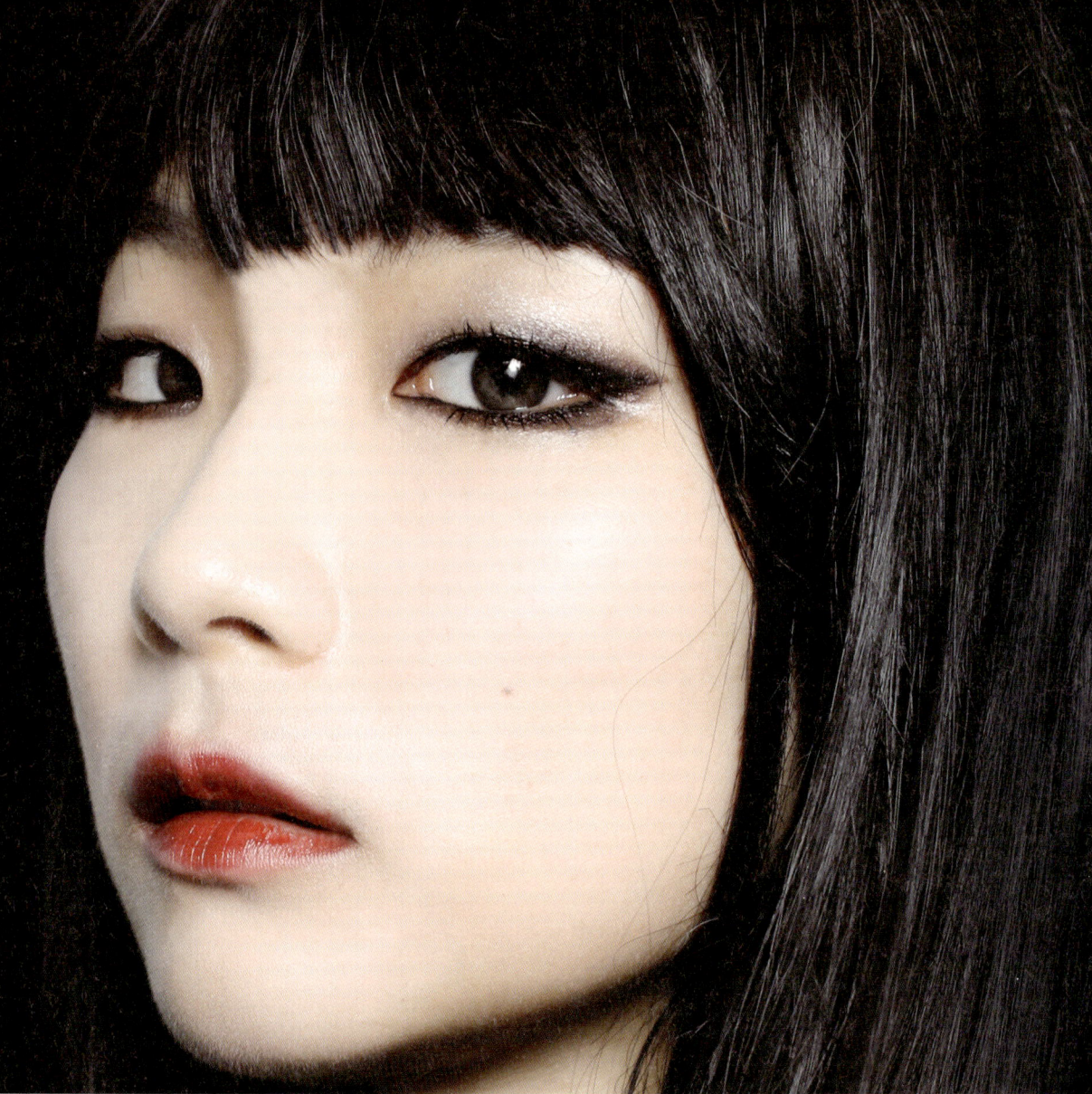

뱀파이어

창백한 피부, 서늘한 눈매, 핏빛 어린 입술의 차가운 이미지가 매력적인 뱀파이어. 여성들이 최근 유행을 타기 시작한 버건디 컬러를 많이 구매하면서 뱀파이어 메이크업도 덩달아 유행했지만, 사실 쉬운 메이크업은 아니다. 버건디 컬러 자체가 레드에 브라운이 섞인 컬러라서 어려 보이는 컬러도 아닌데다, 전체적으로 저채도의 컬러를 사용하고, 가벼운 느낌의 메이크업이 아니다보니 차가운 뱀파이어는커녕 적어도 5살은 더 먹어 보이는 듯한 아줌마 같은 이미지가 되기 십상이다.

짙은 메이크업을 좀 더 어리게 소화하기 위해서는 적절함이 필요하다. 눈을 전부 둘러싸는 일반적인 스모키 메이크업은 너무 진하기도 하고 오히려 눈이 답답하게 작아 보일 수가 있으므로, 눈의 뒤쪽만을 강조해 눈 길이를 길게 만들면 시원하게 트여 보이는 눈매로 메이크업할 수 있다. 또한 버건디 컬러는 정석대로 립 라인을 살려 바르는 것이 아닌, 손가락으로 퍼뜨려 일부러 지저분하게 발라야 한다. 언뜻 비치는 투명감이 생기를 살려주고, 오히려 피부가 더 희게 보이는 효과를 경험할 수 있다. 올해 겨울은 뱀파이어 메이크업으로 동안 차도녀가 되어보자.

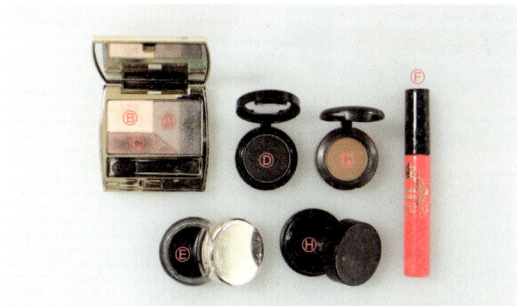

Ⓐ **그레이 컬러 아이섀도** : 미샤 시그너처 벨벳 아트 섀도 09 미니멀 콤비네이션

Ⓑ **아이보리 컬러 아이섀도** : 미샤 시그너처 벨벳 아트 섀도 09 미니멀 콤비네이션

Ⓒ **브라운 컬러 아이섀도** : 미샤 시그너처 벨벳 아트 섀도 09 미니멀 콤비네이션

Ⓓ **블랙 컬러 아이섀도** : 보브 컬러쏭아이즈 뉴 블랙

Ⓔ **블랙 아이라이너** : 미샤 더스타일 투인원 피틴 젤라이너 01 블랙 트윙클

Ⓕ **마스카라** : 키스 미 히로인 롱 앤 컬 마스카라

Ⓖ **베이지 브라운 아이섀도** : 맥 소바

Ⓗ **버건디 컬러 립** : 아멜리 플랫 립스 뱀파이어

How to Make up 따라해보세요

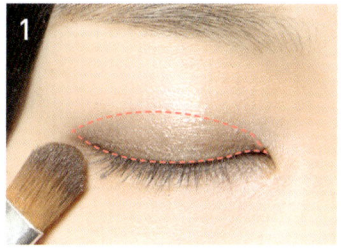

1 눈두덩 1/2 정도 높이만큼 Ⓐ를 바른다.

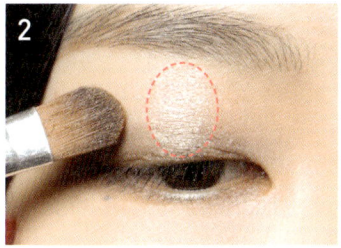

2 눈두덩 가운데에 좁게 Ⓑ를 발라 하이라이트를 넣어, 입체감 있는 눈매를 연출한다.

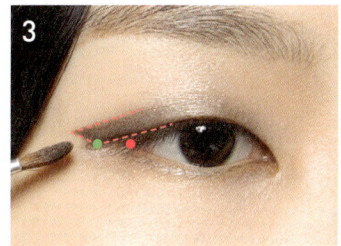

3 짙은 아이섀도를 써서 스모키 메이크업을 하면, 눈이 오히려 답답해 보일 때가 있다. 이를 방지하기 위해, 본인의 눈 끝(빨간색 점)보다 더 길게 뒤쪽까지(초록색 점) 늘여서 아이섀도를 발라준다. 눈꼬리를 살짝 올린다는 느낌으로 Ⓒ를 바르고, 미리 발랐던 그레이 컬러와 부드럽게 그러데이션되도록 블렌딩한다.

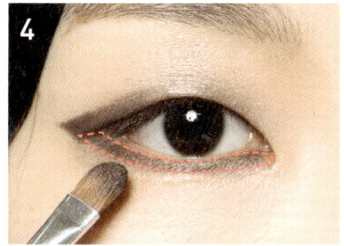

4 언더 애교 살 전체에 살짝 도톰한 느낌으로 Ⓒ를 바른다.

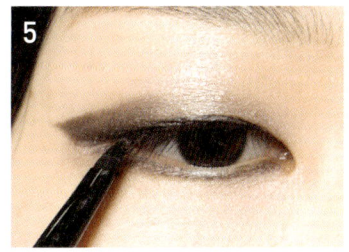

5 기본 아이라인을 그린다. 아이섀도가 메인이 되는 메이크업이기 때문에, 눈을 떴을 때 보일 만큼 두껍게 그리지 말고 적당한 굵기로 그린다.

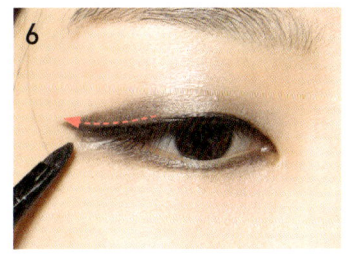

6 눈꼬리는 길게 늘여 발랐던 브라운 아이섀도의 길이에 맞춰 위로 살짝 끌어올리듯이 길게 뺀다.

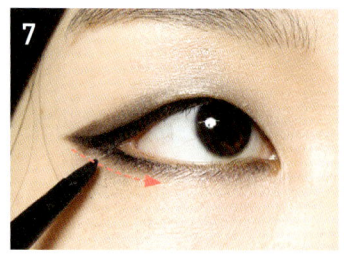

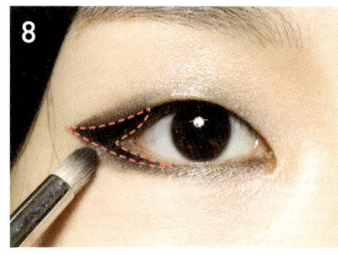

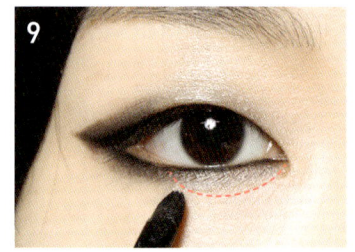

아이라인 눈꼬리의 끝에서 시작해, 언더 뒷 부분 1/3 길이 정도로 아이라인을 덧그린 다. 이때, 점막은 채우지 말고 속눈썹이 난 길을 따라 아이라인을 그려준다. 여기서 점 막을 채워 버리면 답답한 눈매가 된다.

눈 뒤쪽의 아이라인을 덮듯이 도톰하게 < 모양으로 ⓓ를 바른다.

과정 7에서 그렸던 눈 뒤쪽의 아이라인과 자연스럽게 이어지도록, 비워두었던 눈 중 간~앞쪽 아래 점막을 아이라이너로 꼼꼼 하게 채운다. 점막을 다 채우지 않고 뒤쪽 을 비워두었기 때문에 답답하지 않고 시 원하게 트인 느낌으로 스모키 메이크업을 할 수 있다.

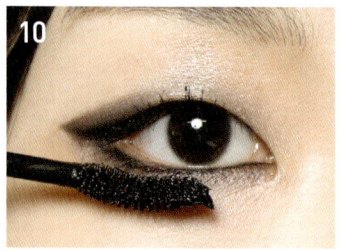

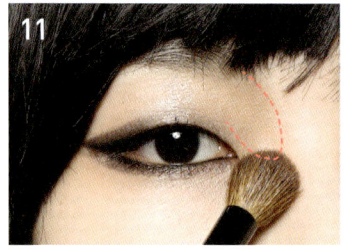

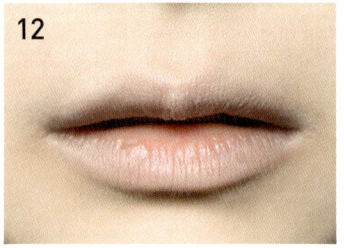

뷰러로 속눈썹을 컬링하고, 마스카라를 발라 마무리한다.

블러셔를 생략하기 때문에 이목구비가 둥둥 떠 보이는 것을 방지하기 위해 눈 앞머리 쪽에 ⓖ로 섀딩을 넣어 얼굴에 입 체감을 부여한다. 이때에는 너무 짙어지 지 않게 주의해야 한다.

입술은 먼저 립 컨실러를 사용해 입술 색 을 낮추고 입술 라인을 커버한다.

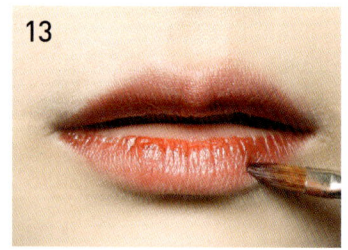

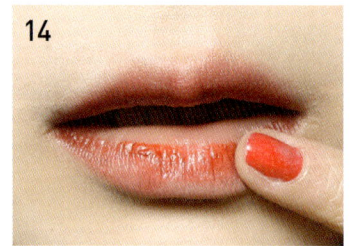

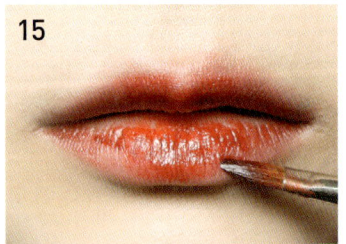

ⓗ를 사용해 전체적으로 그러데이션하듯 바른다. 입술 라인을 깔끔하게 그리면 순 식간에 나이 들어 보일 수 있으므로 입술 라인은 신경 쓰지 말고 전체적으로 얇게 바른다.

입술을 손가락으로 톡톡 두드려 살짝 얼 룩지게 표현하고, 립 라인 또한 손가락으 로 두드려 부드럽게 퍼뜨린다. 립 라인을 퍼뜨리면, 본래 입술보다 도톰해 보이게 표현할 수 있다.

ⓗ를 다시 한번 덧발라 피딱지가 앉은 듯 한 느낌으로 표현한다. 이렇게 진한 컬러 는 꼼꼼히 바르기보다는 살짝 지저분한 느낌으로 바르는 것이 나이 들어 보이지 않는다.

버건디에도
종류가 있다!

버건디 립스틱부터 시작해 버건디 컬러 아이 섀도우, 버건디 컬러 아이라이너 등 몇 년 사이에 버건디 컬러 제품이 우후죽순처럼 늘어났다. 레드 컬러에 비해 깊고, 진득한 느낌이 나기 때문에 좀 더 우아하면서도 매혹적인 메이크업이 가능하다는 것이 버건디 컬러의 특징이다. 버건디 컬러 립 메이크업은 립스틱을 풀로 채워 바르는 것만으로도 고혹적인 분위기가 만들어지고, 버건디 컬러 아이 메이크업은 특유의 붉은 기 때문에 금방이라도 울어버릴 듯한 청순하면서도 묘하게 섹시한 분위기가 연출된다. 하지만 쉽게 도전하기는 힘든 컬러이다 보니 유행하는 아이템이라고 해서 무조건 사버렸다가는 서랍 안쪽에 잠들어 버리기 일쑤이다. 버건디 컬러를 좀 더 잘 활용하기 위해서는 나에게 어울리는 버건디를 찾아보는 것이 좋다.

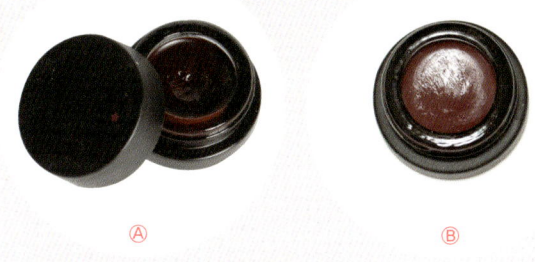

Ⓐ · Ⓑ

Ⓐ **브라운빛 도는 버건디** : 아멜리 플랫 립스 뱀파이어
Ⓑ **자줏빛 도는 버건디** : 아멜리 플랫 립스 버건디

레드에 비해 깊고 진한 느낌의 버건디 컬러는 크게 브라운빛이 도는 버건디와 자줏빛이 도는 버건디로 나눌 수 있다. 브라운 빛이 도는 버건디 컬러 립 제품인 '뱀파이어'(Ⓐ)는 이름만큼이나 핏빛과 비슷해 톡톡 옅게 누드려 바르면 본래 입술색인 것처럼 자연스럽게 발색이 되지만, 진하게 바르면 컬러의 특성상 노숙해 보인다는 단점이 있다. 자줏빛 버건디인 '버건디'(Ⓑ)는 핑크빛이 은은하게 돌기 때문에 뱀파이어에 비해 은근하게 청순함도 느껴지지만, 자칫 잘못하면 창백해 보일 수 있다.

어떤 제품을 골라야 할지 고민된다년 자신이 웜 톤인지, 쿨 톤인지부터 따져보자. 브라운 빛이 도는 따뜻한 버건디 컬러인 뱀파이어는 웜 톤에게, 자줏빛이 도는 차가운 버건디 컬러인 버건디는 쿨 톤에게 어울리는 제품이라고 말할 수 있다.

| 5 |

동안 스타 메이크업
따라하기

여자 아이돌들이 컴백할 때마다 하고 나오는 메이크업들은 매번 큰 화제가 되고, 슈에무라의 강남 핑크나 맥의 아이섀도 소바 컬러는 윤은혜, 한예슬이 사용했다고 해서 큰 인기를 끈 제품들이다. 이렇게 여성들은 자신의 워너비인 여자 연예인들의 화려한 메이크업을 좇고는 한다. 연예인의 얼굴은 따라할 수 없더라도 메이크업은 따라할 수 있다! 박보영, 산다라박, 최강희 등 동안으로 유명한 연예인들의 예쁜 메이크업을 내 얼굴에 그대로 옮겨보자.

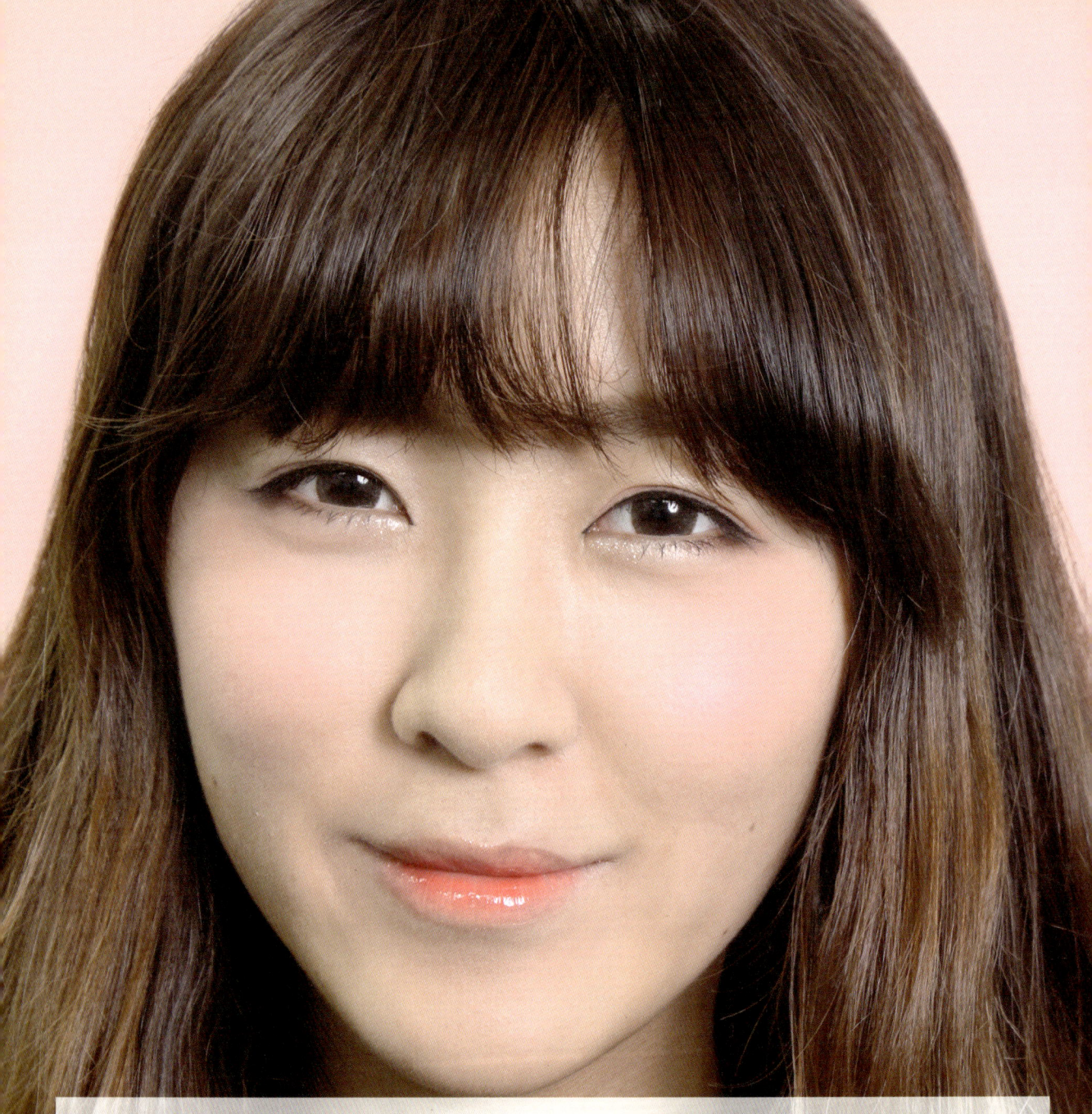

스위트 피치

사랑스러움의 대명사! 그룹 f(x) 설리는 보송보송한 베이스 표현에, 은은하게 피어오르는 옅은 코랄 빛 뺨이 주가 되는 일명 '복숭아 메이크업'의 선두 주자이다. 솜털 보송하고 둥그런 복숭아가 익어감에 따라 점차 코랄 빛으로 물들어 가는 듯이, 가벼운 루스 파우더를 발라 얼굴의 솜털을 강조해 아기 피부 같은 보송보송한 질감을 주고, 코랄 빛 무펄 블러셔로 눈 아래 애교 살부터 시작해 뺨까지 연결해 바르면 풋풋한 느낌의 복숭아 메이크업이 쉽게 완성된다. 피부 질감과 코랄 빛 뺨이 포인트인 메이크업인 만큼, 아이 메이크업과 립 메이크업을 힘을 빼고 가볍게 가면 메이크업만으로도 달콤한 느낌이 전해질 것이다.

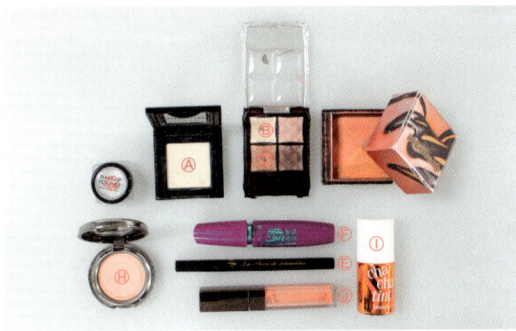

Ⓐ 아이보리 컬러 무펄 베이스 아이섀도 : 바비 브라운 본
Ⓑ 아이보리 컬러 아이섀도 : 라브슈카 멜팅 아이즈 아이섀도 RD-1
Ⓒ 코랄 핑크 컬러 펄 아이섀도 : 베네피트 박스 오 파우더 슈가 밤
Ⓓ 옅은 브라운 컬러 아이섀도 : 라브슈카 멜팅 아이즈 아이섀도 RD-1
Ⓔ 리퀴드 아이라이너 : 키스 미 래디어스컬 리퀴드 아이라이너
Ⓕ 마스카라 : 메이블린 뉴욕 볼륨 익스프레스 더 폴시 래시 마스카라
Ⓖ 글리터 : 메이크업 포에버 다이아몬드 파우더 1호
Ⓗ 옅은 코랄 컬러 블러셔 : 아멜리 스텝 베이직 아이섀도 살몬 글로
Ⓘ 코랄 컬러 틴트 : 베네피트 차차 틴트
Ⓙ 펄 립글로스 : 루나솔 풀 글래머 글로스 N 소프트 코랄

How to Make up 따라해보세요

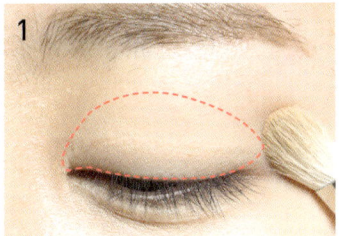

1

눈두덩 전체에 Ⓐ를 발라 깔끔하게 보정
해준다.

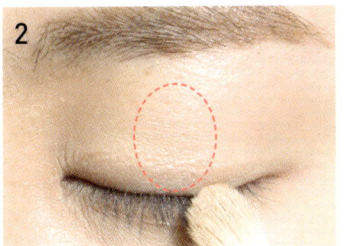

2

눈두덩 가운데에 Ⓑ를 바른다. 이 과정
하나만으로 빈약했던 눈두덩이 볼륨감
있게 살아나면서 입체감 있는 눈두덩으
로 연출된다.

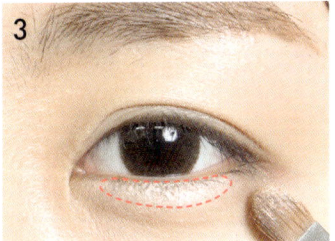

3

마찬가지로 Ⓑ를 애교 살 가운데 부분에 넓
게 바른다. 덧칠할수록 애교 살이 좀 더 통
통한 느낌으로 연출되어 동안 눈매가 된다.

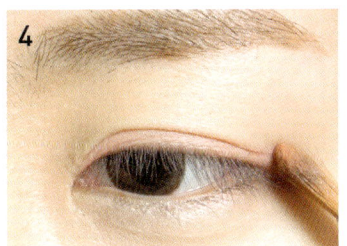

4

쌍꺼풀 라인에 Ⓒ를 바른다. 발색이 잘
되는 제품의 경우에는 진하게 바르면 눈
이 부어 보일 수 있으므로 야리야리한 느
낌이 나도록 힘을 빼서 발라준다. 쌍꺼풀
라인 밖으로 컬러가 삐져 나가도 눈이 부
어 보일 수 있기 때문에 쌍꺼풀 라인에만
발라주는 것이 좋다.

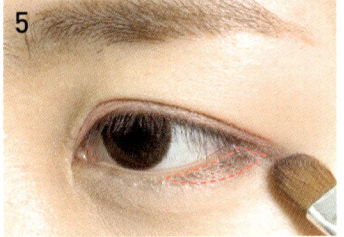

5

Ⓓ를 언더 라인 뒤쪽에 표시한 만큼 바른
다. 너무 진하게 바르면 아이 메이크업이
강조될 수 있으므로 힘을 빼서 야리야리
하게 바르는 것이 중요하다.

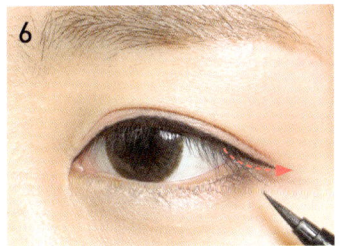

6

리퀴드 아이라이너로 기본 아이라인
을 그린 후, 눈꼬리는 눈의 동선을 따라
3~4mm 정도만 살짝 빼준다.

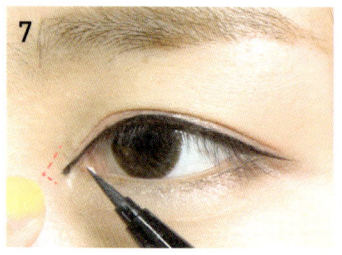

7

설리 메이크업과 좀 더 비슷해 보일 수 있는 팁! 설리는 눈 앞 몽고주름이 트여 있어 마치 앞트임한 듯한 느낌이 난다. 몽고주름 때문에 눈 앞이 답답해 보이고 눈이 작아 보인다면 손으로 눈 앞머리를 살짝 잡아당긴 후 리퀴드 아이라이너로 눈 앞머리에 < 모양으로 아이라인을 살짝 덧그려준다. 눈 앞머리에서 1mm 정도 나오게 그리는 것이 자연스럽다.

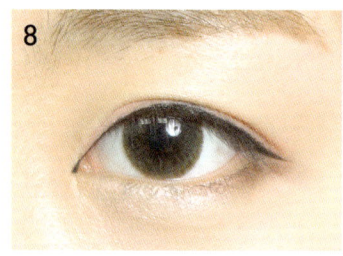

8

앞트임 아이라인 완성! 하기 전보다 확실히 눈앞이 트여 눈이 커 보이고 시원한 느낌을 준다. 단, 눈이 살짝 몰려 있다면 생략해야 한다. 눈이 몰린 사람이 하면 더 몰려 보여 답답한 느낌이 들 수 있다.

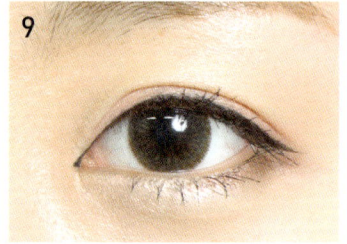

9

뷰러 후 마스카라로 속눈썹을 강조해준다. 뭉치지 않도록 깔끔하게 발라준다.

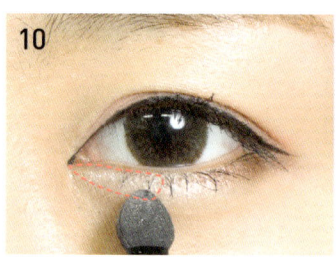

10

좀 더 초롱초롱한 눈매를 원한다면 ⓖ를 팁 브러시에 묻혀 애교 살 앞부분에 콕콕 눌러주듯이 발라준다.

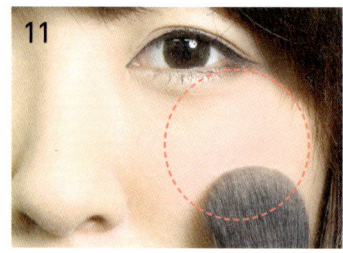

11

치크는 복숭아 같은 옅은 코랄 컬러인 ⓗ를 눈 아래에서부터 뺨까지 연결해 넓게 발라준다.
눈가가 붉으면 청순한 느낌이 들고, 어린아이의 홍조가 번진 듯한 느낌이 들기 때문에 복숭아 메이크업을 하는 데 효과적이다.

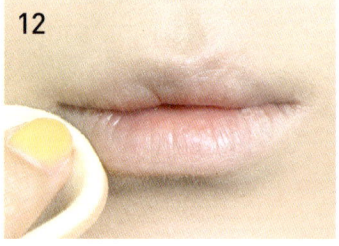

12

컨실러로 입술 색을 살짝 낮추고, 짙은 입술 라인을 커버한다.

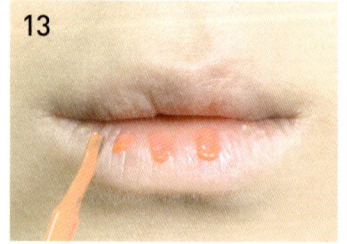

13

ⓘ로 입술 안쪽에 콕콕콕 점을 찍어준다.

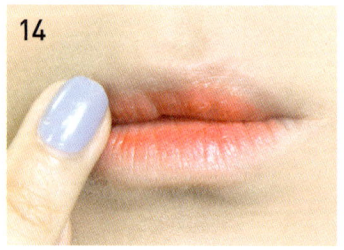

14

깨끗한 손가락으로 틴트를 펴서 발라 안쪽이 짙어지도록 자연스럽게 그러데이션을 만들어준다.

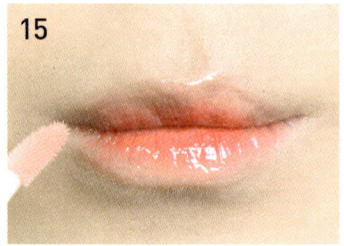

15

ⓙ를 입술 전체에 덧발라 도톰한 입술을 연출해 마무리한다.

불타는 고구마 같은 홍조띤 볼에
야리야리한 치크 메이크업 해보기

볼의 실핏줄이 확장되어 양볼이 쉽게 빨개지는 홍조 현상으로 인해 메이크업하는 많은 여성들은 골치를 썩는다. 아무리 예쁜 블러셔를 발라놓아도 금세 볼이 빨개져 원래 발랐던 뽀얀 블러셔의 발색이 제대로 나오지 않기 때문이다. 무엇을 발라도 붉어지기만 하는 홍조에는 붉은색의 보색인 그린 컬러 메이크업 베이스를 발라 붉은 기를 중화시켜주는 것이 무엇보다 중요하다. 원하는 컬러의 블러셔를 바르기 전에 펄이 적은 아이보리 빛 하이라이터를 발라 볼을 환하게 조명해주는 것 또한 도움이 된다.

How to Make up 따라해보세요

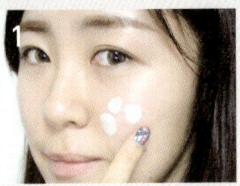

홍조가 심한 양볼의 가운데 부분에 그린 컬러 메이크업 베이스를 톡톡 찍는다. 밀리지 않도록 적당한 양을 바르는 것이 중요하다.

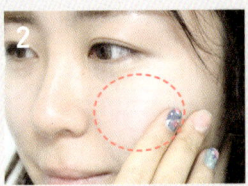

그린 컬러 메이크업 베이스를 톡톡 두드리듯 펴 바른다.

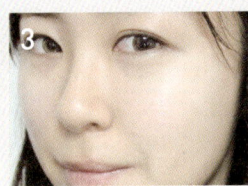

볼의 붉은 기와 메이크업 베이스의 그린 컬러가 섞여 붉은 피부 톤이 중화되는 효과가 있다.

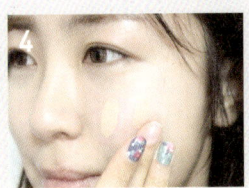

피부 톤을 중화시킨 후에 파운데이션을 전체적으로 바른다.

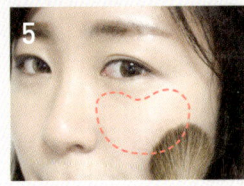

펄이 눈에 띄지 않는 아이보리 컬러 하이라이터 또는 브라이트너 제품을 사용해 볼에 넓게 바른다. 볼을 좀 더 화사하게, 환하게 조명하는 역할을 한다.

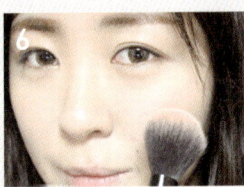

그 후에 원하는 컬러의 블러셔를 바른다. 홍조가 심하다면 원하는 컬러보다 살짝 옅은 톤의 블러셔를 고르는 것도 좋다. 시간이 지나면서 홍조가 올라와 블러셔가 원래보다 붉게 발색되기 때문이다.

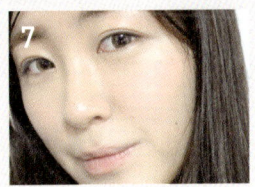

치크 메이크업 완성!

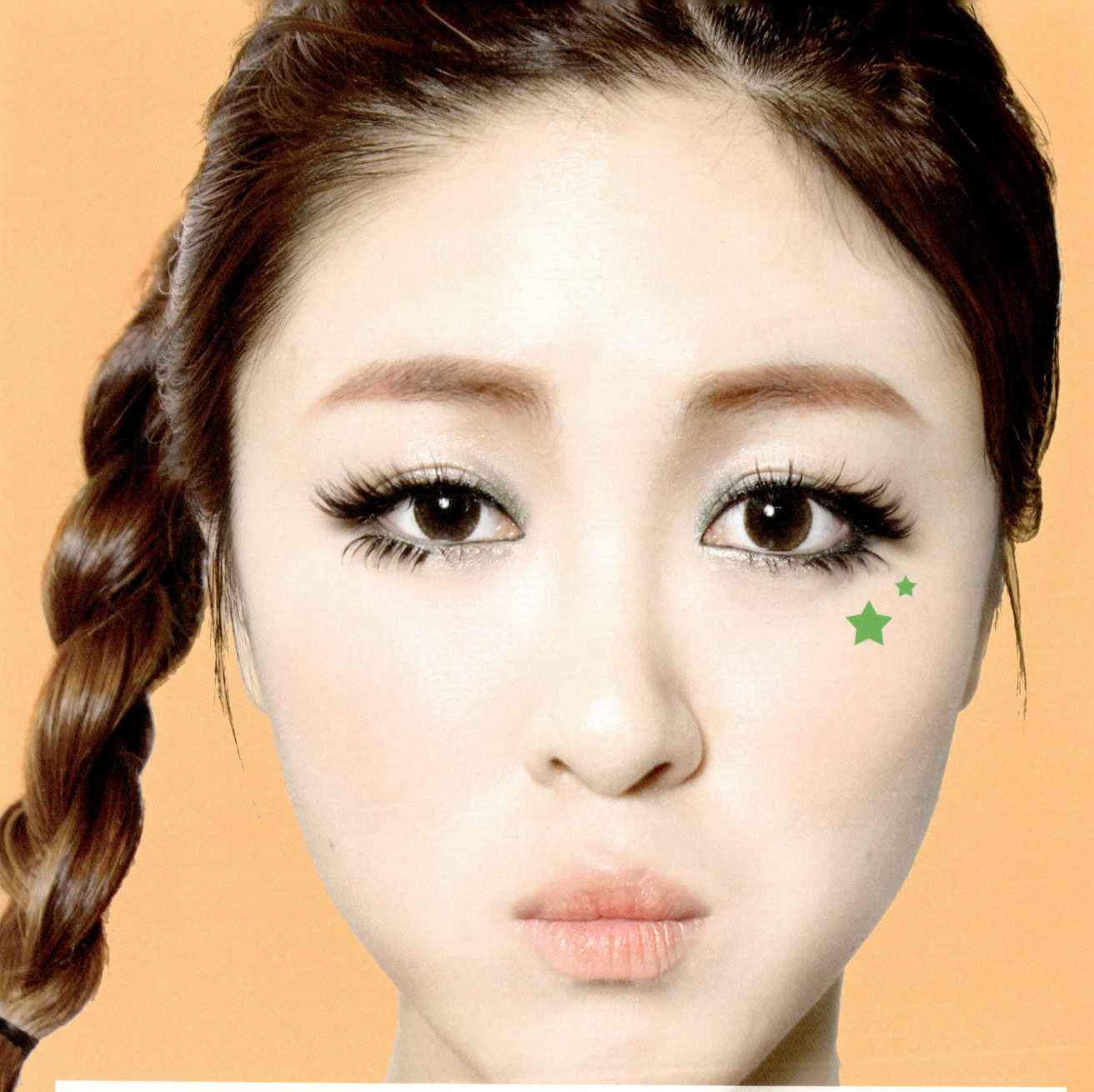

립스틱

걸그룹 애프터스쿨의 리지, 나나, 레이나로 구성된 독특하고 발랄한 유닛, 오렌지 캐러멜! 데뷔부터 특이한 깜찍함으로 주목받아온 오렌지 캐러멜은 최근 '립스틱'이라는 새로운 곡을 내면서 다시 한번 인기몰이를 했다. 특히 3명 중 막내인 리지는 통통한 볼살과 앙큼한 고양이처럼 올라간 눈매, 그리고 애교 있는 부산 사투리로 막내답게 오렌지 캐러멜의 마스코트 노릇을 톡톡히 하고 있는데, 이번에는 그런 앙큼한 매력의 리지 메이크업을 소개하고자 한다. 전체적인 메이크업도 독특하지만, 특히 립스틱에서 오렌지 캐러멜은 포인트로 눈썹을 각자 다른 팝한 컬러로 연출했는데, 톡톡 튀는 오렌지 캐러멜의 이미지와 딱 맞아떨어지는 메이크업이라고 할 수 있다. 진짜 오렌지 캐러멜 같은 상큼한 매력을 원한다면, 눈썹 컬러부터 독특한 리지 메이크업에 도전해보자.

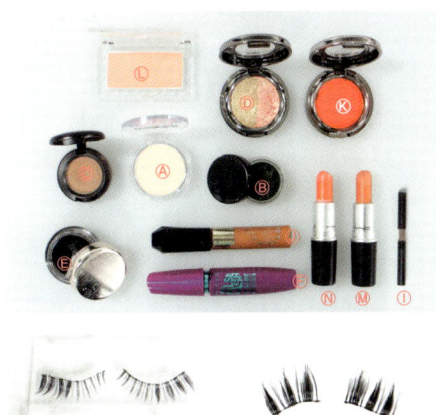

Ⓐ 아이보리 컬러 아이섀도 : 캔디돌 치크 컬러 크림 베이지

Ⓑ 짙은 그린 컬러 아이섀도 : 맥 앤티크 그린

Ⓒ 베이지 브라운 컬러 아이섀도 : 맥 소바

Ⓓ 골드 컬러 아이섀도 : 아멜리 스파클 스팟 아이섀도 샴페인

Ⓔ 블랙 젤 아이라이너 : 미샤 더스타일 투인원 피팅 젤라이너 01 블랙 트윙클

Ⓕ 마스카라 : 메이블린 뉴욕 볼륨 익스프레스 더 폴시 래시 마스카라

Ⓖ 위쪽 속눈썹 : 돌리 윙크 아이래시 no.2 스위트걸리

Ⓗ 언더 속눈썹 : 돌리 윙크 아이래시 no.1 반으로 자른 것

Ⓘ 아이브로 펜슬 : 시세이도 내추럴 아이브로 펜슬 br803

Ⓙ 아이브로 마스카라 : 키스 미 헤비 로테이션 컬러링 아이브로 라이트 브라운

Ⓚ 레드 컬러 아이섀도 : 아멜리 스텝 베이직 아이섀도 스칼렛

Ⓛ 옅은 오렌지 컬러 블러셔 : 미샤 더스타일 디파이닝 블러셔 라이트 코랄

Ⓜ 베이지 컬러 립스틱 : 맥 피치스톡

Ⓝ 오렌지 컬러 립스틱 : 맥 래비싱

How to Make up 따라해보세요

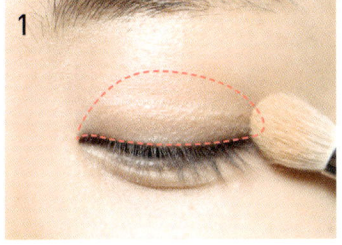

눈두덩에 전체적으로 Ⓐ를 3~4번 덧칠해 환하게 만든다.

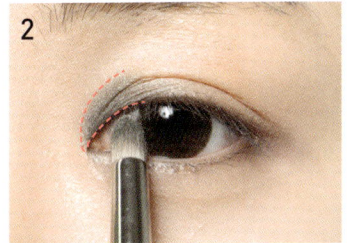

쌍꺼풀 라인을 조금 넘는 범위로 눈두덩 앞쪽에 Ⓑ를 바른다. 가운데로 올수록 사라지도록 그러데이션해주는 것이 포인트이다.

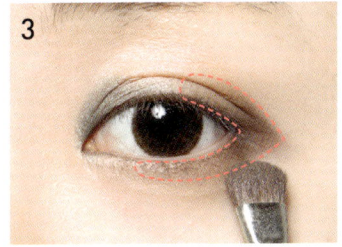

눈 뒤쪽에 〉 모양으로 Ⓒ를 사용해 음영을 넣는다. 이 과정을 거침으로써 눈에 그림자가 져서 한층 커 보인다.

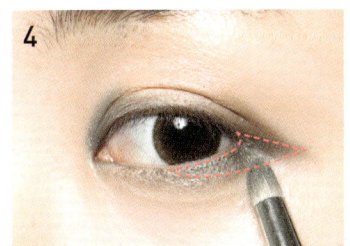

언더 애교 살 뒷부분에 눈꼬리를 1cm 정도로 길게 그리듯이 Ⓑ를 바른다.

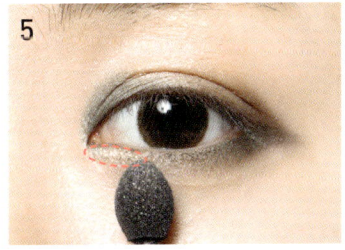

애교 살 앞부분에 팁 브러시를 사용해 Ⓓ를 꾹꾹 누르듯이 바른다. 빛을 받으면 초롱초롱 화려하게 빛나는 눈매를 표현할 수 있다.

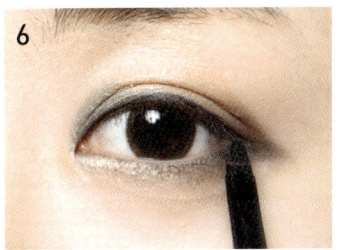

Ⓔ를 사용해 기본 아이라인을 그린다.

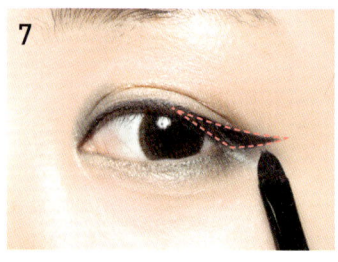

7

리지의 고양이 같이 올라간 눈매를 표현하기 위해 ©를 사용해 삼각형을 그리듯 도톰하게 눈꼬리를 올려 그린다. 눈 끝에서 1cm 정도 빠지도록 길게 과장하여 그리도록 한다.

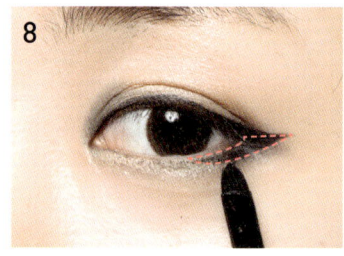

8

©로 과정 7에서 그린 눈꼬리와 맞물리도록 언더 뒷부분에 아이라인을 그린다.

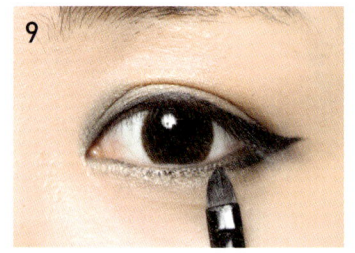

9

©를 사용해 언더 점막을 채우는데, 꼼꼼하고 짙게 채울 필요 없이 살짝 연하게 컬러감이 나오는 정도로만 채운다.

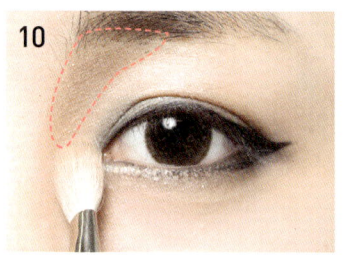

10

눈썹 앞쪽부터 이어서 눈앞 코너에 길게 이어지도록 ©를 사용해 노즈 섀딩한다. 너무 짙어지면 동안은커녕 남성적인 이미지가 되기 쉬우므로 야리야리하게 하는 것이 좋다.

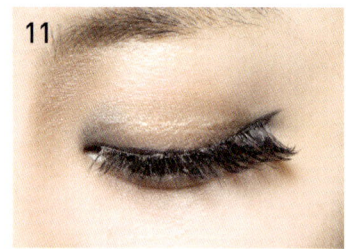

11

조금은 과한 디자인의 속눈썹을 붙인다. 아이라인을 길게 그렸기 때문에 속눈썹을 눈 길이에 맞춰 자르지 않고, 길게 그린 아이라인 길이에 맞도록 붙이는 것도 좋다. 아이라인과 인조 속눈썹 때문에 눈이 좀 더 크게 보일 수 있기 때문이다.

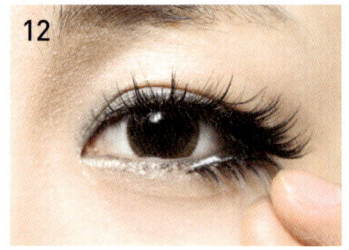

12

언더 뒤쪽에도 숱이 몇 가닥의 다발로 뭉쳐 있는 디자인의 속눈썹을 붙인다. 모가 굵은 디자인의 통 속눈썹을 반으로 잘라 긴 쪽이 뒤로 가도록 붙여도 된다.

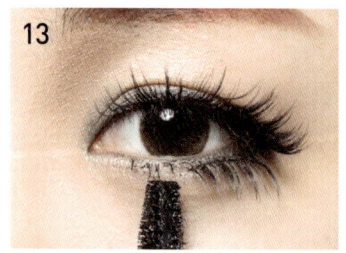

13

남은 앞쪽의 아래 속눈썹은 볼륨 마스카라를 몇 번이고 덧발라 풍성하게 강조한다.

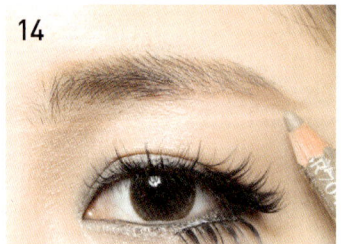

14

리지 메이크업의 가장 중요한 포인트는 바로 레드 오렌지 컬러의 눈썹이다. 선명한 레드 오렌지 컬러 눈썹을 만들기 위해 먼저, 옅은 브라운 컬러의 아이브로 펜슬을 사용해 끝이 살짝 처진 일자 눈썹 모양으로 형태를 잡는다.

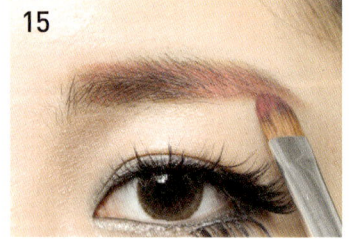

15

일반적인 브라운 컬러의 아이브로 섀도 대신, ®를 사용해 눈썹 면적을 채운다. 이때 사용하는 아이섀도는 펄이 없는 레드 컬러이어야만 훨씬 깔끔한 느낌으로 완성된다.

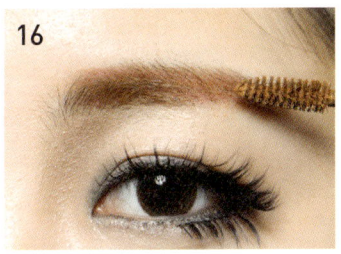

16

좀 더 선명한 레드 오렌지 컬러를 내기 위해 전체적으로 ⓙ를 사용해 눈썹을 빗듯이 발라 눈썹을 코팅한다. 색이 진한 까만 눈썹의 소유자라면 반드시 거쳐야 하는 과정이다. 아이브로 마스카라를 바를 때에는 살에 액이 묻지 않도록 주의한다.

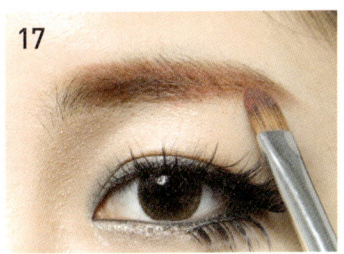

17

그리고 아이브로 마스카라의 액이 완전히 마르기 전에, 다시 한번 ⓚ를 덮어주듯이 눈썹에 전체적으로 바른다. 끈적한 액이 가루 타입의 레드 컬러 아이섀도가 눈썹에 더 잘 붙도록 만들어준다. 이렇게 레드 오렌지 컬러의 리지 눈썹 완성!

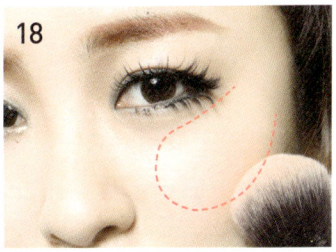

18

ⓛ을 사용해 먼저 애플 존에 둥글게 바르고, 위쪽으로 브러시를 빼듯이 표시한 대로 발라 오렌지 컬러로 치크 메이크업을 한다. 3~4번 덧발라 컬러가 살짝 올라오도록 발색한다.

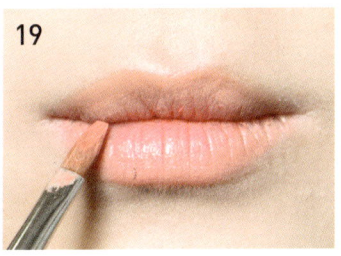

19

아이 메이크업에 비해 상대적으로 튀지 않는 것이 리지 메이크업의 특징이다. 입술에 전체적으로 ⓜ을 발라 차분하게 연출한다.

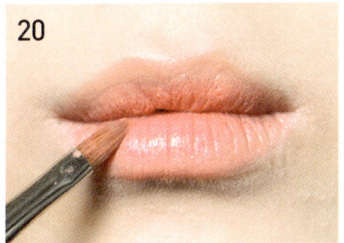

20

그리고 가운데 부분에 ⓝ을 덧발라 자연스럽게 그러데이션하여 마무리한다.

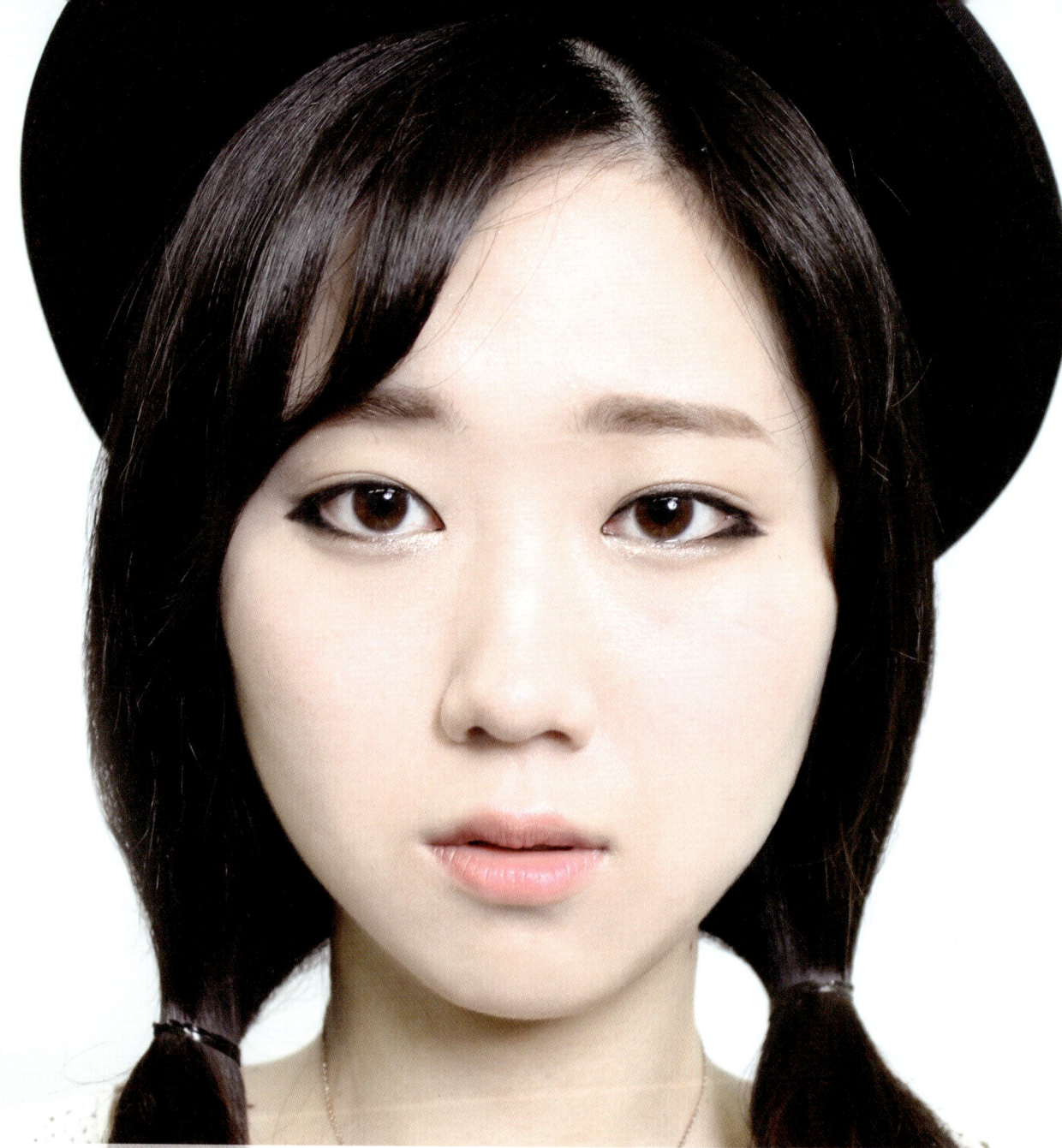

남심을 자극하는 아기 강아지 같은 느낌의 아이유 메이크업

너랑나

까맣고 긴 생머리, 하얗고 야리야리한 피부, 가느다란 팔과 다리, 그리고 아기 강아지 같은 눈망울로 대세가 되어 버린 국민 여동생 아이유! 강아지 같은 눈빛으로 "나는요~ 오빠가 좋은 걸~" 하며 고백하면 마다할 남자가 있을까? 아이유 특유의 강아지 같은 눈매를 만들기는 의외로 쉽다. 아이유는 사실 눈꼬리가 살짝 올라가고 가로는 좁은 동글동글한 눈매인데, 도톰하게 아이라인을 내려 그려 순한 눈매를 연출한다. 눈썹 또한 살짝 팔자 모양으로 내려 그려주고, 반짝반짝한 글리터로 눈 앞을 강조하면 귀여운 느낌의 아이유 메이크업 완성! 소녀스러운 느낌을 위해 치크와 립은 진하지 않게 힘을 빼주는 것이 좋다.

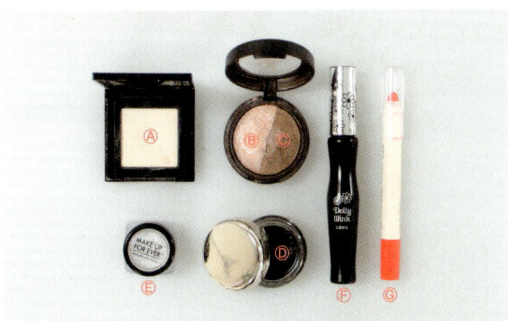

Ⓐ **아이보리 컬러 아이섀도** : 바비 브라운 본

Ⓑ **연핑크 컬러 아이섀도** : 바닐라코 투아이즈 섀도 09 로만 홀리데이

Ⓒ **브라운 컬러 아이섀도** : 바닐라코 투아이즈 섀도 09 로만 홀리데이

Ⓓ **블랙 젤 아이라이너** : 미샤 투인원 피틴 젤라이너 01 블랙 트윙클

Ⓔ **화이트 컬러 글리터** : 메이크업 포에버 다이아몬드 파우더 1호

Ⓕ **마스카라** : 돌리 윙크 롱 마스카라 2 블랙

Ⓖ **자연스러운 핑크 컬러 립스틱** : 아바마트 벨레미 겟 유어 크레용 01 러브 픽션

How to Make up 따라해보세요

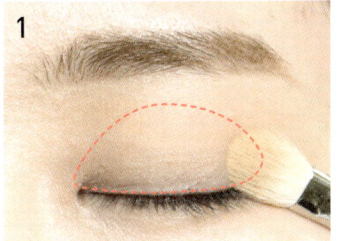

1

깔끔하고 환한 눈매를 위해 눈두덩 전체적으로 Ⓐ를 바른다.

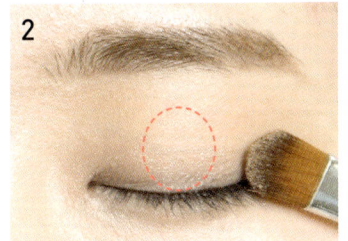

2

Ⓑ를 눈두덩 가운데에만 엷게 바른다. 진하게 발라 펄이 너무 강조되지 않도록 엷게 1~2번만 쓸어주듯 바르는 것이 좋다.

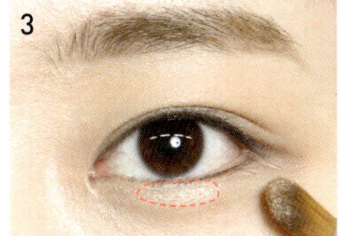

3

Ⓑ를 애교 살 가운데 부분만 살짝 쓸어 바른다. 애교 살이 통통해 보이는 효과가 있다.

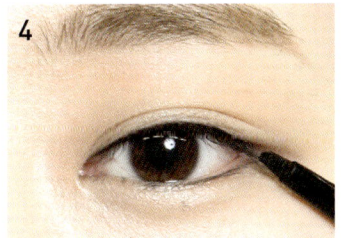

4

Ⓓ로 기본 아이라인을 그린다.

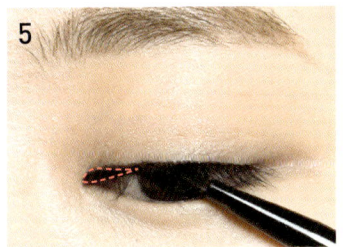

5

눈 앞부분이 안으로 말려들어가는 타입이라면 눈 앞부분의 아이라인은 살짝 도톰하게 아이라인이 드러나도록 그린다. 좀 더 또렷한 이미지가 된다.

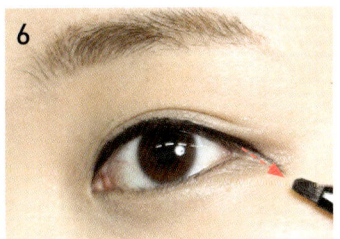

6

눈꼬리는 살짝 과장된 느낌으로 아래로 5mm 정도 내려 그린다. 눈매가 심하게 올라갔다면 좀 더 길게 내려 그려도 좋다.

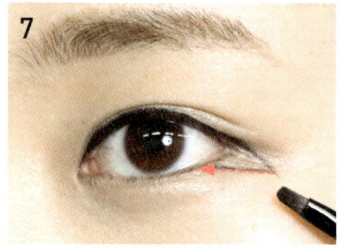

7

과정 6에서 내려 그린 눈꼬리의 끝에서 그 대로 눈의 언더 뒤쪽 1/3 부분까지 직선으로 잇는다.

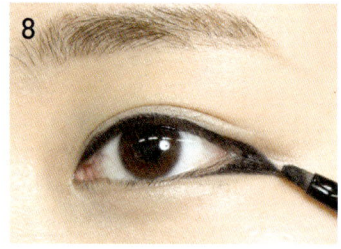

8

과정 7에서 생긴 빈 공간을 ⓓ로 꼼꼼하게 채운다.

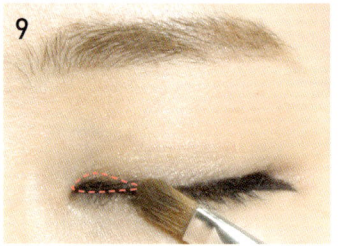

9

ⓒ로 눈 앞부분의 아이라인을 살짝 도톰하게 덮어주듯이 바른다.

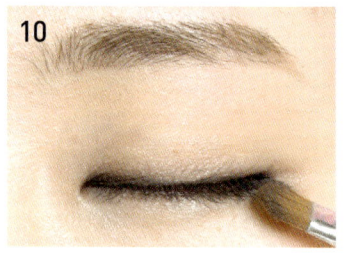

10

전체적으로 아이라인을 덧그리듯 ⓒ로 아이라인을 덮어주듯 바른다. 인위적인 아이라인을 부드럽게 표현해줌과 동시에 지속력을 높일 수 있다.

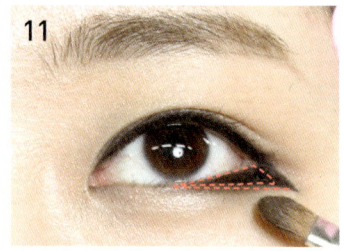

11

긴 삼각형 모양으로 ⓒ를 바른다. 쉐도를 바르는 밑쪽은 빨간 선과 같이 직선이 되도록 신경 써서 바르도록 한다.

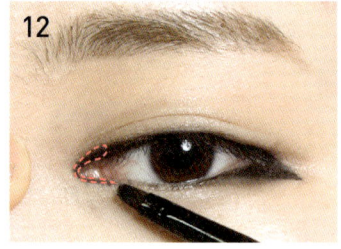

12

눈이 너무 둥글어 고민이라면 ⓓ로 눈 앞 머리 부분까지 아이라인으로 채워 그리면 앞머리가 날카롭게 바뀐다. 단, 눈물 때문에 번지기 쉬우므로 메이크업이 끝나갈 때쯤 그리는 것이 좋다.

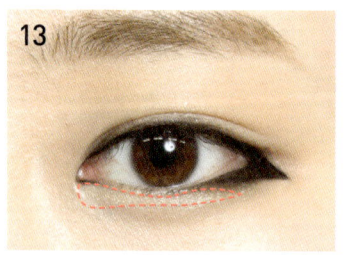

13

표시한 모양대로 언더에 도톰하게 ⓔ를 바른다. 그렁그렁한 눈매를 만드는 포인트이다.

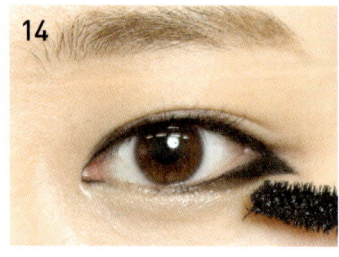

14

ⓕ를 발라 아이 메이크업을 마무리한다. 속눈썹을 강조한다기보다는 1~2번 쓸어 발라 자연스럽게 표현한다.

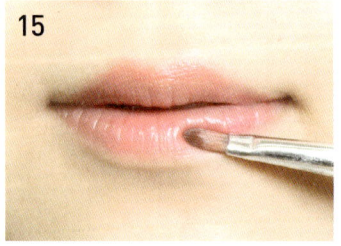

15

립은 자신의 입술 색과 비슷한 자연스러운 투명한 핑크 컬러를 골라 발라준다.

분홍신 아이유 메이크업

아이유의 노래 '너랑 나'가 아무것도 모른다는 듯한 표정의 순수한 소녀 콘셉트였다면, '분홍신'이라는 노래는 조금은 성숙해진 소녀가 콘셉트라고 할 수 있다. 눈두덩에 전체적으로 베이지 브라운 컬러 음영용 아이섀도(맥 소바)를 발라 차분한 느낌으로 연출하고, 눈꼬리에는 블랙 아이라인 대신 짙은 브라운 컬러 (에뛰드하우스 카페모카)로 눈꼬리를 내려 처진 눈매를 표현하며, 붉은 컬러의 립스틱을 입술에 전체적으로 발라 분홍신 아이유 메이크업을 연출해보자. 레드컬러의 헤어에 맞춰 눈썹 또한 레드 컬러로 맞추는 센스를 발휘해보는 것도 좋다.

How to Make up 따라해보세요

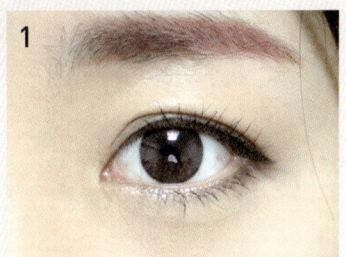

1

쌍꺼풀 라인을 위주로 베이지 브라운 컬러 음영용 아이섀도를 바른 후, 언더라인 뒷부분에 짙은 브라운 컬러를 발라 눈꼬리가 내려간 듯하게 연출한 아이 메이크업이다.

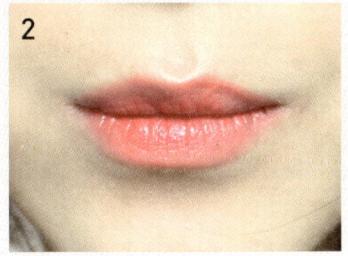

2

립은 전체적으로 코랄 빛이 감도는 옅은 레드컬러를 자연스럽게 채워 발라 마무리한다.

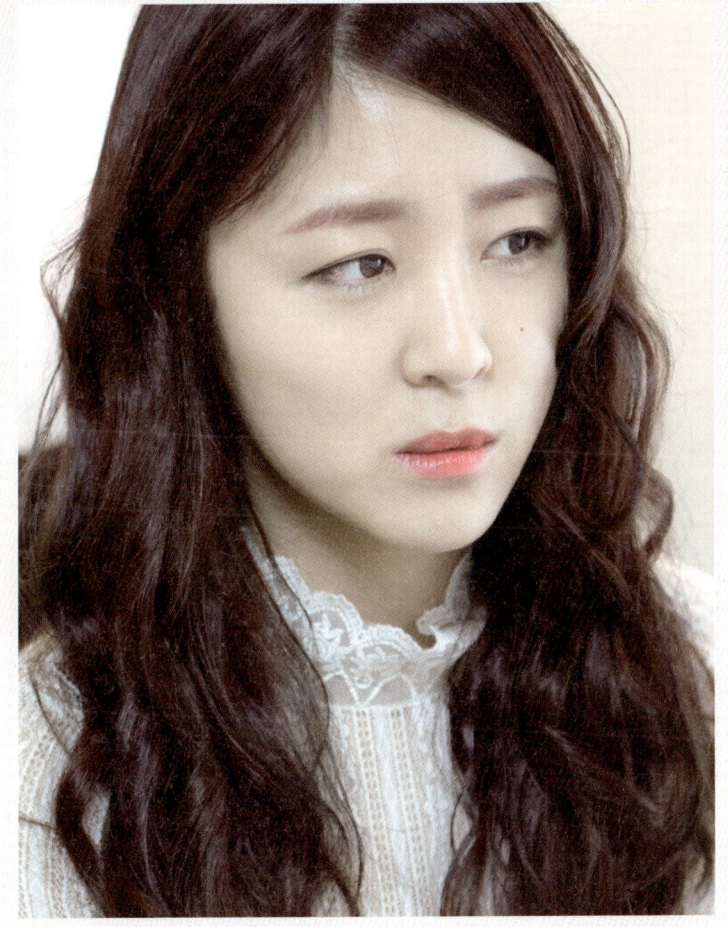

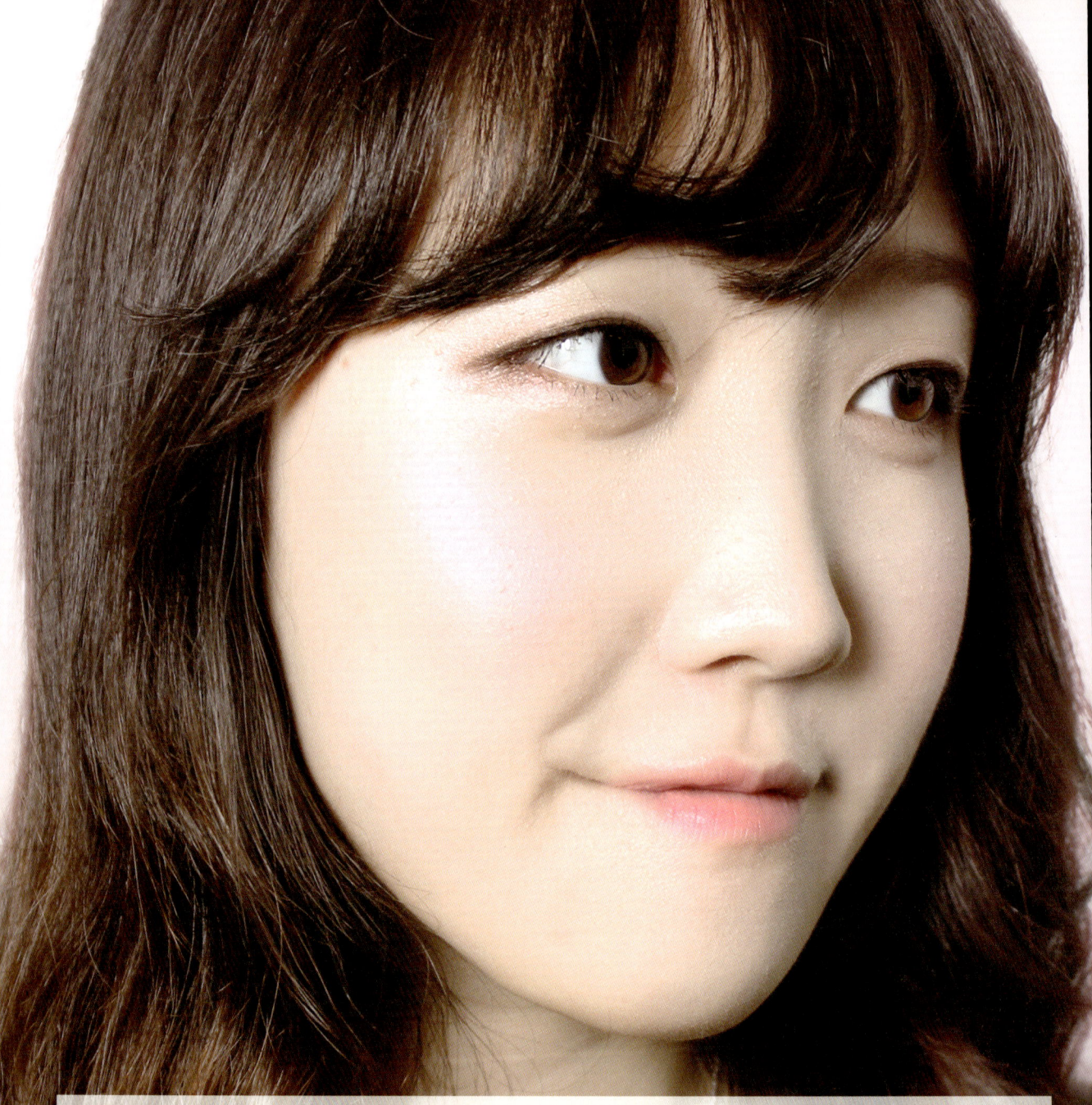

러블리한 소녀 느낌의 박보영 홑꺼풀 메이크업

레이디

마냥 어려 보이기만 하던 아역 배우였지만 어느새 훌쩍 자라 남성들의 새로운 여신으로 강림하고 있는 늑대 소년의 히로인 박보영! 동그랗고 큰 홑꺼풀 눈과 방긋방긋 환하게 웃는 귀여운 얼굴은 여성들이 가장 갖고 싶어 하는 이미지가 아닐까 생각한다.

홑꺼풀 여성은 눈을 크게 보이게 하고자 무의식중에 자기도 모르게 아이라인을 과하게 그리는 경향이 있는데, 이번 만큼은 귀여운 이미지를 위해 진한 아이라인은 접어두자. 진한 아이라인 없이 브라운 컬러로 눈매를 부드럽게 살리고, 볼을 핑크 빔 블러셔로 강조해 풋풋한 소녀 같은 느낌을 살리면 풋풋한 숙녀 같은 느낌의 박보영 메이크업이 쉽게 완성된다.

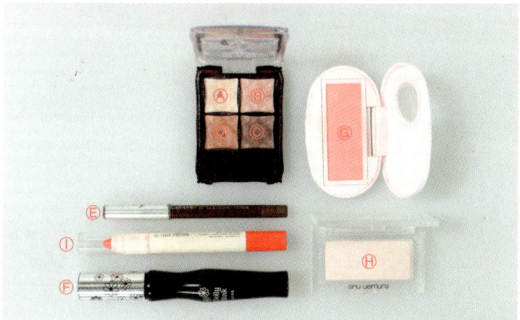

Ⓐ **아이보리 컬러 아이섀도** : 라브슈카 멜팅 아이즈 아이섀도 RD-1

Ⓑ **옅은 핑크 컬러 아이섀도** : 라브슈카 멜팅 아이즈 아이섀도 RD-1

Ⓒ **브라운 컬러 아이섀도** : 라브슈카 멜팅 아이즈 아이섀도 RD-1

Ⓓ **옅은 코퍼 컬러 아이섀도** : 라브슈카 멜팅 아이즈 아이섀도 RD-1

Ⓔ **브라운 컬러 아이라이너** : 바닐라코 스타일 아이라이너 펜슬 06 초콜릿 브라운

Ⓕ **마스카라** : 돌리 윙크 롱 마스카라 2 블랙

Ⓖ **핑크 컬러 블러셔** : 더페이스샵 러블리 믹스 블러셔 pk102

Ⓗ **핑크 빔 하이라이터** : 슈에무라 글로온 p pink 31

Ⓘ **자연스러운 핑크 컬러 립** : 아바마트 벨레미 겟 유어 크레용 01 러브 픽션

How to Make up 따라해보세요

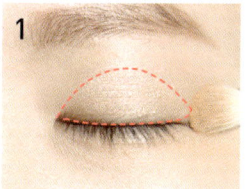
1

눈두덩에 전체적으로 Ⓐ를 넓게 바른다.

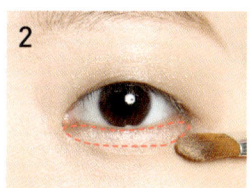
2

도톰한 애교 살을 표현하기 위해 Ⓑ를 도톰하게 바른다. 약간 붉은 기가 들어가 있어서 생기 있어 보이기도 한다.

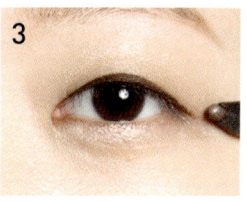
3

눈을 떴을 때 가운데 부분이 1mm 정도 보이도록, 살짝 도톰한 느낌으로 Ⓔ를 사용해 기본 아이라인을 그린다.

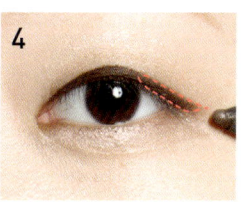
4

눈꼬리는 아래로 내려가는 선한 느낌으로 도톰하게 마무리한다.

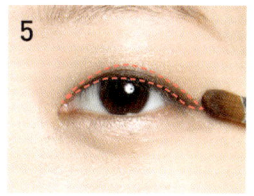
5

Ⓒ로 아이라인을 덮듯이, 지나치게 그러데이션하지 말고 바른다.

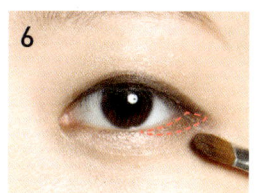
6

구리 빛 컬러, 즉 코퍼 컬러인 Ⓓ를 언더 뒷부분에 옅게 바른다.

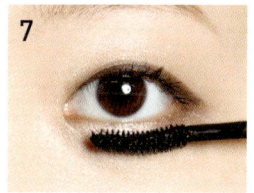
7

마스카라를 과하지 않게, 최대한 자연스럽게 바른다.

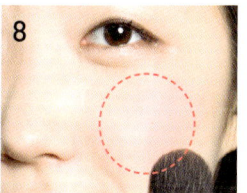
8

핑크 컬러를 애플 존에 둥글게 바른다. 가능한 한 옅게 발라주는 것이 포인트이다.

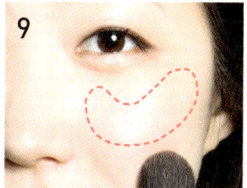
9

긴 하트 모양으로 Ⓗ를 발라 사랑스러움을 강조한다. 모공이 많은 코 옆 부분은 피한다.

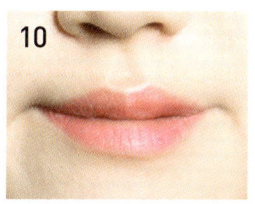
10

립은 자연스러운 핑크 컬러를 전체적으로 발라 마무리한다.

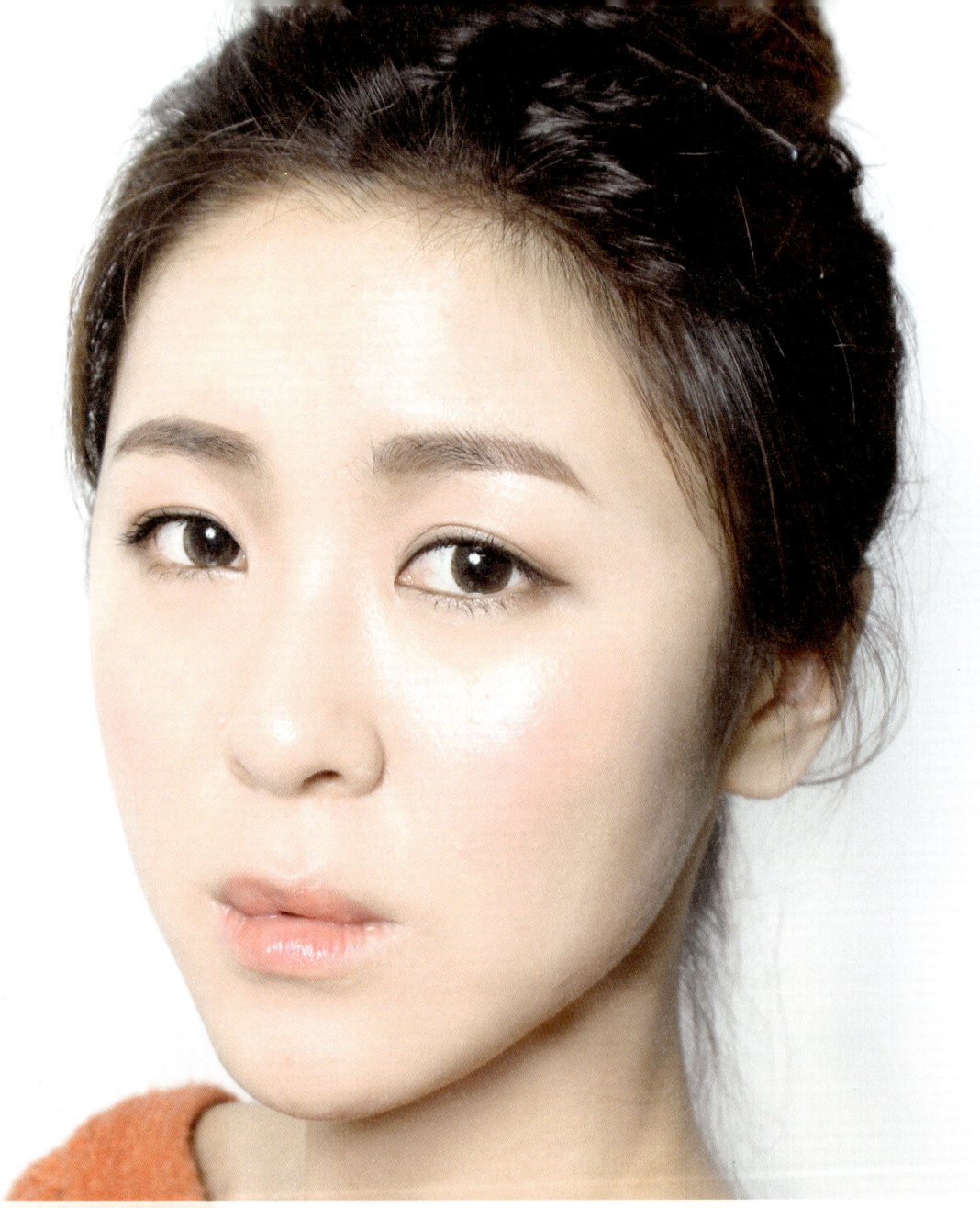

봄에는 상큼한 귤색을 사용한 산다라박 메이크업

미스 탠저린

"지금도 10년 전 미모와 똑같아 뱀파이어로 의심되는 동안 미녀 스타는 누구?"라는 설문조사에서 당당히 1위를 차지한 투애니원의 산다라박! 30세에 다다른 나이임에도 불구하고 고등학생 같은 풋풋한 얼굴로 동안이 되고 싶어 하는 많은 여성들의 선망의 대상이 되었다. 산다라박 같은 동안 이미지를 위해서는 탱탱하고 윤기 나는 피부가 매우 중요한데, 전체적으로 피부에 윤기가 돌도록 물광 메이크업을 한 후, 윤기를 살리기 위해 가루 타입 블러셔보다는 크림 타입 블러셔를 사용해 윤기 나는 뺨을 만들어 주는 것이 좋다. 크림 타입의 블러셔가 없다면 촉촉한 립스틱을 사용해 치크를 표현하는 것도 한 방법이다. 그 대신 립스틱은 매트하고 너무 짙은 컬러감이 아닌, 투명감 있게 발색되는 제품을 고르는 것이 현명하다.

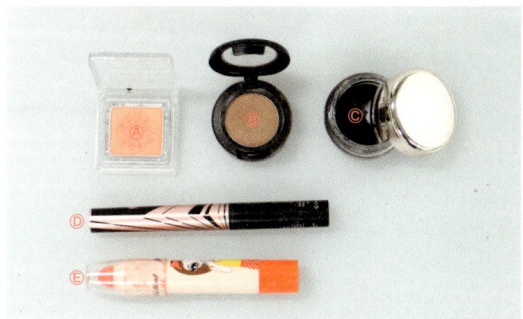

Ⓐ 골드 펄 코랄 오렌지 컬러 아이섀도 : 어퓨 미네랄 모노 섀도 or02

Ⓑ 베이지 브라운 컬러 아이섀도 : 맥 소바

Ⓒ 블랙 젤 아이라이너 : 미샤 더스타일 투인원 피틴 젤라이너 01 블랙 트윙클

Ⓓ 마스카라 : 스윗 위시 센스티브 브러시 롱래시 마스카라

Ⓔ 촉촉한 타입의 오렌지 컬러 립스틱 : 페리페라 페리스틴트 크레용 프루티 오렌지

How to Make up 따라해보세요

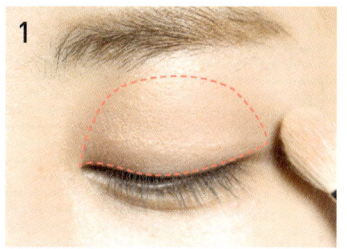

1

눈두덩에 전체적으로 Ⓐ를 연하게 바른다. 오렌지 컬러가 짙게 올라오지 않고 골드 펄감만 살짝 올라오도록 1~2번만 브러시로 쓸어 옅게 바르는 것이 중요하다.

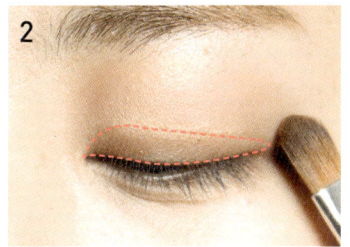

2

쌍꺼풀 라인에 Ⓑ를 채워 바른 후, 경계 가지지 않도록 블렌딩하며 부드럽게 풀어준다.

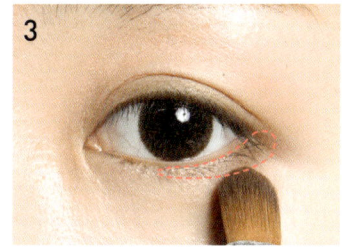

3

언더 뒷부분에도 Ⓑ를 옅게 덧발라 음영을 준다. 메이크업한 티가 나도록 짙게 바르는 것이 아니라 자연스럽게 눈이 커 보이도록 옅게 1~2번만 덧칠해주는 것이 좋다.

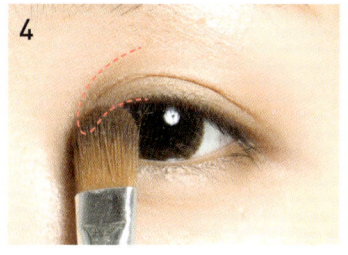

4

눈두덩을 가로로 3등분 했다고 가정하면서, 앞부분 1/3 정도 범위에 Ⓑ를 덧칠해 바른다. 역시 경계가 생기지 않도록 부드럽게 그러데이션한다.

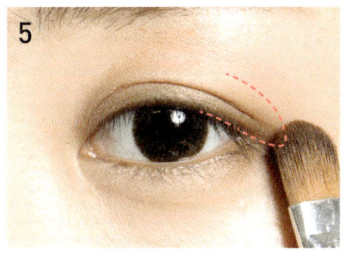

5

그리고 뒷부분 1/3 정도 범위에도 Ⓑ를 덧칠해 바른다. 너무 진해지면 퀭한 느낌이 날 수 있으므로 적당한 음영이 들어가는 정도로 2~3번만 덧칠한다. 과정 4~5로 인해 눈에 입체감이 생긴다.

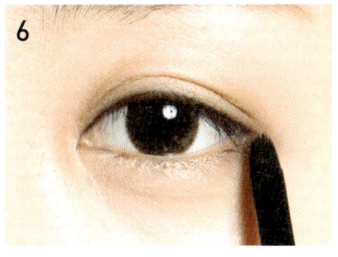

6

Ⓒ로 기본 아이라인을 그린다. 도톰하지 않게 최대한 속눈썹 사이사이만 채우는 정도로 가늘게 그린다.

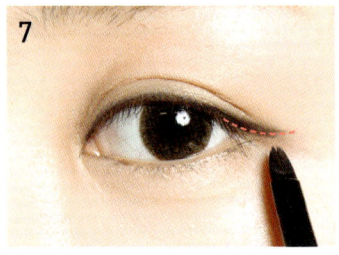

7

눈의 동선을 따라 살짝 위로 올려주듯 눈 꼬리를 그린다. 두꺼워지지 않도록 가늘 게 그리는 것이 포인트이다.

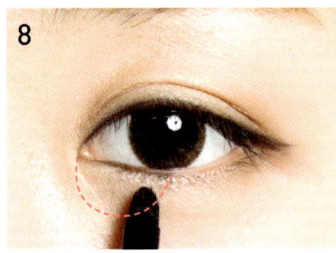

8

또렷한 느낌을 내기 위해 언더 점막 앞부 분만 ⓒ를 사용해 언더 라인을 그린다.

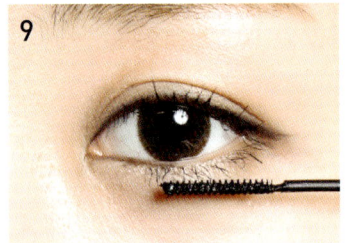

9

마스카라를 발라 속눈썹을 컬링한 후 마 무리한다.

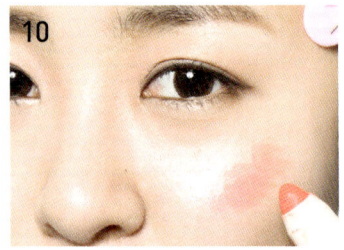

10

블러셔는 촉촉한 피부 느낌을 그대로 살 리기 위해 크림 제품 또는 립스틱을 사용 하는 것이 좋다. ⓔ를 사용해 얼굴에 적당 량을 묻혀주는데, 너무 짙어지면 자연스러 운 느낌이 사라지기 때문에 투명감 있는 발색의 제품을 고르는 것이 중요하다.

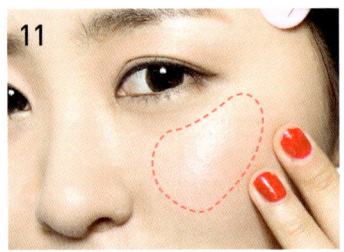

11

깨끗한 손으로 얼굴에 묻힌 ⓔ를 살짝 사 선으로 살살 펴서 바른다. 베이스 메이크 업이 무너지지 않도록 손에 힘을 빼고 펴 서 바르는 것이 좋은데, 자신이 없다면 스펀지를 사용해 펴서 발라도 좋다.

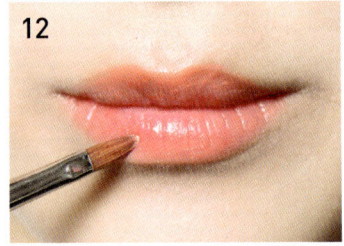

12

입술에도 컬러의 통일을 위해 뺨에 사용 한 제품과 동일한 제품을 사용한다. ⓔ를 입술에 전체적으로 발라 마무리한다.

 MakeUp **TIP**

립스틱으로 매끄러운 크림 블러셔 만들기

일반적으로 립스틱을 블러셔 용도로 사용할 때에는 피부에 잘 밀착되도록 매끄러운 질감의 제품을 사용하는 것이 좋다. 하 지만 집에 매트한 텍스처의 립스틱밖에 없다면? 또는 컬러가 너무 짙어서 블러셔로 사용할 수가 없다면? 그럴 때에는 바셀 린이나 물광 밤을 립스틱과 소량 믹스해 사용해보자. 보습력이 올라가는 동시에, 촉촉하고 투명한 텍스처의 블러셔로 활용할 수 있다.

산다라박같은
동안 피부를 만들고 싶다면
아침에는 물 세안하라

예전에는 비누를 사용해서 세안했지만, 요즘에는 워낙 많은 세안용 폼 클렌징 제품들이 쏟아져 나오고 있다. 거품이 쫀득쫀득한 폼 클렌징, 스크럽 알갱이가 들어 있어 각질 제거까지 동시에 할 수 있는 폼 클렌징, 보습 성분이 함유되어 있어 씻고 나서도 건조함이 없다는 촉촉한 폼 클렌징 등 종류도 많다. 수많은 폼 클렌징들 중 어떤 제품을 골라서 써야할지 여성들의 고민은 끝나지 않는다.

그런데 이런 폼 클렌징 세안이, 아침에는 독이 될지도 모른다는 것을 알고 있는가? 자고 일어나면 얼굴이 번들번들하다며, 기름기 있는 느낌이 싫다며 아침에도 폼 클렌징으로 뽀득뽀득하게 얼굴을 세안하는 버릇을 가진 여성들이 꽤 많다. 그리고 금방이라도 건조해질세라 화장대로 달려가 스킨 케어를 한다.

확실히 저녁에는 낮 동안 얼굴에 쌓인 먼지들과 화장품 잔여물 때문에 꼼꼼하게 세안해야 하는 것이 맞다. 하지만 저녁에 꼼꼼히 세안하고 잠든 후에 피부로 올라오는 얼굴의 천연 유분(?)은 굳이 제거하지 않아도 좋다. 이 천연 유분을 폼 클렌징으로 과도하게 제거할 경우, 얼굴은 유분이 부족하다고 느껴 오히려 과다하게 유분을 분비해 피부 트러블이 과해지는 경우도 있다. 유분 분비가 아주 심한 지성 피부가 아닌, 건성 피부나 중성 또는 약한 지성 피부라면 오늘부터 당장 물 세안을 시작해보자. 특히 건성 피부는 바로 효과를 볼 수 있을 것이다. 부들부들하고 매끄러운 피부를 자랑하는 많은 여자 연예인들 또한 즐겨하는 방법이라고 하니 동안 피부를 원하는 여성이라면 반드시 기억해두는 것이 좋다.

 MakeUp **TIP**

얼굴에 남는 유분을 찝찝하게 여겨 물 세안을 꺼리는 여성 또한 굉장히 많은데, 화장 솜에 스킨 또는 묽은 에센스 제품을 묻혀, 얼굴 안쪽에서 바깥쪽으로 닦아내듯 케어하면 찝찝함이 전혀 남지 않는다.

글리터를 사용한 소녀시대 태연의 블링블링 메이크업

트윙클(Twinkle)

국민 걸 그룹, 소녀시대의 카리스마 있는 리더지만 뽀얀 찹쌀떡 같은 피부와 동글동글한 눈매, 통통한 볼살의 동안을 가진 태연! 소녀시대 안에서는 가장 언니지만, 특히 어려 보이는 외모를 가지고 있다. 또한 뷰티와 메이크업에 관심이 많다는 것은 팬들 사이에도 알려져 있고, 그것을 입증이라도 하듯 그녀의 메이크업은 날로 화려해져 가고 있다. 얼마 전 그룹 멤버인 서현/티파니와 함께 태티서라는 유닛으로 활동한 곡인 트윙클(twinkle)의 뮤비에서 했던 메이크업 또한 여성들 사이에서 눈길을 끌어, 많은 뷰티 블로거들이 메이크업 과정을 올리곤 했다.

골드 글리터 아이섀도와 인조 속눈썹이 포인트가 되어 매우 화려한 이 메이크업은, 누구보다 자신이 가장 눈에 띄어야 하는 파티 메이크업으로 손색이 없다. 하지만 강한 메이크업인 만큼 나이 들어 보일 가능성이 있기 때문에, 상큼함을 잃지 않기 위한 체리 컬러 립과 동안을 유지하기 위한 일자 눈썹도 빼놓지 않도록 한다. 그럼, 눈에 확 띌 만큼 트윙클한 태연 메이크업에 빠져보자.

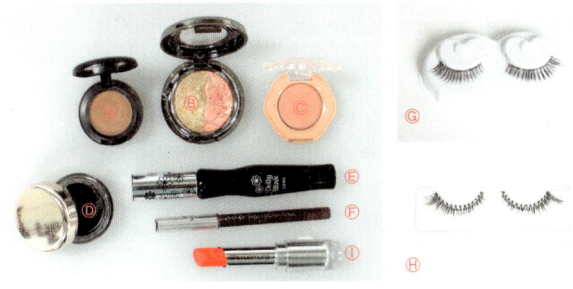

Ⓐ **베이지 브라운 아이섀도** : 맥 소바

Ⓑ **골드 컬러 글리터 아이섀도** : 아멜리 스파클 스팟 아이섀도 샴페인

Ⓒ **핑크 브라운 아이섀도** : 에뛰드 쁘띠달링 아이즈 02 카페라떼

Ⓓ **블랙 아이라이너** : 미샤 더스타일 투인원 피틴 젤라이너 01 블랙 트윙클

Ⓔ **브라운 아이라이너** : 바닐라코 스타일 아이라이너 초콜릿 브라운

Ⓕ **마스카라** : 돌리 윙크 롱 마스카라 2 블랙

Ⓖ **위 인조 속눈썹** : 보브 속눈썹 31호

Ⓗ **아래 인조 속눈썹** : 캔메이크 아이래시 no.1

Ⓘ **밝은 레드 컬러 립스틱** : 슈에무라 루즈 언리미티드 or 560

How to Make up 따라해보세요

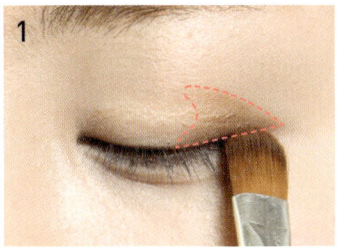

1

눈두덩 뒤쪽에 Ⓐ를 사용해 음영을 넣는다. 이때, 자신의 본래 눈 길이보다 5mm 정도 뒤쪽 범위까지 길게 늘여서 발라야 눈이 커 보인다.

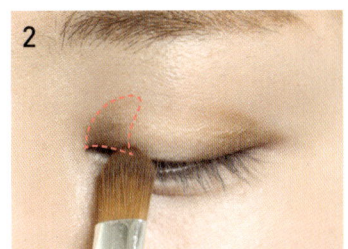

2

눈두덩 앞쪽에도 Ⓐ를 사용해 음영을 넣는다. 너무 짙어지지 않도록 주의한다.

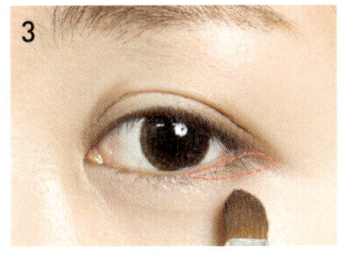

3

과정 1에서 바른 아이섀도와 맞물리도록 언더 아래쪽에도 Ⓐ를 이용하여 음영을 넣는다. 이때 너무 블렌딩하지 말고 어느 정도 경계가 확실히 드러나도록 바르는 것이 좋다.

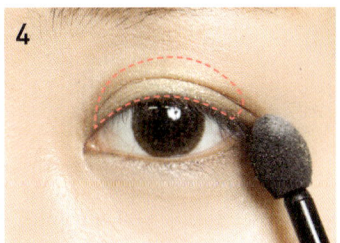

4

비워두었던 눈두덩 가운데에 Ⓑ를 바르는데, 화려한 펄감이 잘 살도록 여러 번 덧바르는 것이 좋다. 이렇게 입자가 큰 글리터 아이섀도의 경우에는 팁 브러시나 손가락으로 꼭꼭 누르듯이 발라야 가루가 안 떨어지고 밀착이 잘된다.

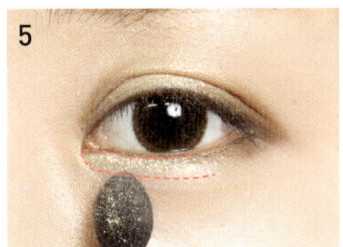

5

애교 살 앞부분에서 가운데 부분까지 Ⓑ를 도톰하게 바른다. 마찬가지로 화려하게 펄감이 살도록 여러 번 덧바른다.

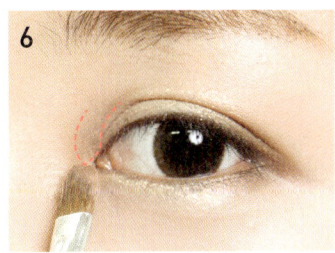

6

눈두덩 앞부분에 Ⓒ를 살짝 덧발라 핑크 브라운 빛 음영을 넣는다. 일반적인 브라운이 아닌 핑크빛이 돌기 때문에 여성스러운 느낌이 좀 더 나고, 눈매가 길어 보이는 데에 도움이 된다.

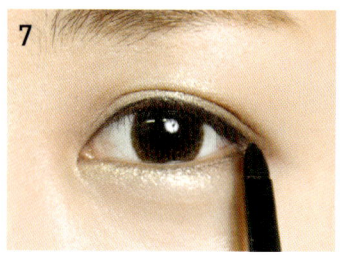

7

ⓓ를 사용해 기본 아이라인을 그린다.

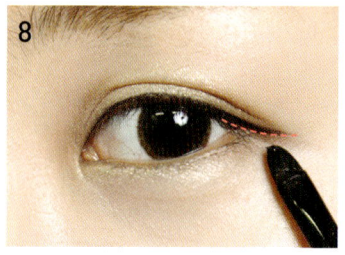

8

눈꼬리는 눈의 동선을 따라 살짝 처진 느낌으로 너무 길지 않게 5mm 정도로 연장해 그린다.

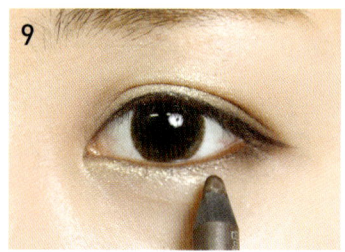

9

ⓔ로 언더 라인 점막을 꼼꼼히 채운다.

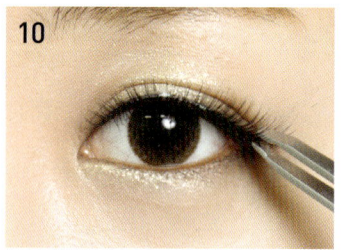

10

자연스러운 디자인의 인조 속눈썹을 붙인다.

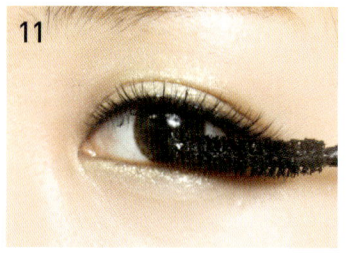

11

뷰러로 자신의 본래 속눈썹과 인조 속눈썹을 같이 집어 컬링한 후. 마스카라를 발라 자신의 속눈썹과 자연스럽게 섞이도록 풍성하게 연출한다.

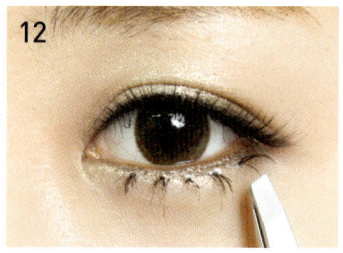

12

언더 라인에도 인조 속눈썹을 자연스럽게 잘라 5가닥 정도를 일정한 간격으로 붙인다.

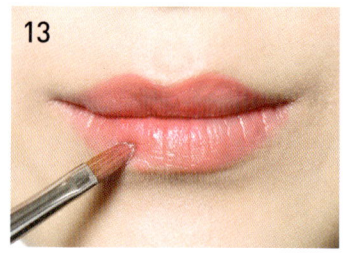

13

립은 먼저 얇게 전체적으로 ⓘ를 바른다. 본인의 입술 컬러가 자연스럽게 비칠 정도로 얇게 바르는 것이 좋다.

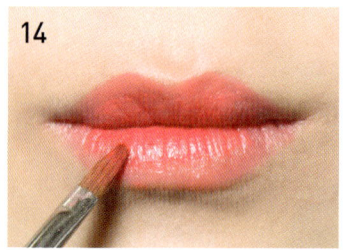

14

다시 한번 가운데 부분에 ⓘ를 덧바른 후. 자연스럽게 그러데이션되도록 펴서 바른다. 전체적으로 그러데이션된 레드 컬러 립이 되었다면 립 메이크업은 완성이다.

🔴 **MakeUp TIP**

글리터 아이섀도는 브러시보다는 손가락으로 눈두덩에 펄을 붙여주듯이 발라야 가루 날림이 덜하다. 왼쪽은 브러시로 바른 것이고, 오른쪽은 손가락으로 발라준 것이다. 브러시로 바른 쪽은 주변에 펄이 풀풀 날린 반면에 오른쪽은 펄감이 매끄럽게 발려 있는 것을 확인할 수 있다.

태연
쎄씨 메이크업

앞서 골드빛 글리터를 사용해 화려한 태연 메이크업을 해보았다면, 이번에는 좀 더 소녀다운 메이크업을 해보자. 한 잡지에서 선보인 이번 메이크업은 코랄 핑크빛 블러셔와 립으로 소녀다움을 한층 강조하고, 연한 색조를 사용하면서도 진하게 속눈썹을 강조한 아이메이크업이 포인트이다. 좀 더 태연스럽게 표현하고자 한다면 눈썹은 역시 연하고 도톰한 일자 눈썹으로, 아이라인을 가운데를 조금 더 도톰하게 그려 동그란 눈매를 연출해주는 것이 좋다. 메이크업 방법은 블로그에 자세히 나와 있으므로 참고하기 바란다.

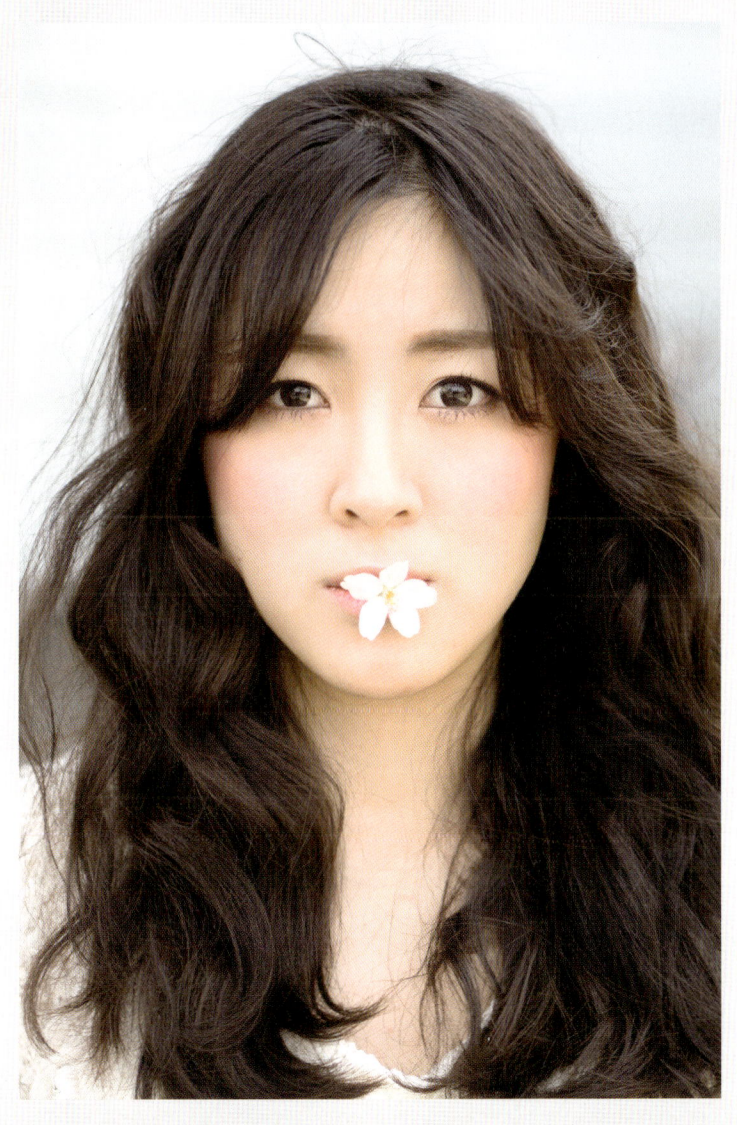

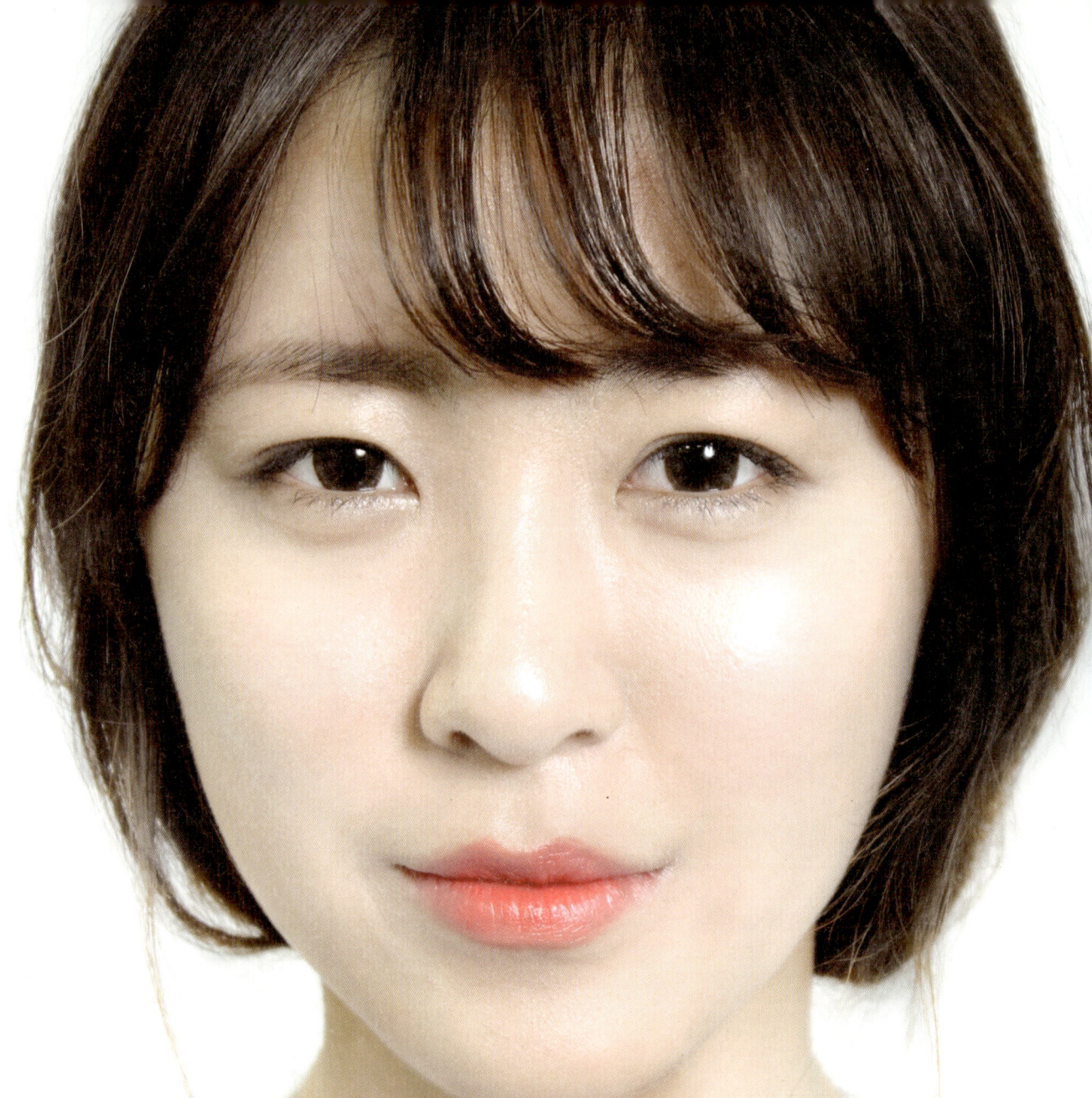

윤기 나는 피부와 도톰한 립! 동안의 대명사 임수정 메이크업

체리 립

나이가 먹었다는 증거를 가장 먼저 발견할 수 있는 피부! 나이가 들어감에 따라 피부의 탄력은 점점 사라져 가고, 윤기가 사라져 갈수록 푸석해 진다. 어릴 때의 탄력 있고 쫀쫀한 피부결을 되찾고 싶다면 광채를 부여해주는 광채 볼류머와 파운데이션을 1:2 비율로 믹스해 얼굴에 발라보 자. 이때에는 반드시 파운데이션 브러시를 사용해 발라주는 것이 중요하다. 브러시의 모 하나하나가 윤기를 살리듯 피부에 반질하게 발리기 때 문에 손이나 스펀지보다 더 쫀득한 느낌을 가진 베이스 메이크업이 가능하다. 잔주름을 부각해주는 펄감이 아닌, 촉촉해 보이는 윤기감으로 언 제 처졌냐는 듯 피부가 물기를 머금은 듯이 표현되는 베이스 메이크업에 생기 있는 레드 컬러의 립을 본래의 입술 라인보다 도톰하게 발라주면, 동안의 대명사인 임수정 메이크업 완성!

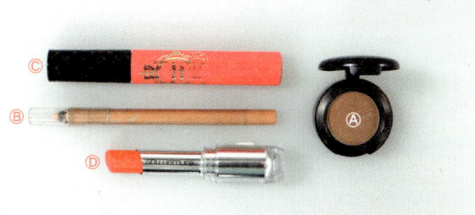

Ⓐ 베이지 브라운 컬러 아이섀도 : 맥 소바

Ⓑ 아이보리 컬러 펄 펜슬 라이너 : 바닐라코 딥 더 아이즈 스파클 아이라이너
펜슬 스파클 베이지

Ⓒ 마스카라 : 키스 미 히로인 롱 앤 컬 마스카라

Ⓓ 체리 컬러 립스틱 : 슈에무라 루즈 언리미티드 or 560

How to Make up 따라해보세요

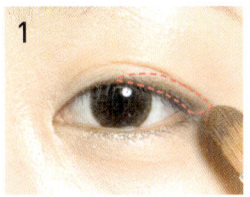

1
쌍꺼풀 라인의 뒷부분에 Ⓐ를
옅게 발라준다. 눈두덩은 광채
감이 돌도록 아무것도 바르지
않는다.

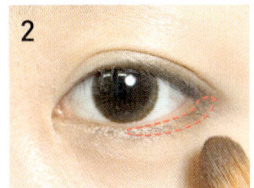

2
언더 뒷부분에도 Ⓐ를 옅게
발라 눈이 자연스럽게 커 보
이게 만들어준다.

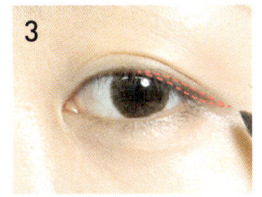

3
자연스러움을 위해 진한 아이
라이너 대신, Ⓐ를 아이라인
브러시에 진하게 묻혀 눈의
뒤쪽 반 정도에 라인을 그려
준다.

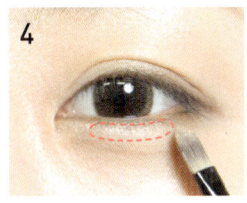

4
자연스러운 펄감의 아이보리
컬러 펄 섀도 또는 펄 라이너
인 Ⓑ를 애교 살 가운데 부분
에 발라준다. 밋밋한 아이 메
이크업에 포인트가 되고, 애
교 살을 돋보이게 해준다.

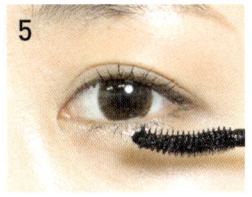

5
마스카라를 자연스럽게 발라
마무리한다.

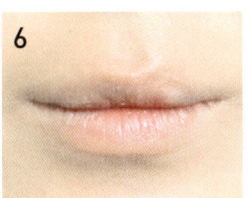

6
입술에 파운데이션을 발라 입술
라인을 자연스럽게 죽여준다.

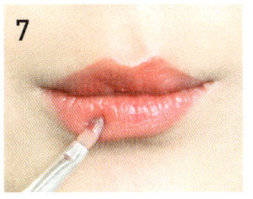

7
입술 산은 뾰족하게 살려 본래
의 입술 라인보다 1mm 정도
더 도톰하게 바른다.

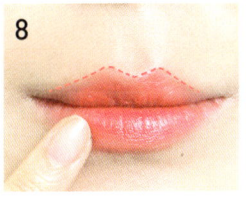

8
부자연스러운 입술 라인을 손
가락으로 톡톡 두드려 부드럽
게 만들어준다.

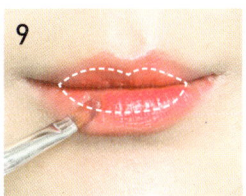

9
다시 한번 입술 가운데에만 립
스틱을 덧발라 좀 더 생기 있
게 표현해준다.

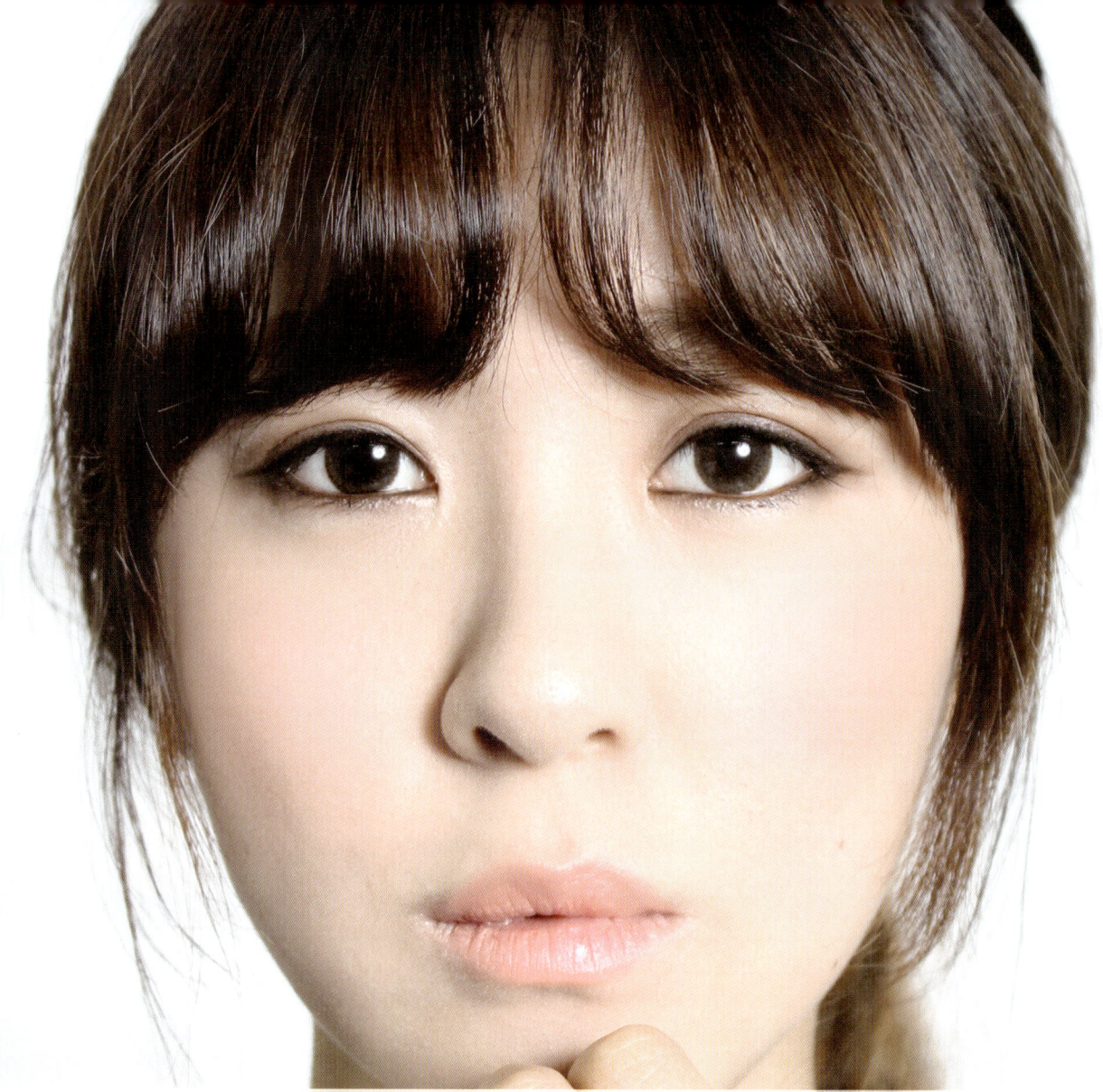

누디 피치

'그 겨울, 바람이 분다'라는 드라마에서 오랜만에 모습을 드러낸 송혜교! 서른이 넘은 나이임에도 불구하고 전혀 나이를 먹지 않은 동안 외모를 뽐내며 시각 장애인 역을 맡아 열연했다. 특히 전체적으로 채도 낮은 차분한 컬러들을 사용했지만, 전혀 30대로 보이지 않을 만큼 어려 보이는 이미지의 메이크업을 보고 많은 여성들이 어떻게 메이크업 했는지 궁금해했다.

생기 있는 컬러를 쓴 것도 아니고, 초롱초롱한 펄감이 들어간 메이크업도 아닌데 나이 들어 보이지 않는 이유는 바로 치크의 위치와 컬러감에 있다. 피부 톤과 자연스럽게 녹아들어 가는 톤 다운된 피치 빛 블러셔를 애플 존이 아닌 애플 존의 살짝 아래 부근에 넓게, 그리고 어느 정도 컬러감이 올라오도록 발라준 것이다. 블러셔를 볼의 살짝 아래쪽에 넓게 바르면 자연스럽게 홍조가 올라온 듯이 보여 앳된 뺨을 표현할 수 있다. 또한 보통 블러셔를 바르면 얼굴이 인위적으로 붉어진 것 같아 꺼리는 여성이 많지만, 사실 아이 같은 발그레한 뺨은 동안 메이크업에 없어서는 안 되는 요소이다. 아이와 립 메이크업에 전체적으로 차분한 컬러를 사용했음에도 불구하고 송혜교가 나이 들어 보이지 않는 이유는 바로 블러셔의 힘이라고 할 수 있다. 너무 유치하지 않게, 하지만 나이 들어 보이고 싶지 않은 30대 여성들에게 이 메이크업을 추천한다.

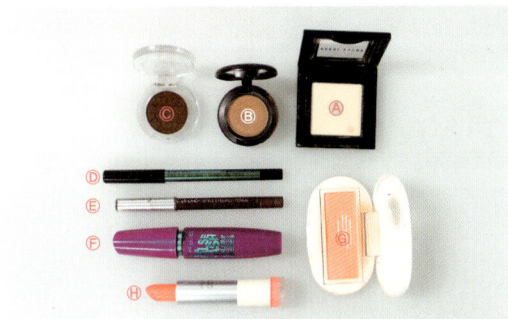

Ⓐ 무펄 아이보리 컬러 아이섀도 : 바비 브라운 본

Ⓑ 베이지 브라운 컬러 아이섀도 : 맥 소바

Ⓒ 무펄 짙은 브라운 컬러 아이섀도 : 에뛰드하우스 룩 앳 마이 아이즈 카페모카

Ⓓ 블랙 아이라이너 : 토니모리 퍼펙트 아이즈 아이라이너 블랙

Ⓔ 브라운 아이라이너 : 바닐라코 스타일 아이라이너 초콜릿 브라운

Ⓕ 마스카라 : 메이블린 뉴욕 볼륨 익스프레스 더 폴시 래시 마스카라

Ⓖ 차분한 피치 컬러 블러셔 : 더페이스샵 러블리 믹스 블러셔 or201

Ⓗ 피치 컬러 립스틱 : 이니스프리 크리미틴트 립스틱 6호 발그레 살구꽃

How to Make up 따라해보세요

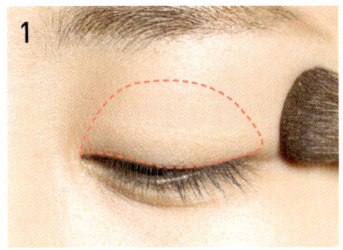

눈두덩에 전체적으로 Ⓐ를 넓게 발라 깔끔하게 표현한다. 채도가 낮은 브라운 컬러가 자주 쓰이는 음영 메이크업의 경우, 미리 눈두덩을 깔끔하게 표현해주지 않으면 눈가 전체가 유난히 퀭해 보일 수 있기 때문에 이 과정을 빼먹지 않는 것이 좋다.

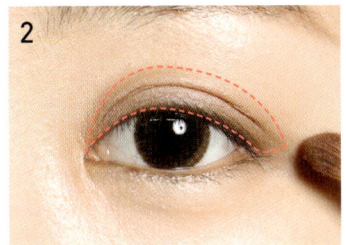

쌍꺼풀 라인에서 3~4mm 위의 높이까지 넓게 Ⓑ를 바른다. 선명한 경계가 생기지 않도록 자연스럽게 그러데이션하는 것도 잊지 않는다.

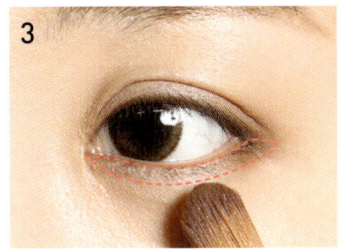

애교 살의 반 정도 두께로 언더에도 전체적으로 Ⓑ를 바른다.

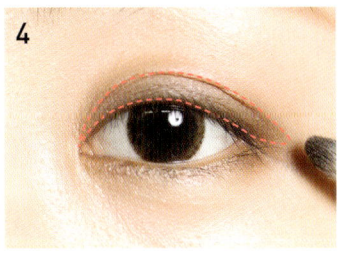

쌍꺼풀 라인을 위주로 Ⓒ를 바른다. Ⓑ보다 1~2톤 정도 진한 브라운을 사용하면 좋지만, 너무 짙은 브라운 컬러밖에 없을 때에는 최대한 얇게 발라 컬러가 너무 짙어지지 않도록 표현한다.

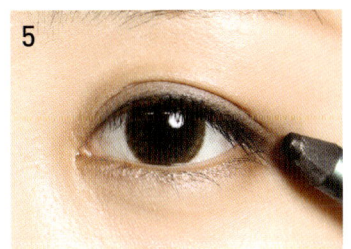

Ⓓ를 사용해 기본 아이라인을 그린다.

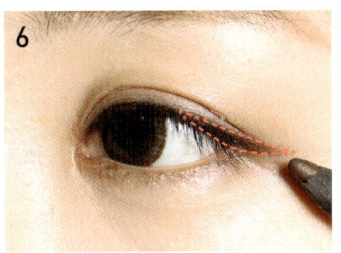

눈꼬리는 Ⓔ를 사용해 살짝 도톰하게 아래를 향해 그린다.

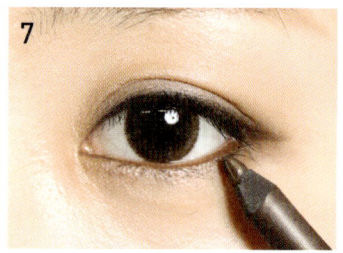

7

언더의 점막 또한 Ⓔ를 사용해 너무 짙어
지지 않도록 꼼꼼히 채운다.

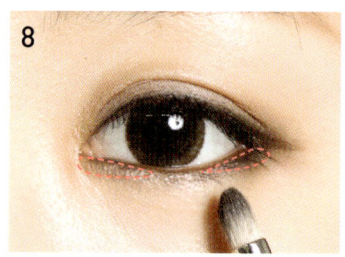

8

언더 라인의 표시한 부분, 즉 눈 앞머리
쪽과 눈 뒤쪽에 가늘게 Ⓒ를 덧발라 좀
더 그윽한 눈매를 표현한다.

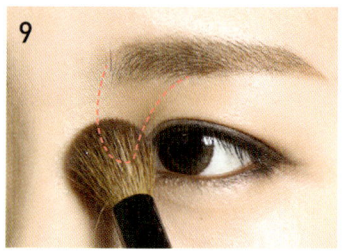

9

눈썹 아래쪽 앞머리에 Ⓑ를 발라 음영을
넣는다. 단, 원래 콧대가 높은데, 지나치
게 발랐다가는 남성적인 이미지가 될 수
있기 때문에 생략한다.

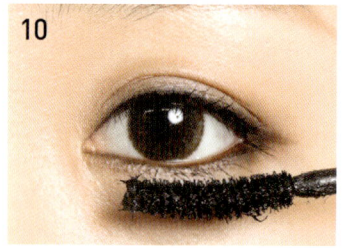

10

속눈썹에 자연스럽게 마스카라를 발라 아
이 메이크업을 마무리한다.

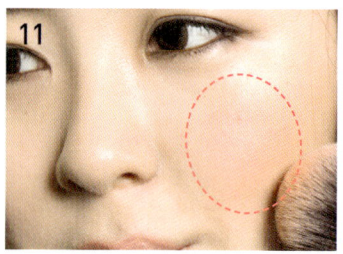

11

Ⓖ를 사용해 애플 존의 살짝 아래 부근에
긴 타원형 모양으로, 어느 정도 컬러감이
확실히 올라오도록 넓게 발라준다. 처음
부터 짙게 바르려고 하면 얼룩이 생기기
쉬우므로, 얇게 여러 번 겹쳐 바른다는
느낌으로 발라주는 것이 좋다.

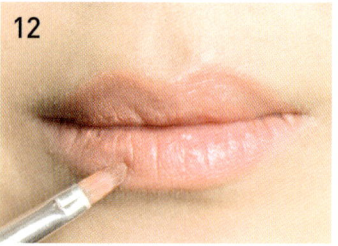

12

송혜교의 도톰한 입술을 표현하기 위해 본
인의 입술 라인보다 1mm 정도 도톰하게,
입술 산은 둥글게 Ⓗ를 발라 마무리한다.

 MakeUp TIP

립을 생기 있는 진한 코랄 컬러로 바꾸고 싶다면 블러셔를 약하게 바르는 것이 좋다. 립과 블러셔를 핑크컬러로 매치하면 좀
더 여성스러운 느낌의 메이크업이 된다.

누디한 베이지 컬러 립스틱
골라보기

시크한 블랙 스모키 아이 메이크업과 찰떡궁합이라는 누디한 베이지 컬러
립. 입술 컬러를 낮춤으로써 아이 메이크업이 강조되는 효과가 있지만,
입술에 생기가 없어 보이기 때문에 앞에서도 언급했듯이 동안 메이크
업에 썩 어울리는 아이템은 아니다. 하지만 어려 보이기 위해 매일 새
빨간 레드 립스틱만 바를 수는 없는 법. 늙어 보이지 않게, 도시적인
느낌을 살리기 위해 누디 베이지 컬러 립을 하고자 한다면 '어떤' 베
이지 컬러를 바를지 고민해보자.

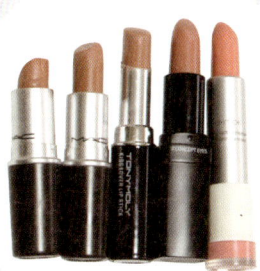

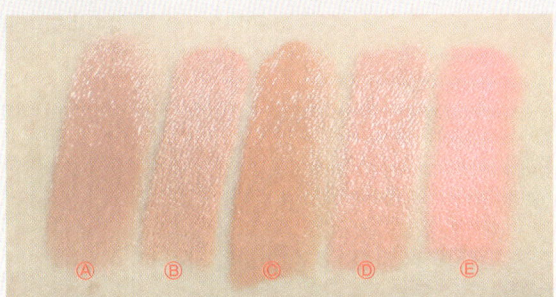

Ⓐ 맥 피치스톡의 저렴이라고 유명세를 탄 **토니모리 코코 베이지**

Ⓑ 베이지 누디 립스틱의 정석 **맥 피치스톡**

Ⓒ 누디한 컬러가 부담스럽게 느껴지는 사람들을 위한 촉촉한 타입의 **맥 플렉크톤**

Ⓓ 피치스톡에 비해 조금 핑크 기가 도는 **스리 콘셉트 아이즈 립스틱 코코**

Ⓔ 일반적인 누디 베이지 컬러에 비해 채도 높은 살구 빛이 감돌아 좀 더 여성스러운 느낌이 나는 **이니스프리 크리미틴트립스틱
발그레살구꽃**

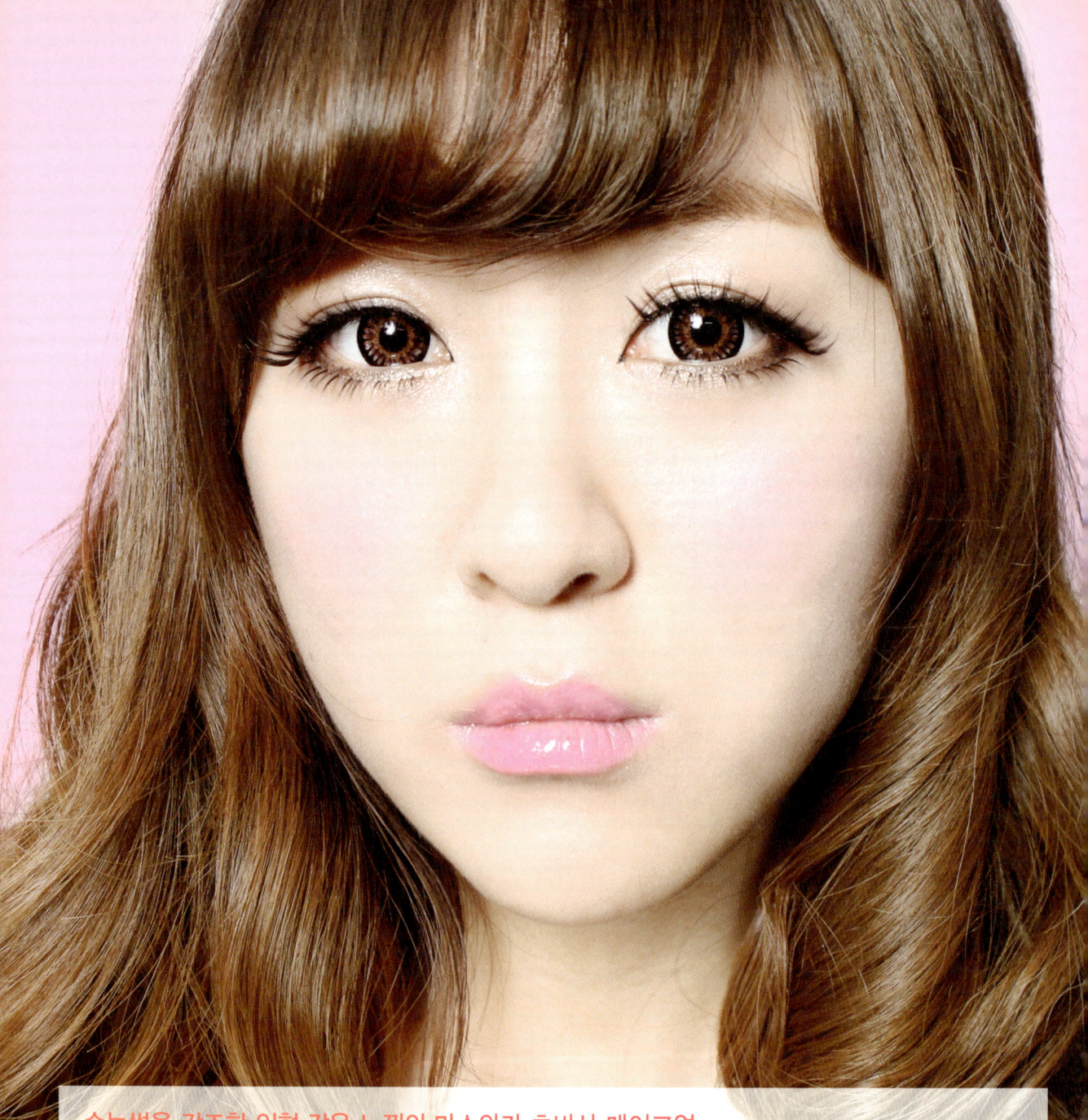

속눈썹을 강조한 인형 같은 느낌의 마스와카 츠바사 메이크업

돌리 핑크

일본에는 '갸루'라고 하는 독특한 스타일 문화가 자리 잡고 있다. 한국 사람들은 보통 '갸루'라고 하면 까만 피부에 지저분하게 탈색한 금발, 베이지 빛 입술 등을 떠올리겠지만, 사실 그런 강한 느낌의 갸루는 이미 유행이 지난 지 오래이고, 최근에는 하얀 피부, 쌍꺼풀 두툼한 눈에 아이라인을 길게 그리고, 풍성한 디자인의 인조 속눈썹을 붙여 눈을 크게 만든 후, 볼과 입술을 마론 핑크 컬러로 강조해 인형 같은 느낌을 주는 사랑스러운 스타일로 바뀌었다. 자연스러운 느낌의 메이크업이 인기인 한국에서는 인위적인 인형스러운 이미지가 약간 생소하다고 느낄 수도 있지만, 특유의 바비 인형 같은 느낌이 동안 메이크업에도 아주 적합한 스타일이기 때문에 소개하려고 한다.

Use Cosmetic 화장품 사용 순서

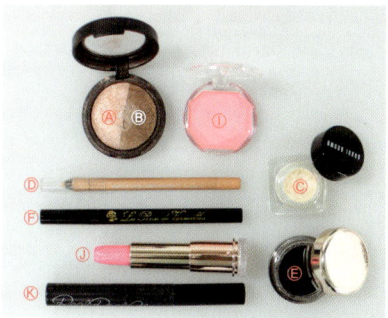
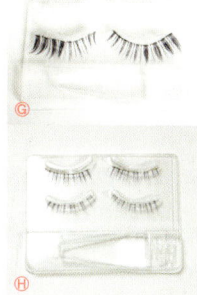

Ⓐ **옅은 핑크 컬러 아이섀도** : 바닐라코 투아이즈 섀도 로만 홀리데이

Ⓑ **브라운 컬러 아이섀도** : 바닐라코 투아이즈 섀도 로만 홀리데이

Ⓒ **글리터 크림 아이섀도** : 바비 브라운 메탈릭 롱웨어 크림 아이섀도 오팔

Ⓓ **아이보리컬러 펄 아이라이너** : 바닐라코 스파클 스팟 아이라이너 스파클 베이지

Ⓔ **블랙 아이라이너** : 미샤 더스타일 투인원 피틴 젤 라이너 01 블랙 트윙클

Ⓕ **리퀴드 아이라이너** : 키스 미 래디어스컬 리퀴드 아이라이너

Ⓖ **위 인조 속눈썹** : 돌리 윙크 아이래시 no.1 돌리 스위트

Ⓗ **아래 인조 속눈썹** : 돌리 윙크 아이래시 no.5 리얼누드

Ⓘ **핑크 컬러 블러셔** : 캔메이크 크림 치크 3호 스트로베리 휩

Ⓙ **핑크 컬러 립스틱** : 미샤 M 루미너스 컬러 립 루즈 pk107

Ⓚ **립글로스** : 아엘리 리얼리얼 글라스

How to Make up 따라해보세요

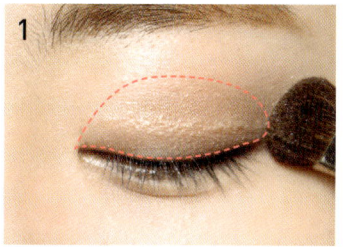

1
Ⓐ를 바른다. 눈두덩이 부어 보이는 것을 염려한다면 붉은 기가 적은, 아이보리에 가까운 핑크 컬러 아이섀도를 고르는 것이 좋다.

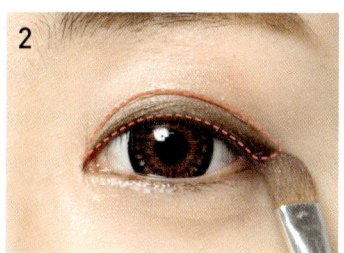

2
쌍꺼풀 라인에 도톰하게 Ⓑ를 채워 바른다.

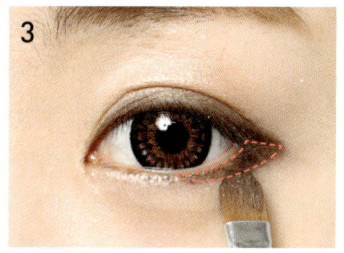

3
언더 뒤쪽에도 Ⓑ를 사용해 도톰하게 바른다. 이곳을 도톰하게 바를수록 눈이 처져 보이는 일명 '타레메 효과'가 생긴다.

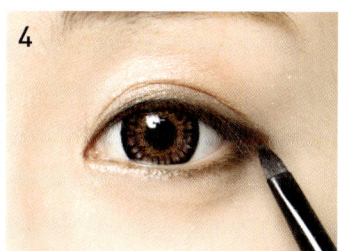

4
Ⓔ를 사용해 기본 아이라인을 그린다. 쌍꺼풀이 얇다면 최대한 가늘게 그려 쌍꺼풀이 돋보이도록 해야 가루 메이크업에 더 가까워진다. 쌍꺼풀이 두껍다면 살짝 도톰하게 그려 눈매를 더 강조해도 좋다.

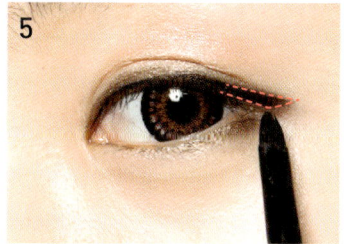

5
눈꼬리 아이라인은 뒤로 갈수록 더 도톰해지도록, 눈 끝에서 8mm 정도 길게 빼서 그린다.

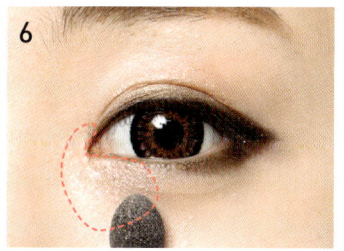

6
표시한 부분만큼 넓게 Ⓒ를 사용해 필감을 표현한다. 우리나라의 '눈물 효과'보다 넓은 범위로 바르는 것이 특징이다.

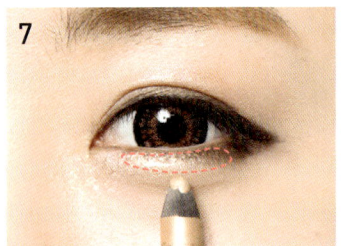

7

요즘에 일본에서도 뜨고 있는 애교 살 메이크업! ⒟를 사용해 애교 살 가운데 부분에 도톰하게 포인트를 준다. 애교 살의 볼륨이 올라와 보이는 효과가 있다.

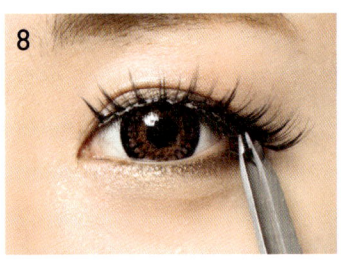

8

숱이 많은 인조 속눈썹 ⒡를 족집게로 세심하게 붙인다. 자신의 눈 가로 길이보다 인조 속눈썹이 살짝 길다면 그냥 붙여도 눈이 처져 보이는 타레메 효과가 나서 좀 더 갸루 이미지에 가까워지지만, 심하게 길다면 속눈썹 대가 눈을 찔러 눈이 아플 수 있으므로 눈 길이에 맞춰 잘라 붙이는 것이 좋다.

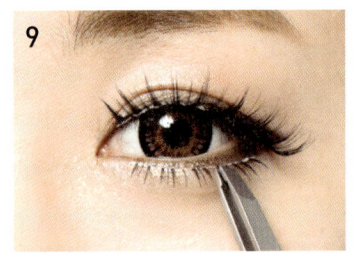

9

언더 라인에도 마찬가지로 언더 속눈썹인 ⒢를 족집게로 세심하게 붙인다. 언더 속눈썹은 본래 자신의 속눈썹 아래와 애교 살 사이의 공간에 밀어넣듯이 붙여주도록 한다.

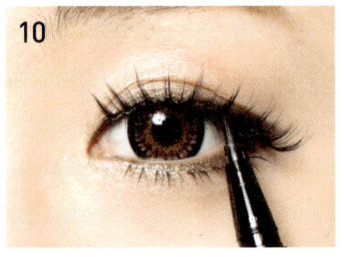

10

⒡를 사용해 풀이 하얗게 남아 있거나 속눈썹이 빈 부분을 콕콕 찍듯이 세심하게 채운다.

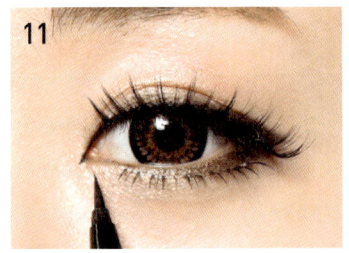

11

눈을 더 커 보이게 만들기 위해 ⒡로 세심하게 눈 앞머리에서 1mm 정도 나오도록 아이라인을 덧그려 앞트임 효과를 낸다. 눈을 더 크게 할 욕심에 2mm 이상으로 그려 버리면 오히려 눈매가 어색해진다. 최대 1mm로 효과를 내는 것이 가장 좋다.

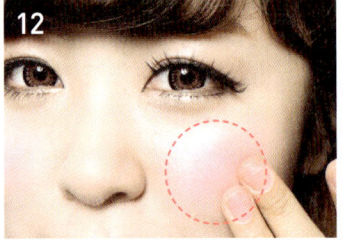

12

인형 같은 마론 핑크 컬러를 사용해 볼에 둥그렇게 바른다. 한국식 메이크업을 할 때에는 블러셔를 옅게 바르는 것이 유행이지만, 가루 메이크업을 할 때에는 최대한 많이 덧발라 강한 발색을 내도록 한다.

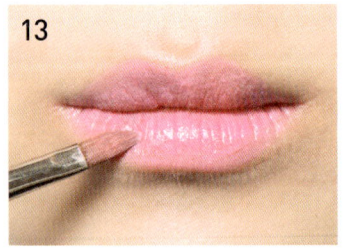

13

입술에 전체적으로 ⒥를 바른다. 역시 발색이 확실히 나도록 꼼꼼하게 덧바르는 것이 좋다.

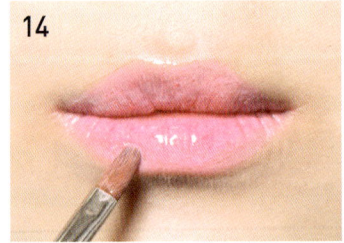

14

탱글한 느낌이 나도록 전체적으로 입술에 ⒦를 덧바른다. 얇게 바르면 주름이 확실히 덮이지 않으므로 유리알 광택이 나도록 도톰하게 바르는 것이 좋다.

 MakeUp **TIP**

화려한 디자인의 지름이 큰 컬러 렌즈를 껴야 갸루 메이크업에 한 층 가까워진다. 일본에서는 물을 머금은 듯한 윤기 흐르는 물광 메이크업을 잘 하지 않는다. 가루 메이크업을 할 때에는 파우더를 꼼꼼히 발라 보송한 피부 표현을 하도록 한다.

일본 화장품 추천

앞서 소개한 갸루 메이크업과 같이, 일본 스타일 메이크업을 하려면 본고장 일본의 화장품을 사용해야 100% 완벽하게 표현할 수 있다. 한국과 일본의 유행하는 스타일이 다른 만큼, 화장품의 질감이나 색감 또한 다르기 때문에 한국 화장품으로 일본 스타일 메이크업을 완벽히 재현하기에는 무리가 있다. 좀 더 완벽한 일본 스타일 메이크업을 하고자 하는 여성들을 위해 일본 화장품들을 소개한다.

1. 하늘까지 닿아라, 키스미 히로인 롱 앤 컬 마스카라

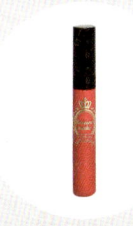

아이라인을 강조하는 우리나라는 아이라이너가 발달된 반면, 속눈썹을 풍성하게 강조하는 경향이 있는 일본은 마스카라가 특히 발달했다. 그중에서도 이 마스카라는 속눈썹의 컬을 그대로 고정시켜, 저녁 늦게까지 속눈썹이 처지지 않는다. 속눈썹이 뻣뻣해 잘 처지는 것이 고민이라면 추천한다.

2. 발그레한 갸루 스타일 오렌지 빛 뺨, 캔디돌 치크 컬러 캐롯 오렌지

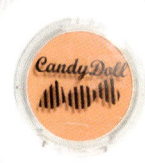

우리나라는 치크보다는 립이나 아이 메이크업을 강조하는 경향이 있기 때문에 로드샵에 나와 있는 블러셔들은 대체로 색감이 연한 편이다. 하지만 일본은 '여기가 내 볼이다!'라고 말하는 듯 치크 메이크업을 강조하는 경향이 있는데, 유명한 갸루 모델인 츠바사가 런칭한 브랜드 캔디돌의 치크 컬러 중 캐롯 오렌지는 한국의 로드샵에서는 보기 힘든 '생오렌지' 컬러이다. 한두 번만 발라도 발색이 굉장히 잘 되기 때문에 팝 컬러 메이크업에 잘 어울린다.

3. 아래 속눈썹의 숱이 적어 고민이라면, 돌리 윙크 언더 래시 리얼 누드

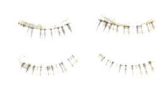

마스카라로 구제가 안 될 정도로 유난히 아래 속눈썹이 없는 여성들이 있다. 언더 인조 속눈썹은 그런 사람들을 위한 아이템이다. 붙이는 것만으로도 풍성한 아래 속눈썹이 연출된다. 끝으로 갈수록 가늘어지는 모는 끝이 끊어진 듯한 싸구려 인조 속눈썹과 비교가 안 될 정도이다. 가격대가 있는 만큼 튼튼하기 때문에 깨끗하게 사용하면 몇 번이든 재사용이 가능한 것도 장점이다.

4. 촉촉하게 다크서클 커버하기, 캔 메이크 커버 & 스트레치 봉컨실러

뷰티 프로그램에서 컨실러 1위를 하기도 했던 제품이다. 되직한 제형이라 다크서클 커버가 깔끔히 되면서도 촉촉하기 때문에 시간이 지나도 눈 밑 컨실러의 갈라짐이 없다. 사용법도 간단해서 다크서클 위에 조금씩 얹은 뒤 약지 손가락으로 두드려주는 것만으로도 다크서클 커버가 끝난다. 컬러도 3가지 정도 있어 피부 톤에 맞는 제품을 고를 수 있다.

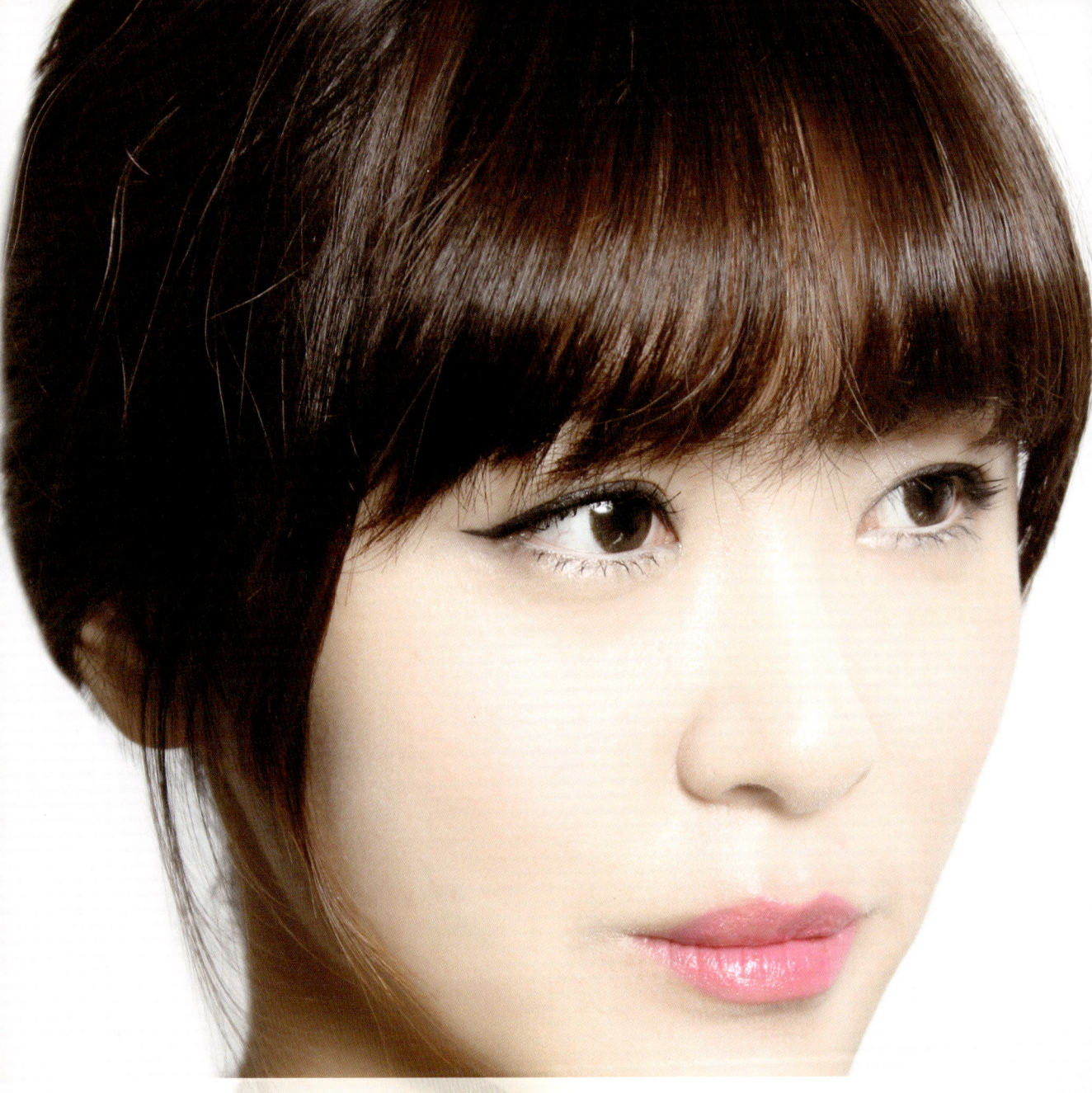

핫 핑크로 화사하게, 최강희 메이크업

7급 공무원

7급 공무원이라는 드라마에서 국정원 요원이라는 독특한 캐릭터를 선보인 최강희. 77년생이라는 나이가 무색하게 보이는 동글 동글한 얼굴형과 눈매 덕분에 동안 스타라는 이미지를 몇 년 째 유지하고 있다. 7급 공무원에서도 또한 화이트 컬러로 언더 점막을 채운 아이 메이크업으로 눈을 크고 맑게 연출하고, 핫 핑크 컬러 립스틱을 발라 안색을 화사하게 연출하면서 공무원다운 똑부러지면서도 동안 이미지를 잃지 않았는데, 이것이 바로 30대의 커리어우먼에게 안성맞춤인 동안 메이크업이라고 할 수 있다. 핫 핑크 계열과 같이 립이 포인트가 되는 메이크업을 할 때에는 아이 메이크업과 치크 메이크업은 가능한 한 심플하게 연출해야 유치하지 않고, 세련되어 보일 수 있다. 동안이 되겠다고 여러 컬러를 써서 과한 메이크업을 하는 것은 30대의 카리스마에는 독이다.

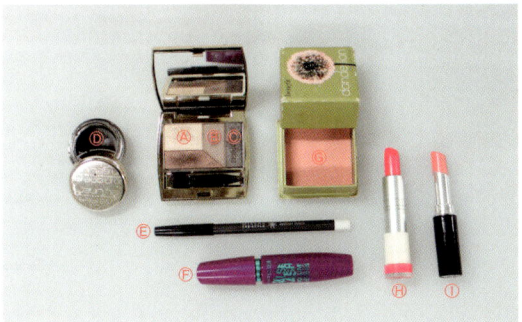

Ⓐ **아이보리 컬러 아이섀도** : 미샤 시그너처 벨벳 아트 섀도 09 미니멀 콤비네이션

Ⓑ **그레이 컬러 아이섀도** : 미샤 시그너처 벨벳 아트 섀도 09 미니멀 콤비네이션

Ⓒ **차콜 컬러 아이섀도** : 미샤 시그너처 벨벳 아트 섀도 09 미니멀 콤비네이션

Ⓓ **블랙 아이라이너** : 미샤 더스타일 투인원 피틴 젤 라이너 01 블랙 트윙클

Ⓔ **화이트 아이라이너** : 미샤 더스타일 아이라이너 펜슬 화이트

Ⓕ **마스카라** : 메이블린 뉴욕 볼륨 익스프레스 더 폴시 래시 마스카라

Ⓖ **핑크 컬러 블러셔** : 베네피트 박스 오 파우더 단델리온

Ⓗ **핫 핑크 컬러 립스틱** : 이니스프리 크리미 틴트 립스틱 02 달콤한 칵테일 핑크

Ⓘ **차분한 톤의 핑크 컬러 립스틱** : 토니모리 키스러버 립스틱 무드 베이지

How to Make up 따라해보세요

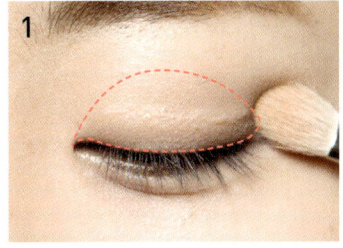

1

눈두덩 전체에 Ⓐ를 발라 화사하게 표현한다. 하이라이팅이 확실히 되도록 4~5번 진하게 덧칠한다.

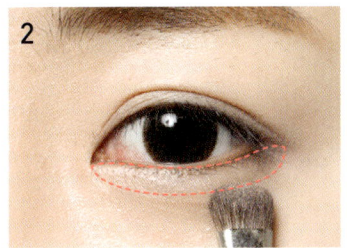

2

애교 살이 도톰하게 올라와 보이도록 애교 살 전체에 Ⓐ를 바른다.

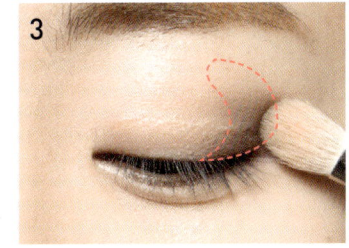

3

Ⓑ를 사용해 눈두덩 뒤쪽에 〉 모양으로 음영을 넣는다. 그 다음, 전 과정에서 발랐던 아이보리 컬러 아이섀도와 부드럽게 그러데이션되도록 블렌딩한다.

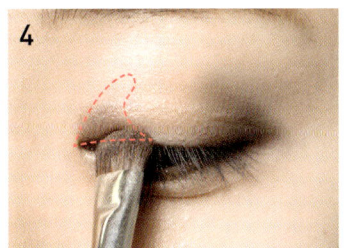

4

눈두덩 앞쪽에도 〈 모양으로 Ⓑ를 사용해 음영을 넣고 그러데이션한다. 이 과정으로 눈에 자연스럽게 입체감이 생긴다.

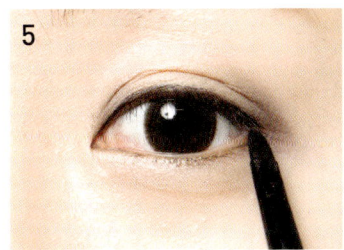

5

Ⓓ로 속눈썹 사이 사이를 채우듯 기본 아이라인을 그린다.

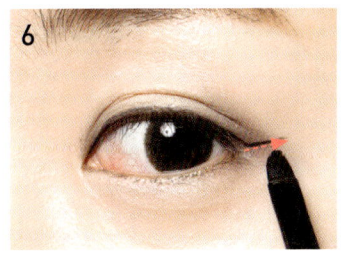

6

Ⓓ로 위를 향해 눈꼬리를 그리되, 8mm 정도로 길게 직선으로 쭉 뺀다. 곡선으로 처리하면 촌스러운 느낌이 강해지므로 반드시 직선으로 올려 그리는 것이 중요하다.

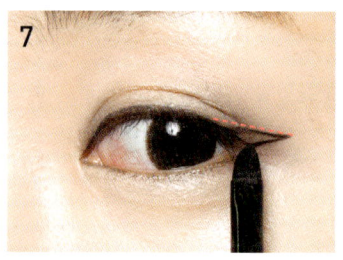

과정 6에서 올려 뺀 눈꼬리 끝을 그대로 눈 위쪽 아이라인과 맞물리도록 직선으로 이어 그린다.

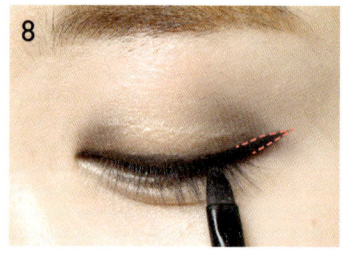

전 과정에서 생긴 삼각형 부분을 ⑩로 꼼꼼히 채우고, 눈을 아래로 뜨며 아이라인이 확실히 직선으로 처리되었는지 체크한다.

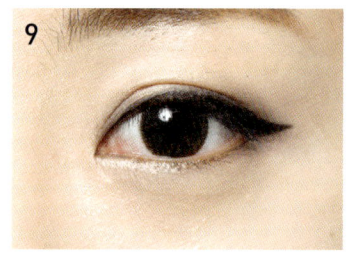

눈을 뜨면 뒷부분이 살짝 도톰한 느낌으로 위를 향한 캣 아이라인이 되어야 한다.

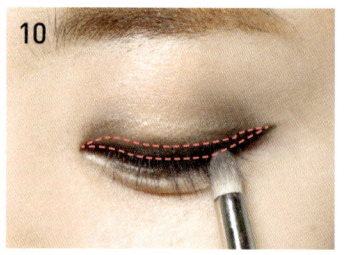

젤 아이라이너로 그려진 딱딱한 느낌의 아이라인을 부드럽게 연출하기 위해, 아이라인을 덮듯이 ⓒ를 톡톡 두드려 바른다. 이때에는 블랙 컬러보다 부드러운 느낌이 강한 차콜 컬러 아이섀도를 사용하면 좋은데, 차콜 컬러 아이섀도가 없을 경우에는 일반 블랙 컬러 아이섀도를 살짝 연하게 발라 사용하도록 한다.

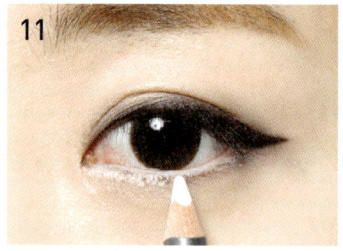

ⓔ를 사용해 언더 점막을 꼼꼼히 채운다. 흰자가 확장되어 보여 눈이 커 보이는 효과가 있으며, 동시에 깔끔한 이미지가 완성된다.

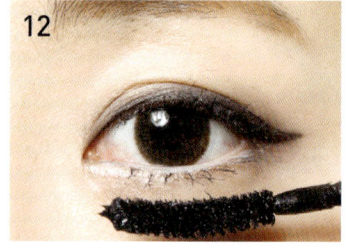

뷰러로 속눈썹을 컬링하고, 마스카라를 꼼꼼히 발라 아이 메이크업을 마무리한다.

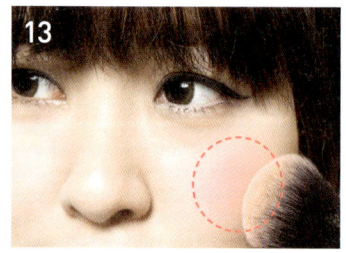

볼 가운데 부분에 넓은 원 모양으로 ⓖ를 발라 앳된 느낌을 표현한다. 너무 짙지 않게 적당히 생기만 도는 정도로 표현한다.

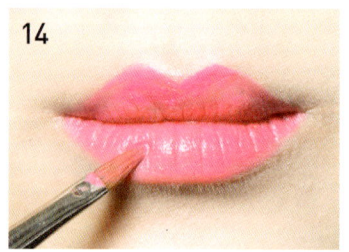

살짝 차분한 느낌의 핫 핑크 컬러를 만들기 위해 ⓗ와 ①를 믹스했다. 최강희 같은 느낌을 내기 위해 입술 산을 뾰족하게 살려 핫 핑크 컬러 립스틱을 입술 전체에 바른다. 입술 산을 높게 살리면 인중이 짧아 보이기 때문에 동안 효과가 있다.

핫 핑크 립스틱 하나로
여러 가지 립 메이크업 연출하기

본래 핑크는 소녀답고 청순한 느낌이 강하지만 핫 핑크는 조금 다르다. 세련되고, 시크하며 모던한 느낌이 강해 하나쯤 갖고 있어야 하는 립스틱으로 손꼽힌다. 심지어 심심한 느낌의 야리야리한 립스틱에 비해 연하게도, 진하게도 발색할 수 있어 여러 가지 느낌으로도 연출할 수 있는 장점이 있다. 핫 핑크 립스틱을 사용해 6가지 종류의 립 메이크업을 연출해보자.

사용한 화장품 : 슈에무라 루즈 언리미티드 슈프림 매트 M pk 376

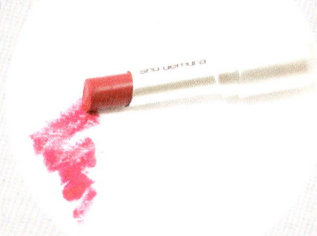

How to Make up 따라해보세요

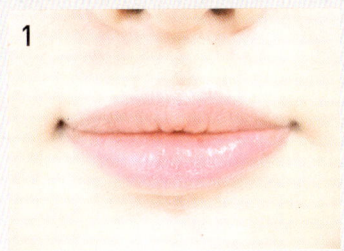

1

립 밤만 발라 둔 맨 입술이다. 매트한 제형의 립스틱을 바르기 전에는 립 밤을 발라 보습을 충분히 해두는 것이 좋다.

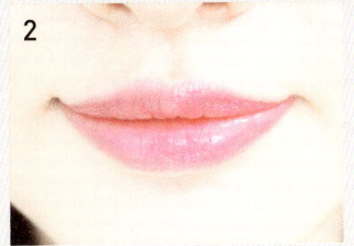

2

전체적으로 옅게 톡톡 두드려 바르면 옅은 핑크 립스틱을 바른 듯이 연출된다.

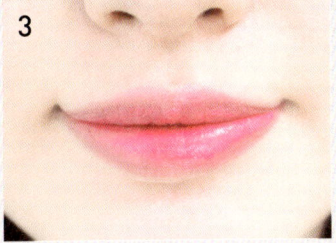

3

전체적으로 옅게 두드려 바른 뒤, 입술 가운데 부분에만 한 번 더 옅게 덧발라 연출한 그러데이션 립이다.

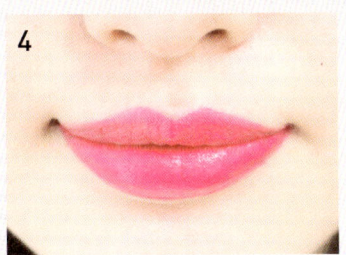

4

전체적으로 꼼꼼하게 채워 바른 풀 립이다. 이렇게 꽉 채워 바를 때에는 립 라인을 살리는 것이 시크해 보인다.

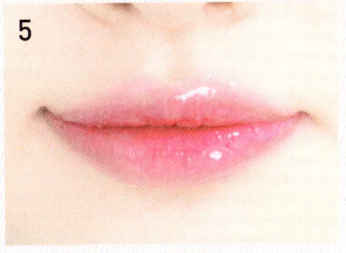

5

립 라인을 컨실러로 깔끔하게 죽인 후 가장자리로 갈수록 연하게, 안쪽을 진하게 발라 청순한 느낌으로 그러데이션 한 립이다. 투명 립글로스를 전체적으로 발라주면 광택감 있게 연출됨과 동시에 서툰 그러데이션도 무마할 수 있다.

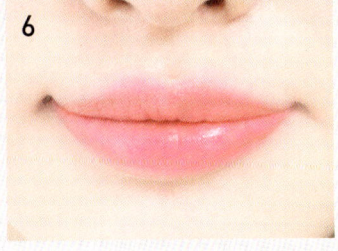

6

새로운 컬러를 원한다면 집에 있는 다른 컬러와 믹스해 바르는 것도 한 방법이다. 핫 핑크 컬러에 물을 먹은 듯한 오렌지 컬러를 믹스하면 예쁜 코랄 컬러 립이 된다.

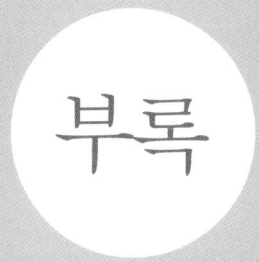

부록

이번 장은 부족함을 느낀 당신에게 추천한다. 애써 공들인 동안 메이크업을 처음처럼 산뜻하게 되돌리고 싶을 때, 동안 메이크업을 하고 싶은데 어떤 제품을 사용해야 하는지 모를 때, 여러 가지 속눈썹 중에 어떤 속눈썹을 골라야 하는지 모를 때 참고하기 바란다. 동안 메이크업에 한줄기 빛이 되어줄 내용들을 모아 보았다.

24시간 동안 사수하기, 수정 메이크업 팁
동안 메이크업에 어울리는 메이크업 제품 추천
Special PAGE 어떤 인조 속눈썹을 붙여야 할지 고민하는 당신에게

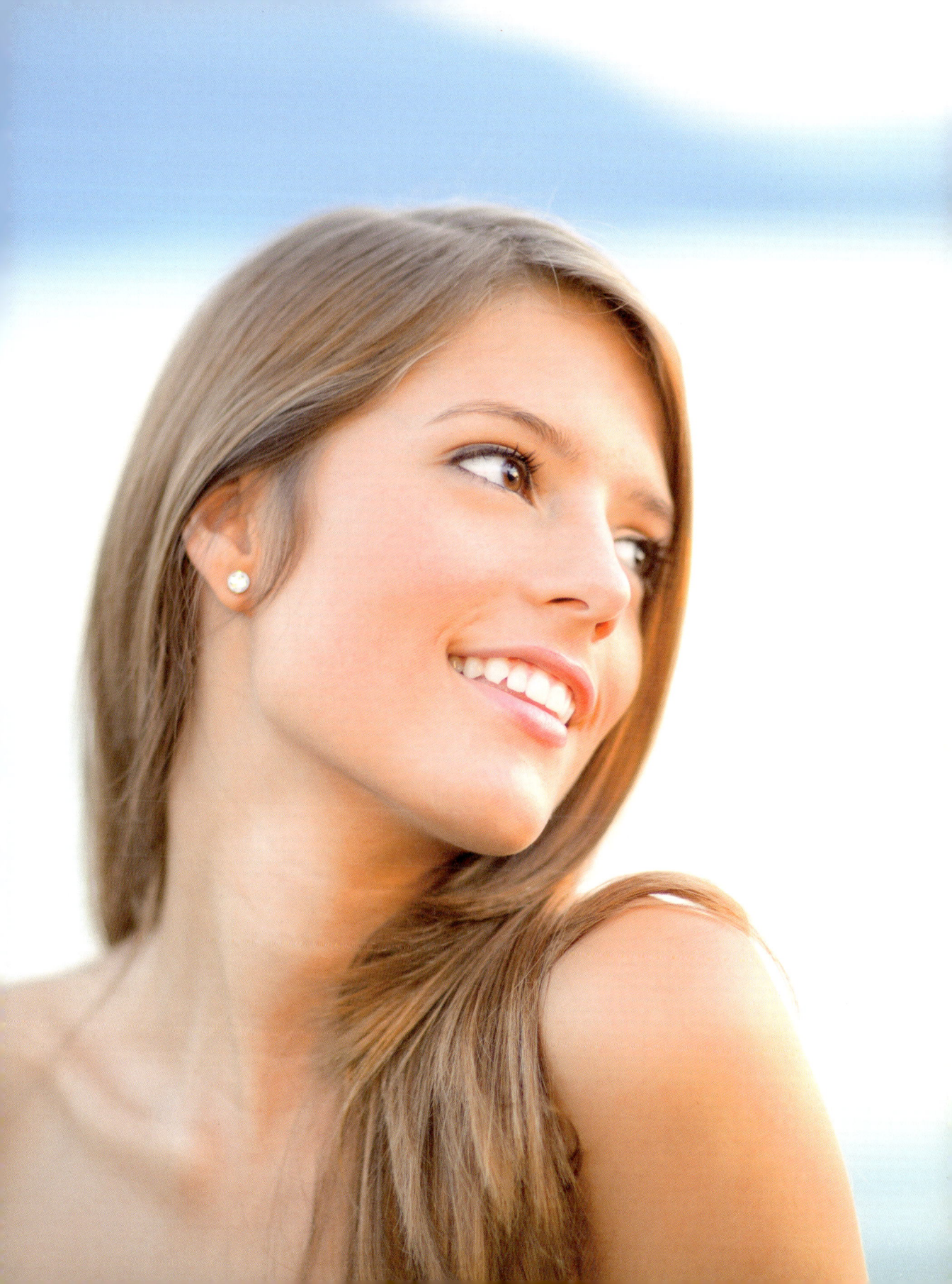

24시간 동안 사수하기,
수정 메이크업 팁

아침에 집에서 나설 땐 분명 완벽하게 메이크업했는데, 오후에 거울을 보면 몰골이 초췌하기 그지 없는 경우가 있다. 피부는 건조해서 쩍쩍 갈라지고 베이스 메이크업은 군데군데 뭉치고, 아이라인은 눈 밑에 시커멓게 묻어나고, 립스틱은 입 주변으로 흐릿하게 번져 있는데 메이크업을 새로 다시 하기에는 연하 남자 친구와의 저녁 약속 시간이 얼마 남지 않았다. 이럴 때 당신에게 필요한 것은 바로 수정 메이크업이다! 면봉, 파운데이션, 립스틱. 덧붙여서 애교 살을 반짝반짝 강조해줄 베이지 컬러 펄 아이라이너만 있다면 수정 메이크업은 생각보다 간단하게 끝낼 수 있다.

How to Make up 따라해보세요

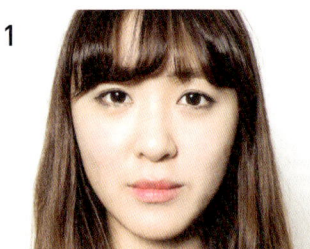

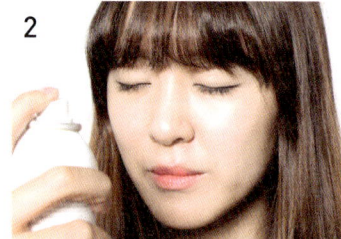

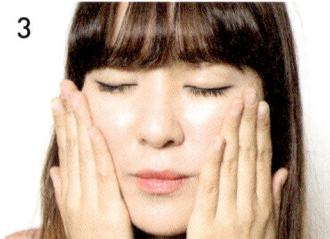

1
메이크업을 한 지 5시간이 지난 후. 베이스 메이크업은 군데군데 벗겨져서 얼룩덜룩하고, 아이라인이 번져 눈 밑에 시커멓게 묻어나고, 립스틱 또한 번지고 흐릿해졌다. 이렇게 지저분한 메이크업을 간편하게 수정해 동안으로 거듭나보자.

2
동안 피부의 가장 중요한 요소인 촉촉함! 건조한 얼굴을 촉촉하게 만들기 위해 전체적으로 미스트를 고르게 뿌린다. 너무 가까이에서 뿌리면 미스트가 뭉쳐 베이스가 얼룩덜룩해지기 쉬우므로, 멀리서 자잘하게 내리는 물만 맞는 정도로 뿌려도 충분하다. 기름이 뜨는 지성 피부라면 미스트를 뿌리기 전에 기름종이 등으로 여분의 기름을 살짝 제거한 후 뿌려주는 것이 좋다.

3
손으로 얼굴을 톡톡 두드려 미스트의 수분을 얼굴에 스며들게 한다. 세게 두드리면 베이스가 밀릴 수 있으므로 가볍게 두드리는 것이 중요하다.

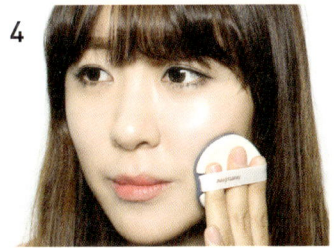

4

에어 퍼프에 파운데이션을 소량 묻혀 전체적으로 두드리듯 바른다. 이때 파운데이션은 촉촉한 타입을 쓰는 것이 좋고, 밀면서 바르면 각질이 들뜨기 쉬우므로 톡톡 두드리면서 피부에 파운데이션을 밀착시키듯 바르는 것이 가장 좋다.

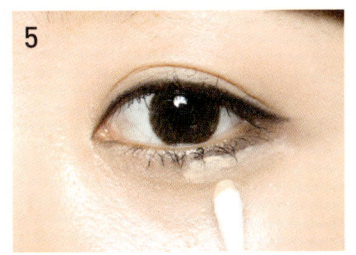

5

눈 밑에 시커멓게 번진 아이라인의 수정은 의외로 간단하다. 억지로 마른 휴지나 손가락으로 닦으면 눈가 주름이 진해질 수 있으므로 피하고, 먼저 면봉에 파운데이션을 소량 묻혀 번진 부분에 충분히 얹어준다.

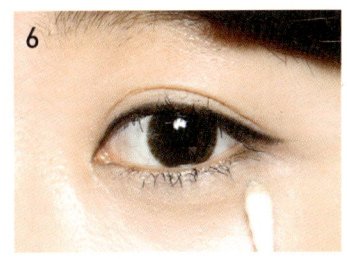

6

그리고 면봉으로 번진 아이라인을 닦아내듯 파운데이션을 걷어내며 바른다. 너무 많이 번져서 지저분해진다면 반대 쪽 면봉의 깨끗한 부분으로 다시 한번 파운데이션을 바르고 닦아내는 것을 반복한다. 메이크업 리무버를 사용하는 것도 좋지만, 이렇게 파운데이션으로 닦아내면 닦아냄과 동시에 다크서클을 커버할 수도 있기 때문에 편리하다.

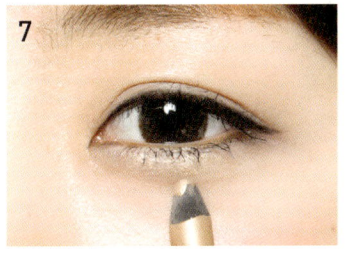

7

베이지 컬러 펄 아이라이너를 애교 살 가운데에 도톰하게 바른다. 애교 살이 강조되어 보이는 효과가 있어 어려 보이는 눈매를 연출할 수 있다.

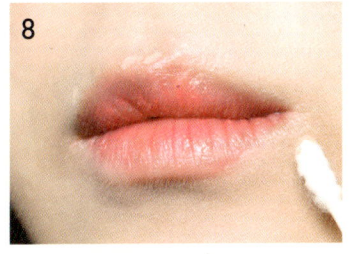

8

지저분한 립 라인도 파운데이션을 묻힌 면봉으로 수정한다. 먼저 입술 라인을 따라 섬세하게 파운데이션을 톡톡 묻힌다.

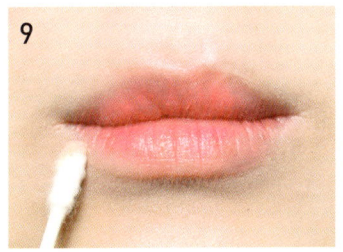

9

그리고 립 라인을 따라 세심하게 면봉으로 파운데이션을 펴서 발라주면 입가가 깔끔하게 수정된다.

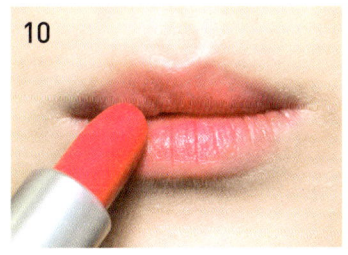

10

립스틱이 지워져서 입술 색이 연해졌다면 다시 한번 립스틱을 발라주는데, 동안 느낌을 위해 진하게 바르지 말고 톡톡 두드리듯 연하게 발라주는 것이 좋다.

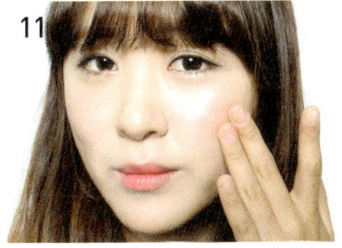

11

발그레한 볼은 동안 메이크업에는 없어서는 안 되는 중요한 과정이다. 과정 10에서 쓴 립스틱을 뺨에 소량 묻힌 후, 손으로 살짝 펴서 발라 발그레한 볼을 연출한다.

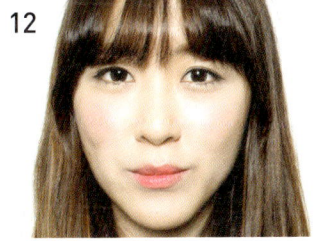

12

그럼 이렇게 금방 메이크업한 듯한 느낌으로 수정 메이크업 완성! 지저분한 메이크업을 몇 가지 테크닉으로 이렇듯 간편하게 탈바꿈할 수 있다.

동안 메이크업에 어울리는 메이크업 제품 추천

눈매를 진하게 강조한 블랙 스모키 메이크업은 시크하고 세련된 매력은 있지만, 사실 어려 보이는 얼굴을 만들어주지는 않는다. 오히려 보송보송한 솜털을 강조한 자연스러운 복숭아 메이크업을 했을 때 더 어려 보이는 것을 보면 알 수 있듯, 더 어리고 더 풋풋하게 연출해야 하는 동안 메이크업에 어울리는 메이크업 제품은 따로 있다. 처음으로 메이크업을 해본다거나, 어떤 제품을 사야 하는지 막막한 여성들을 위해 동안 메이크업에 어울리는 제품을 몇 가지 골라보았다. 그렇지만 가장 중요한 것은 이 제품들이 반드시 자신에게 어울리라는 법은 없으므로 반드시 테스트를 해보고 구매해야 한다.

부드럽게 피어오르는 복숭아 빛 뺨을 만드는 데 최적! **아멜리 스텝 베이직 아이섀도 살몬 글로**

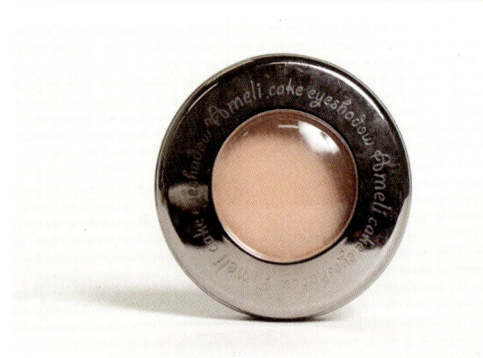

화이트가 섞인 옅은 핑크 코랄 컬러 무펄 블러셔는 아이섀도로도 사용할 수 있는 아이템이지만, 블러셔로 쓰면 솜털이 보송보송 올라오면서 설리 같은 복숭아 빛 뺨을 구현할 수 있다. 색이 짙지 않아 여러 번 발라도 심하게 짙어지지 않기 때문에 양 조절이 힘든 초보자도 무난히 사용할 수 있는 것이 매력이다. 의외로 이렇게 야리야리한 코랄 핑크 컬러는 다른 로드샵에는 없는 편이다.

생기 발랄한 코랄 컬러 틴트, **베네피트 차차 틴트**

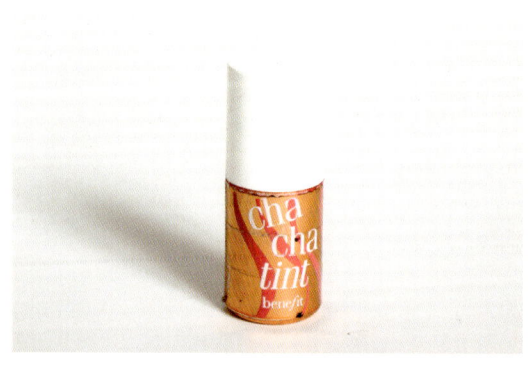

틴트로 유명한 브랜드인 베네피트에는 일반적인 장밋빛 레드 컬러의 베네틴트와 꽃 핑크 컬러인 포지틴트도 유명하지만, 동안 메이크업 특유의 발랄함을 살리는 데에는 코랄 컬러 틴트인 차차 틴트가 제격이라고 말할 수 있다. 옅게 바르면 부드럽게, 짙게 바르면 더 생기발랄한 립 메이크업이 완성된다. 단, 틴트라서 건조함이 있을 수 있으므로 투명 립글로스 등을 겹쳐 바르면 촉촉함과 동시에 통통한 볼륨감까지 연출할 수 있어 일석이조이다.

소녀 같은 청순한 입술 만들기, **클리오 버진키스 틴티드 립 1호 데빌 핑크**

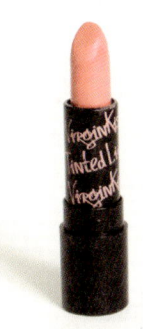

핑크만 발랐다 하면 토인이 되는 듯한 느낌에 핑크를 꺼렸던 여성이라면 이 제품에 주목하자. 쿨한 핑크가 아닌 코랄이 섞인 부드러운 핑크 컬러 립스틱이기 때문에 동양인의 노란 피부 톤에 부드럽게 어우러져 토인이 될까 걱정하지 않아도 된다. 립 라인을 살짝 뭉개듯이 부드럽게 바르면 순식간에 청순한 소녀 같은 이미지가 완성된다.

눈물 맺힌 듯한 그렁그렁한 눈매 만들기
눈물 효과에 최적인 베스트 아이템, **메이크업 포에버 다이아몬드 파우더**

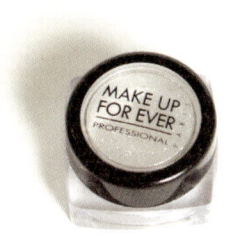

반짝이는 글리터로 애교 살 앞부분을 살짝 강조해 초롱초롱한 눈매를 만드는 눈물 효과는 동안 메이크업에 아주 효과적인 메이크업 스킬이다. 아이보리 컬러 아이라이너 펜슬이나 반짝이는 아이섀도를 사용해 메이크업할 수도 있지만, 역시 아이라이너나 아이섀도의 반짝임은 글리터를 따라오기는 힘들다. 그중 메이크업 포에버의 다이아몬드 파우더는 역시 저렴한 제품들과는 급이 다른 영롱함이 돋보이는 제품이다. 개인적으로 추천하는 제품은 화이트 컬러인 1호와 핑크 골드 컬러인 11호이다.

파운데이션에 섞어 바르는 것만으로도 매끈매끈한 물광 피부 연출이 가능한,
에뛰드하우스 님프 광채 볼류머 3호 투명한 물 광채

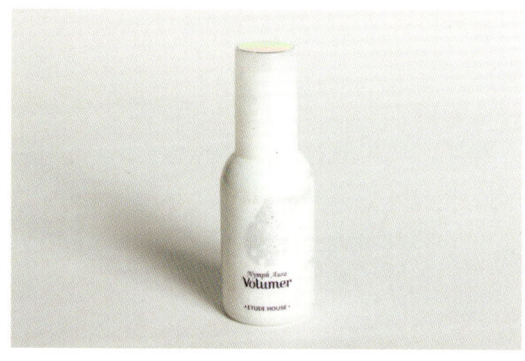

이 제품이 나오기 전까지 여성들은 파운데이션에 페이스 오일이나 밤 제품을 섞어 바르고 미스트를 뿌려가며 힘들게 물광 메이크업을 했다. 하지만 이제는 저렴한 가격에 파운데이션에 섞어 바르는 것만으로도 간단하게 물광 메이크업이 완성되는 볼류머가 나와 있다. 1호 순수한 꿀 광채는 윤기감은 좋지만 살짝 끈적한 느낌이 들 수 있고, 2호 펄 광채는 윤기감보다는 펄감이 강조된 제품이기 때문에 적당한 물광 메이크업을 하고 싶다면 3호 투명한 물 광채를 추천한다.

초콜릿같이 달콤한 눈웃음을 위한 브라운 컬러 아이라이너,
크리니크 크림셰이퍼 포 아이즈 초콜릿 러스터

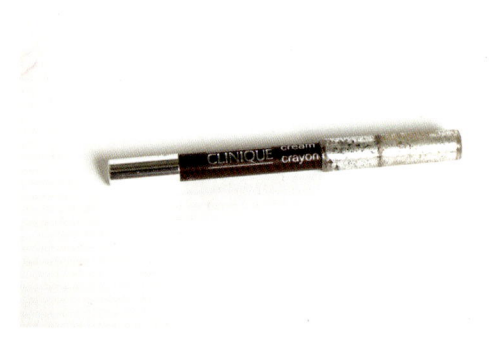

이름부터 달콤한 제품인 크리니크의 브라운 아이라이너인 초콜릿 러스터는 초보자도 사용하기 쉬운 부드러운 질감의 펜슬 아이라이너이다. 진한 블랙 컬러가 아닌 부드러운 브라운 컬러 제품이라 또렷한 느낌은 덜하지만, 자연스러운 눈매를 연출할 수 있다는 것이 장점이다. 다른 브라운 아이라이너들과 달리 핑크빛과 레몬 옐로 빛 펄이 들어 있어 심심하지 않은 것도 이 제품의 매력이다. 질감이 부드럽기 때문에 아이라인을 살짝 도톰하게 그린 후 스머징하여 아이섀도를 바른 듯이 연출할 수도 있다.

어떤 인조 속눈썹을 붙여야 할지
고민하는 당신에게

풍성한 속눈썹을 연출해 줄 뿐만 아니라 붙이는 것만으로도 메이크
업의 퀄리티가 올라가고 눈매를 변화시킬 수 있는 인조 속눈썹이다.
최근 인조 속눈썹을 붙이는 여성이 늘어남에 따라 로드샵에서도 여
러 가지 인조 속눈썹을 저렴하게 내놓고 있다. 여러 인조 속눈썹은 디
자인에 따라 눈매가 천지 차이로 변하는데, 어떤 인조 속눈썹을 살 지
고민된다면 이번 내용에 주목해보자.

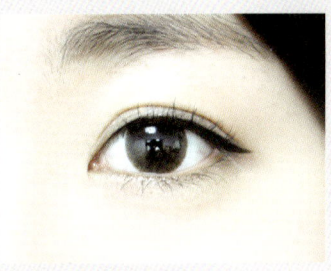

▲ 인조 속눈썹을 붙이기 전의 상태

1. 에뛰드하우스 속눈썹 7호

짧은 모와 긴 모가 규칙적으로 배열되어 있는 투명 라인 속눈썹이다. 투명 라인의 힘이 약해 모양을 잡기 힘들고, 모의 끝이 갈
수록 가늘어지는 것이 아니라 뚝 끊겨 있어 사진과 같이 막상 붙여 보면 그렇게 자연스럽지 않다. 마스카라로 속눈썹을 일부러
뭉친 듯한 느낌으로 연출되기 때문에 귀여운 느낌의 메이크업에 어울리는 속눈썹이다.

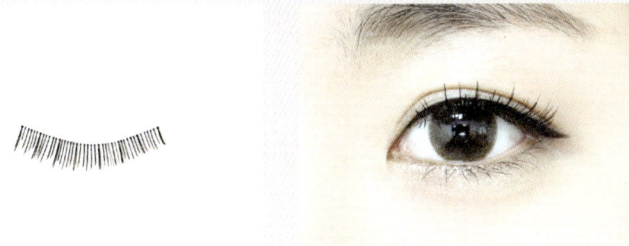

2. 에뛰드하우스 속눈썹 2호

가장 기본적인 디자인의 크로스형 디자인 속눈썹이다. 가장 흔한 디자인이지만 사실 이런 디자인은 붙였을 때 그다지 자연스럽
지 않다. 투명 라인이 아닌 블랙 라인도 부자연스러움에 한몫을 하는데, 블랙 라인의 힘 또한 약해 초보자의 경우 잘못 붙이면
아이라인이 삐뚤게 그려진 것처럼 연출될 수 있다. 아이라인을 두껍게 그린 후 메이크업해야 그나마 티가 안 나게 붙일 수 있을
듯하다.

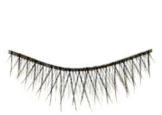

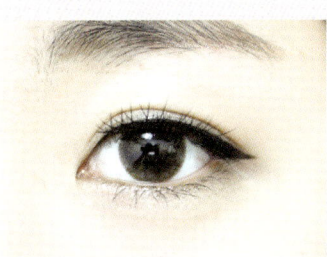

3. 아리따움 더 프로페셔널 아이래시 06 데일리

일반적인 크로스형 디자인이 아닌 가장 자연스럽게 연출되는 묶기 기법으로 디자인된 속눈썹이다. 이름 만큼이나 데일리 메이크업에 사용해도 무방할 정도로 자연스럽고 가볍게 나온 디자인이다. 모가 하늘 하늘하여 진한 메이크업에는 붙여도 별로 티가 나지 않기 때문에 야리야리한 느낌의 메이크업에 추천한다.

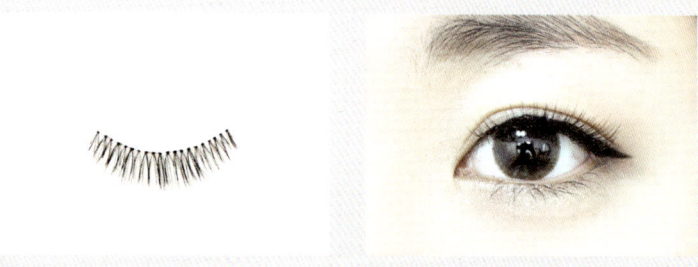

4. 아리따움 더 프로페셔널 아이래시 02 쁘띠볼륨

앞서 소개한 6호 데일리와 같은 투명 라인에 묶기 기법으로 디자인된 자연스러운 느낌의 속눈썹이다. 그 대신 데일리에 비해 모가 좀 더 풍성하다. 평소에 조금 화려한 화장을 즐겨하고, 데일리를 붙이기에 부족함을 느꼈다면 이 속눈썹을 추천한다. 청순한 메이크업에도, 스모키 메이크업에도 무난하게 어울린다.

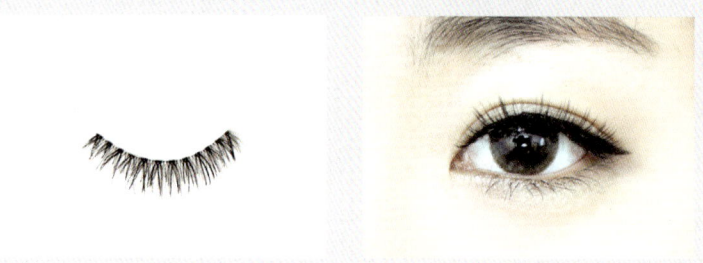

5. 더페이스샵 데일리 뷰티툴즈 아이래시 09 투명 라인 속눈썹

다른 로드샵에는 없는 유니크한 디자인의 속눈썹이다. 다른 투명 라인 속눈썹에 비해 라인이 좀 뻣뻣한 느낌이 든다. 디자인이 특이해서 무난하지 않을 것이라고 생각했는데 막상 붙여보면 생각보다 튀지 않는다. 하지만 속눈썹 모가 많고 진해서 야리야리한 메이크업보다는 살짝 진한 메이크업에 더 어울릴 듯하다.

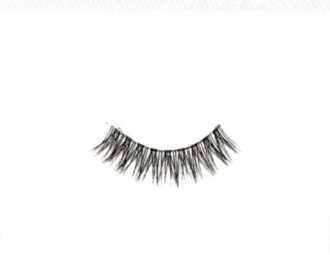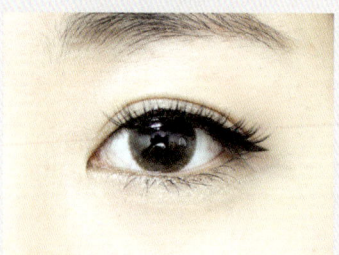

6. 안나콩 속눈썹 써클 하프 아이

보통 인조 속눈썹은 가운데 부분의 모가 가장 길어서 눈동자를 강조해주는 역할을 하는데, 이 제품은 전체적으로 길이도 짧아 정말 눈동자를 강조하는 데에 특히 탁월하다. 눈이 동그랗게 보이기 때문에 눈의 세로 길이가 짧은 사람에게 추천한다. 전체적으로 풍성한 느낌은 나지 않지만, 동그란 느낌이 들어 귀여운 이미지를 연출할 수 있다. 또한 이렇게 길이가 짧은 하프 속눈썹은 라인이 잘 뜨지 않기 때문에 통 속눈썹에 비해 붙이기도 수월하다.

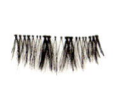
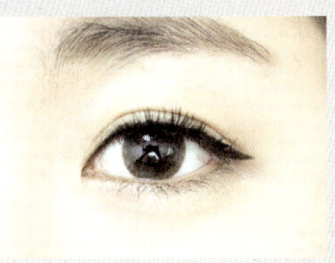

7. 안나콩 속눈썹 퓨어 하프 아이

이렇게 뒤쪽으로 갈수록 길어지는 속눈썹은 눈꼬리가 올라가 보여 눈꼬리가 처진 사람이 붙이면 야무진 인상이 되기도 하고, 눈매가 길어 보이기도 한다. 심지어 하프타입이라서 붙이기도 쉽다. 데일리로 사용하기에 좋은 디자인이다.

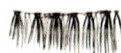
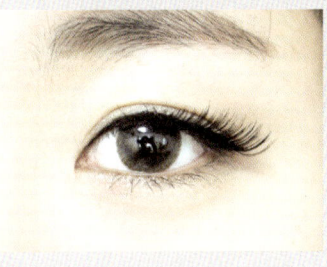

DIY 취미실용 분야 추천 도서

초보자부터 전문가까지 모든 핸드메이드들을 위한

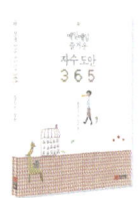

매일매일 즐거운 자수도안 365
일본보그사 지음 | 이보라 역 | 88쪽 | 12,000원
문득 생각날 때마다 퐁퐁 수를 놓으면,
어느새 완성!

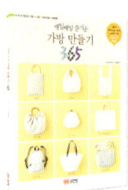

매일매일 즐거운 가방 만들기 365
쿠라이 무키 지음 | 홍희정 역 | 84쪽 | 12,000원
재봉은 처음 하지만 나만의 오리지널
가방을 만들고 싶다면 추천!

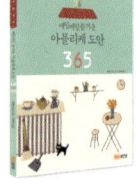

매일매일 즐거운 아플리케 도안 365
일본보그사 지음 | 이보라 역 | 88쪽 | 12,000원
문득 생각날 때마다 퐁퐁 바느질을 하면,
어느새 완성!

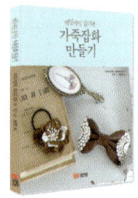

매일매일 즐거운 가죽잡화 만들기
우치다 미즈메 외 1명 지음 | 홍희정 역 | 104쪽 | 12,000원
시간이 흐를수록 멋이 더해지는 나만의
가죽잡화 만들기!

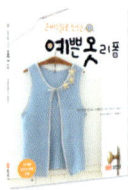

손바느질로 만드는 예쁜 옷 리폼
아카하시 에미코 지음 | 홍희정 역 | 80쪽 | 12,000원
간단하게 만드는 리메이크 아이디어가 가득!

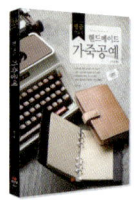

핸드메이드 가죽공예
김진 지음 | 272쪽 | 20,000원
통가죽으로 만드는 다양한 명품 가죽공예
19가지 실용적이고 세련된 가죽공예 만들기

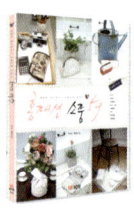

홈패션 소품59
박소영, 정호정 지음 | 312쪽 | 22,000원
인기 있고 예쁜 59가지의 소품을 골라
소개한 홈패션 패턴북!

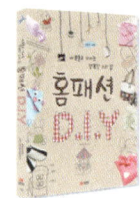

재봉틀로 꾸미는 행복한 우리 집 홈패션 D.I.Y
청강아카데미(전희숙 외 9명) 지음 | 298쪽 | 19,800원
홈패션 강사진들이 뭉쳐 초보자들에게
선물하는 50가지 홈인테리어

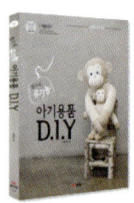

핸즈네 유기농 아기용품 D.I.Y
김경희 지음 | 152쪽 | 14,800원
친환경소재 오가닉코튼을 이용하는 우리아기 옷,
아기용품 바느질 D.I.Y

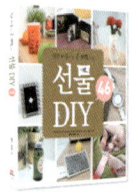

작은 비용으로 큰 기쁨 주는 선물 DIY 46
정을미, 최순자 지음 | 216쪽 | 14,800원
독창적이고 예쁜 선물 공예품을 만드는 방법

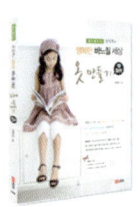

판명희의 행복한 바느질 세상 옷 만들기
판명희 지음 | 176쪽 | 13,800원
행복한 주부이자 핸드메이드 달인 명희 씨와
함께하는 옷과 소품 만들기 대작전

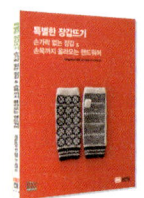

**손가락 없는 장갑 & 손목까지 올라오는 핸드워머
특별한 장갑뜨기**
가와데쇼보신샤 편집부 지음 | 64쪽 | 9,500원
내 손으로 직접 만든 핸드워머!!!

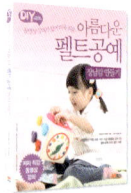

아름다운 펠트공예 장난감 만들기
박정선(이지펠트) 지음 | 248쪽 | 19,800원
펠트로 만드는 다양한 놀잇감과
아기용품, 아름다운 생활 소품이 가득!

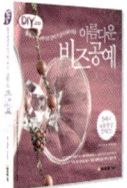

아름다운 비즈 공예
국영주, 유진영 지음 | 188쪽 | 16,800원
풍부한 사진 자료와 구슬 하나하나의
방향까지 상세히 보여주는 도안 수록

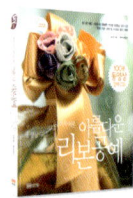

아름다운 리본공예
김선영 지음 | 188쪽 | 16,800원
액세서리에서 인테리어까지 내 손으로 해결!

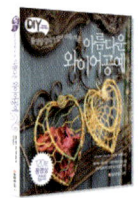

아름다운 와이어공예
김민정 외 4명 지음 | 196쪽 | 16,800원
내 손으로 빚어내는 아름다운 와이어공예

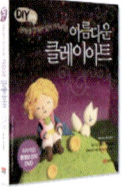

아름다운 클레이아트
양영미 지음 | 236쪽 | 17,800원
어린아이에게도 안전한 무독성 점토를
이용한 다양한 공작 교육

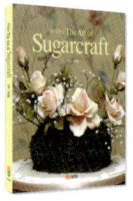

최정윤의 The Art of Sugarcraft
최정윤 지음 | 136쪽 | 25,000원
설탕으로 만드는 아름답고 신비로운
각종 장식물 슈가크래프트!

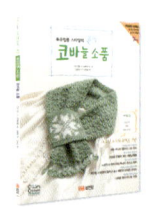

북유럽풍 스타일의 코바늘 소품
(주)이.앤드.지 크리에이트 | 김영희 감역 | 80쪽 | 10,000원
북유럽 거리의 아름다운 풍경을 떠올리면서
따뜻한 손뜨개질 시간을 가져보자!

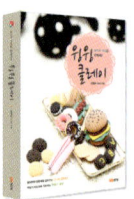

윙윙 클레이
정영희 외3인 지음 | 192쪽 | 15,000원
인체에 무해하고 색상이 선명하며 촉감이 좋은
신소재로 아이들의 지능 계발을 해보자!